淋巴网状组织病理学

Pathology of
Lymphoreticular Tissues

严庆汉　编著

人民卫生出版社
·北京·

图书在版编目（CIP）数据

淋巴网状组织病理学 / 严庆汉编著 . —北京：人
民卫生出版社，2023.8
ISBN 978-7-117-33041-1

Ⅰ.①淋⋯　Ⅱ.①严⋯　Ⅲ.①淋巴组织 —病理学
Ⅳ.①R733.404

中国版本图书馆 CIP 数据核字（2022）第 061419 号

人卫智网	www.ipmph.com	医学教育、学术、考试、健康，购书智慧智能综合服务平台
人卫官网	www.pmph.com	人卫官方资讯发布平台

淋巴网状组织病理学
Linba Wangzhuang Zuzhi Binglixue

编　　著：严庆汉
出版发行：人民卫生出版社（中继线 010-59780011）
地　　址：北京市朝阳区潘家园南里 19 号
邮　　编：100021
E - mail：pmph @ pmph.com
购书热线：010-59787592　010-59787584　010-65264830
印　　刷：人卫印务（北京）有限公司
经　　销：新华书店
开　　本：787×1092　1/16　　印张：16
字　　数：369 千字
版　　次：2023 年 8 月第 1 版
印　　次：2023 年 9 月第 1 次印刷
标准书号：ISBN 978-7-117-33041-1
定　　价：198.00 元

打击盗版举报电话：010-59787491　E-mail：WQ @ pmph.com
质量问题联系电话：010-59787234　E-mail：zhiliang @ pmph.com
数字融合服务电话：4001118166　　E-mail：zengzhi @ pmph.com

主编简介

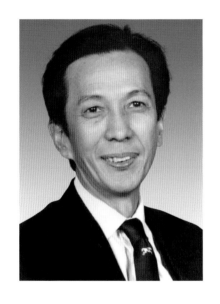

严庆汉,前全国政协委员、著名淋巴瘤病理学专家、首都医科大学附属北京世纪坛医院病理科主任。曾任中国抗癌协会淋巴瘤专业委员会及血液肿瘤专业委员会委员;《中华病理学杂志》《临床和实验病理学杂志》以及《诊断病理学杂志》编委;海峡两岸医学卫生交流协会常务委员;全国铁路病理学会主任。第七届全国政协委员。九三学社第八届中央委员,九三学社北京市委员会常委。

严庆汉主任 1958 年毕业于北京医学院医疗系,同年创立北京铁道医学院(现首都医科大学附属北京世纪坛医院)病理教研室,即病理科的前身。1958 年到 1966 年,累计进行 500 余例尸体解剖,为病理学的发展积累了丰富的资料。1969 年,带领团队发明了半导体切片技术,这是冰冻制片技术史的一个重要里程碑,大大提高了冰冻病理检查的工作效率。20 世纪 70 年代初,建立了"淋巴网状组织病理专项档案",详细记录淋巴瘤的临床和病理特点,并进行追踪随访,积累了 4 000 余份珍贵的科研资料。1975 年组织了全国第一次淋巴病理学术会议,从此,国内淋巴病理形成了病理学的一个独立的分支专业,并不断完善发展至今。1982 年赴美学习,回国后,在全国率先开展了免疫组化技术,推动病理学进入分子病理时代。1994 年,率先在国内使用 LSAB 法,并做了 LSAB 法与 ABC 法的方法学比较,提高了稳定染色质量。1997 年,在全国病理学术会议上提出免疫组化染色应开展室间质控。

严庆汉主任是我国淋巴瘤病理专业的先驱人物,为新中国的科技及医疗事业发展做出了卓越的贡献。

淋巴结病理检查是诊断病理的重要组成部分,每一个从事病理诊断的医生都面对着淋巴结活检的挑战。其难点在于:一个小小的淋巴结细胞成分十分复杂,竟可出现多达 36 种不同的细胞,而且其中相当部分的形态大同小异;发生在淋巴结的疾病十分多样,从不重要的(如反应性增生)到严重的恶性肿瘤。由此看来,淋巴结活检诊断不容出错,否则将会造成不可挽回的后果。人们公认淋巴网状组织是外科诊断病理中最难的领域之一。基于此,我关注且选定淋巴结活检诊断作为奋斗终生的目标。更进一步,当我开始涉足这个领域后,发现它是一片如此精细复杂而又变幻莫测的处女地,一发不能自拔,我相信任何病理学家都会陶醉在这迷人的微观世界中。

作为病理学的一个亚专科,血液病理的历史不像妇科病理、皮肤病理、神经病理等那样悠久。但是血液病理后来居上,近年来的发展十分迅速,尤其是其中对淋巴瘤的研究带动了整个淋巴网状组织的研究。目前从出版的专著、文献以及从事这个专业的学术队伍来看,血液病理已经成为一门独立的学科。回顾百余年来血液病理的历史,可以清晰地看到 Lennert、Lukes 等巨人们的足迹,他们所完成的工作都是人类文明史中不朽的里程碑,他们超人的才智和洞察力,以及常人无法比拟的坚毅和奋斗精神都给我们留下了不可磨灭的印象。

虽然这方面的参考书已经不少,但实际工作中还常常找不到答案。至于中文专著,自20 世纪 50 年代初胡正详、刘永、秦光煜等编著的《病理学》后,就没有在淋巴网状组织病理方面再出版过自己的著作。20 世纪 70 年代开始,各地病理工作者在十分困难的条件下编辑印刷了一些"小册子",其中有原北京医学院病理解剖教研组编写的《淋巴组织病理学讲义》(1977),郑州孔祥光编写的《淋巴结病理学》(1977),原四川医学院病理教研组编写的《淋巴组织恶性肿瘤及其他有关疾病的进展》(1978),重庆朱梅刚编著的《淋巴网状组织肿瘤病理诊断与鉴别诊断》(1980),佳木斯丛锦文等编著的《恶性淋巴瘤实用病理手册》(1982)。武汉邢寿富编写的《淋巴结病理图册》(1984)。江苏医学会病理学组编辑的《病理学参考资料》(1976)里也刊载过一些有关淋巴瘤的文章。特别值得一提的是在 20 世纪六七十年代,朱昌仁把 1961 年同时问世的 Karl Lennert 所著《淋巴结——细胞学及淋巴结炎》和 Bernfried Leiber 所著《人类淋巴结》从德文摘译编辑,于 1978 年出版了 117 页 32 开本的《淋巴结和淋巴结炎症》。即使 40 多年后的今天再来阅读,其资料的翔实仍具重要的参考价值。

改革开放以来,各地出版了不少有关淋巴瘤方面的专著。临床医生们编写了一些指南、诊断和治疗、诊疗手册等。至于病理学方面,朱梅刚、林汉良编写了《淋巴瘤病理诊断图谱》(2010)、廖子君,赵征编写了《现代淋巴肿瘤学》上、下册(2013)等。

本书的书名虽为《淋巴网状组织病理学》,但主要内容将以淋巴结为中心,围绕淋巴瘤病理诊断有关的疾病和病变简要叙述。对于脾脏和胸腺,虽然它们也属淋巴网状组织,但只能叙述其淋巴瘤和少许相关的内容,它们的其他疾病将不在此介绍。全身结外淋巴组织发生相关疾病的概率相当不少,因此都收集在相应的章节之中。

淋巴网状组织病理近年的进展是引人注目的,新内容,如新疾病、新分类、新观点等,必须努力反映。本书在叙述"新"的同时都把传统的概念和看法适当介绍,使读者能有全面系统的理解。一方面可以在知识上利于衔接,另一方面对所谓"新"字采取辩证的观点(如1997 年将霍奇金氏病改为霍奇金淋巴瘤,1994 年提出单核样 B 细胞和边缘带细胞是同一种细胞等),读者对此可以在"接受和肯定"与"保留和观察"之间作思考。随着反映"新"内容所出现的内容繁多与实际工作应用的矛盾,本书把非霍奇金淋巴瘤分为"常见类型"和"罕见类型"来处理。当遇到形态怪异非同寻常的病变可在"罕见类型"中求得解答。

组织细胞及其病变至今还存在许多模糊不清的概念,虽然它的疾病相对比较少见,实际工作里误诊和漏诊的都不在少数(如把组织细胞肿瘤误诊为淋巴瘤)。肥大细胞的疾病也比较少见而生疏,但是其中一些相当严重,不容忽视。本书对它的细胞种类、增生和肿瘤都作了比较深入的阐述。

淋巴结的病理诊断中最常遇到的,也有时是最难解决的问题是"良恶性的鉴别"。这个难题没有一把万能的钥匙可以用来解决所有的问题。有些原则可以普遍应用,但在更多的场合未必合适。只有掌握了每一种疾病的形态特点才能步入鉴别诊断的大门。淋巴网状组织的疾病是如此之多,涉及的面又如此之广,本人体会到熟悉目录至为重要。此外,本书专门编有一章"需与淋巴瘤相鉴别的病变"以有利于解决这个难题。

近年来在淋巴瘤的病因研究方面取得了相当值得记载的成就,当然对这些发现还应该采取慎重并一定程度保留的态度。其中有一些成果在临床上已经应验,如"幽门弯曲菌和胃低度恶性黏膜淋巴瘤的病因关系"。对这种肿瘤的早期病例采用抗菌治疗,肿瘤可以退化。又如"EB 病毒和鼻型 T/NK 细胞淋巴瘤的病因关系",现已证实 EBV 阳性患者比阴性患者的预后要坏得多。虽然诸如上述这些成果对整体淋巴瘤的病因而言还相距尚远,不过不能否认人们在这方面认识的重大进步。本书将把这部分内容作简单的叙述。

分子生物学已经成为"造血和淋巴组织肿瘤"分类的重要根据。在今天知识爆炸的信息时代,任何一个人都不可能成为门门精通的专才,而只能在某一分支积累有限一点资料,进行一些探索,获得点滴经验。本人虽然专注于淋巴网状病理多年,但仅仅涉足于临床病理诊断,深感自身之局限和浅薄。当前已经步入了分子生物学的世纪,揭示和认识疾病的本质需要从常规病理推进到分子病理。然而常规病理还是必不可少。没有人会怀疑有了飞机、高铁还要不要汽车,事实上汽车也在飞速地改进,即使用上了汽车,最后一公里还是要靠

"自行车"来解决。本人愿将此拙著供临床病理医师在日常参考之用,作为淋巴网状组织病理入门的基础。在此同时也为专攻分子生物学的斗士提供一个发射"火箭"的平台。

在科学技术飞速发展日新月异的今天,如何在"生物学的科学性"与"外科病理的实践性""病理形态的多样性"与"临床应用从实际性""高技术研究成果"与"常规形态学诊断的可能性"之间找到平衡是我们写作中反复掂量的出发点。本书在内容上力求实用丰富,凡临床病理诊断工作中所需要的都尽量收入,以便在该领域中所遇到的诊断问题都能从中找到答案,并自始至终贯彻从病理形态学诊断出发,将诊断要点及鉴别诊断关键突出强调明确叙述。在第五章恶性淋巴瘤概论中专门写了一节——"淋巴瘤的病理诊断",将诊断工作中的前辈经验总结其中。

病理学作为一门医学基础学科,尤其它在诊断疾病中的地位,不会动摇。理由有三:①直观性、②微观性、③永恒性。首先是直观性:无论血液生化检查还是超声波、X线片、CT、MRI、PET,所获得的都不是直接看到的人体体内的变化。临床上"望、触、叩、听"所获得的人体信息应该说是直观的,然而它们是宏观的,不像病理学所获得的是微观的。其次是微观性:病理学所获得的从大体到细胞,甚至电子显微镜下的超微结构,一直可以看到细胞之内的细胞器。那是任何其他手段所无法比拟的。第三是永恒性:病理学所采集到的人体标本(器官、组织、细胞)可以通过固定的方法将其"固定","永恒"地保存下来(如大体标本、蜡块、切片)。先进的技术手段所获得的信息可以永恒地保存,如心电图、X线片等,但却又不可能是直观的。最后,病理学是唯一的一门既研究活人又研究"死人"的学科!

二三十年来深入从事分子病理学的张建中医生执笔写了第二十五章"淋巴瘤的分子病理学诊断",让本书跟上了时代的脉搏。每天在临床外检战线奋斗的周小鸽医生百忙中给本书提供了部分宝贵的镜下照片。在温哥华 University of British Columbia 工作的高东霞医生为我顺利地补全了参考文献所遗缺的作者、题目和卷期页。在此表示衷心感谢!

我这一辈子能够遇到对淋巴网状组织病理感兴趣、在漫长的求学道路上可以畅谈、且对本书的谬误提出意见的伙伴,这将给我带来最大的愉悦。

严庆汉

2017 年 12 月   于北京

目　录

第一章

淋巴结组织学

淋巴网状组织的范围相当广泛,除淋巴结、脾、胸腺等器官外,还包括存在于消化道、呼吸道黏膜的淋巴组织。骨髓造血组织中含有淋巴组织成分,通常习惯上不算淋巴组织,但本质上也应收纳在内。还有某些器官如皮肤、乳腺、生殖腺、唾液腺、甲状腺、脑、骨等在正常情况下并无淋巴组织存在,但在特殊条件下也可发生淋巴网状组织的疾病,因此也属于淋巴网状组织病理的范畴。现以其典型代表——"淋巴结"为中心叙述如下。

淋巴结分为深浅两组,分布位置显示了其在疾病过程中的地位。浅组指耳前、耳后、颈部、锁骨上、腋下和腹股沟淋巴结。上臂内侧肌间隔和胸壁皮下偶尔也有淋巴结存在。它们分别接受头颈部器官、上肢、胸壁、乳房和下肢、会阴、腹壁的淋巴回流。深组包括胸腔(肺门、纵隔淋巴结)和腹腔(腹膜后主动脉周围、肝门、脾门、胃周、肠系膜等)淋巴结。无论浅组还是深组显然都处于关隘要塞的部位,淋巴结担负着机体卫士的角色(图 1-1、图 1-2)。

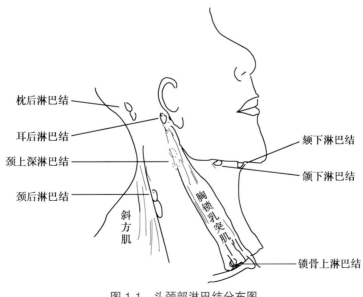

枕后淋巴结
耳后淋巴结
颈上深淋巴结
颈后淋巴结
斜方肌
胸锁乳突肌
颏下淋巴结
颌下淋巴结
锁骨上淋巴结

图 1-1　头颈部淋巴结分布图

1

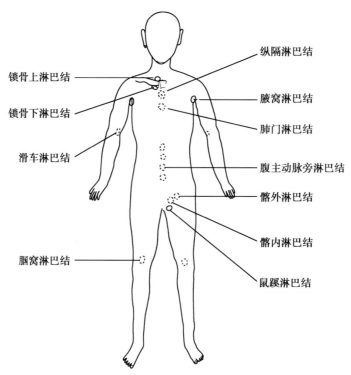

锁骨上淋巴结

锁骨下淋巴结

滑车淋巴结

腘窝淋巴结

纵隔淋巴结

腋窝淋巴结

肺门淋巴结

腹主动脉旁淋巴结

髂外淋巴结

髂内淋巴结

鼠蹊淋巴结

图 1-2　躯干、四肢淋巴结分布图

在胚胎时从静脉系统分化出淋巴囊,再由淋巴囊形成复杂的淋巴管丛。大约在胚胎的"前 3 个月",淋巴丛中出现一些淋巴母细胞;至"中 3 个月"在造血组织和间叶组织(巨噬细胞和网状细胞等)的影响下逐渐分化出皮质和髓质,形成分部构造的淋巴结实质;此后不再发生特别的变化。进一步的改变视抗原刺激而定,不属于个体发育范畴。

淋巴网状组织的形态观察制片技术至为重要,因为它的细胞形态差异极小。常规甲醛溶液(福尔马林)固定会使组织明显收缩,构造无法观察,细胞体积缩小,细胞核染色质聚集。大量研究证明最理想的固定剂为含汞的 B-5 固定剂。过碘酸希夫染色(periodic acid Shiff,PAS)染色观察细胞核结构、毛细血管、间质、网状纤维、Rusell 小体、Dutcher 小体等都优于 HE 染色(图 1-3)。甲基绿 - 派洛宁(MGP)染色(图 1-4)将 RNA 染成红色,所以在观察中心母细胞、免疫母细胞、小淋巴细胞质样分化及浆细胞等都十分有用。德国 Lennert 教授和欧洲一些国家习惯并强调以吉姆萨(Giemsa)染色(图 1-5)取代 HE 染色。它不仅可细致显示核染色质结构,而且和 MGP 一样可以显示胞质的 RNA 含量(呈不同程度的嗜碱性)、核分裂等;还可看到肥大细胞颗粒。

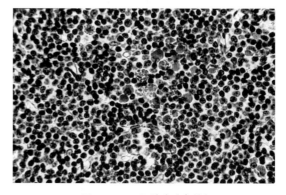

图 1-3　PAS 染色(高倍)

图片中部的瘤细胞浆内为一圆形的球状物或多数小滴所占据。Rusell 小体为 Ig 所构成,PAS 染色阳性。

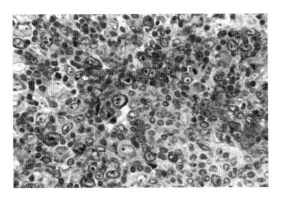

图 1-4　MGP 染色（高倍）

MGP 染色突出地显示了大无裂细胞的成分。这些细胞具有中等量嗜哌洛宁染色的胞质。

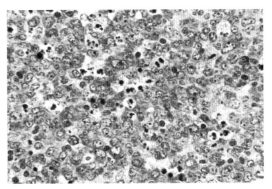

图 1-5　Giemsa 染色（高倍）

瘤细胞均可见胞浆，并呈强嗜碱性，核分裂多，尚可见"满天星"图像。

附：B-5 固定液配方

A 液：氯化汞 60g，无水乙酸钠 12.5g，蒸馏水（热）900ml；B：40% 甲醛溶液 100ml。A 液和 B 液以 9∶1 之比混合后使用。固定 90~120 分钟后脱汞处理。

第一节　组织构造

淋巴结可分为滤泡、滤泡间区、淋巴窦和髓质四部分（图 1-6）。

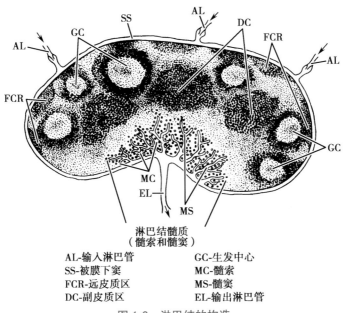

淋巴结髓质
（髓索和髓窦）

AL-输入淋巴管　　　　GC-生发中心
SS-被膜下窦　　　　　MC-髓索
FCR-远皮质区　　　　　MS-髓窦
DC-副皮质区　　　　　EL-输出淋巴管

图 1-6　淋巴结的构造

一、滤泡（follicle）

（一）滤泡的发生和形成

初次接触抗原时（原发性免疫反应）在淋巴结的 T 细胞依赖区出现极少数抗原特异性 B 淋巴母细胞。它们主要来自从骨髓进入血液循环的处女 B 细胞，还有一部分非骨髓来源。继续接触抗原（继发性免疫反应）这些 B 淋巴母细胞按指数级增生。细胞周期为 6 小时。第 6 天达到 $(1\sim1.5)\times10^{10}$ 个，充满在滤泡中，形成"生发中心"（germinal center，GC）。表面免疫球蛋白（sIg）阳性的 B 淋巴母细胞消失，代之以胞质免疫球蛋白（cIg）阳性的中心母细胞。生发中心的出现是从初级滤泡发展成次级滤泡的标志。这时滤泡分为生发中心和在生发中心周围与初级滤泡相同的细胞构成的"外套层"（mantle zone，MTZ）。外套层的边缘细胞排列较松，胞质比较丰富，此带称为"边缘带"（marginal zone，MGZ）。边缘带在淋巴结的滤泡往往不像脾的滤泡那样明显。

免疫三周后 GC 的反应逐渐减轻。GC 里的中心母细胞（centroblast，CB）和中心细胞（centrocyte，CC）消失，局部剩下少数 B 淋巴母细胞，存在于滤泡齿突细胞构成的网络中。形成成熟滤泡的先决条件是必须有健全的 B 细胞、CD4+ 细胞、滤泡齿突细胞和着色小体巨噬细胞（tingible body macrophage，TBM）相互作用，其中尤其是 T 细胞在滤泡形成过程中至为重要。无胸腺裸鼠即使抗原刺激也无滤泡形成。重症联合免疫缺陷（severe combined immunodeficiency，SCID）的小鼠一般也没有滤泡。近年来淋巴因子的研究表明滤泡的发生和分化依赖于众多淋巴因子，其中重要的有淋巴毒素 α 和 β、肿瘤坏死因子（TNF）、B7-2、CD40 和 CD40L、MHC（Ⅱ类）等。

（二）淋巴滤泡的构造

一个充分反应的滤泡分为生发中心、外套层和介于两者之间的外带三部分。生发中心又进一步分为暗区、基底明区和尖端明区（图 1-7）。

1. 暗区（dark zone，DZ） 暗区由生发中心母细胞密集存在于滤泡齿突细胞稀疏的网络中而构成。其所以在低倍镜下看到生发中心的这一部分着色较深，是因为生发中心母细胞密集拥挤，而且胞质强嗜碱性。生发中心母细胞是分裂活跃的细胞，细胞周期为 7 小时，强表达 CD77（活化 B 细胞标志）、表面免疫球蛋白（mIg）和胞质免疫球蛋白（cIg）。生发中心母细胞通过体细胞突变 IgV 区发生极迅速的基因重排，每次分裂发生千分之一碱基对（bp）突变，随之产生特异性抗体。

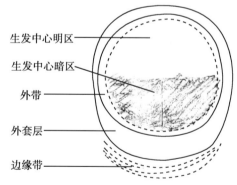

生发中心明区
生发中心暗区
外带
外套层
边缘带

图 1-7　淋巴滤泡模式图

2. 基底明区（basal light zone，BLZ） 此区由生发中心母细胞分裂而成的大而不分裂的生发中心细胞构成。它的命运视其与保留在滤泡齿突细胞表面的抗原接触情况（抗原亲和性）而定。亲和性高则继续存活分化，1~2 天后离开生发中心，成为记忆 B 细胞（寿命约 20 周）和浆母细胞。亲和性低未应选的则通过凋亡而死亡，也可能回到暗区再次突变。

3. **尖端明区（apical light zone，ALZ）**　此区的生发中心细胞比较小，排列松散，因此低倍镜下此区着色较浅。滤泡齿突细胞在此区以胞质突起织成致密的网络。尖端明区是生发中心细胞分化为记忆 B 细胞和浆母细胞的场所。滤泡齿突细胞在此过程中起重要作用。免疫复合物在这里迅速地分解成为游离抗原，诱导 B 细胞分化。

4. **外带（outer zone，OZ）**　它是围绕在整个生发中心周围与外套层之间的狭窄地带。细胞成分比生发中心其他各区复杂，其中有与尖端明区相同的生发中心细胞、Ki-67+ 母细胞和浆样细胞。此外具有很强产生 IL-4 能力的 CD4+T 细胞也集中在这里。滤泡齿突细胞网络在此比较疏松。

5. **外套层（mantle zone，MTZ）**　MTZ 覆盖在生发中心周围，明区的周围部分较厚，暗区的周围较薄。外套层细胞与初级滤泡的小淋巴细胞相同——再循环的膜免疫球蛋白 M（mIgM）阳性、膜免疫球蛋白 D（mIgD），但是 Bcl-2 蛋白阴性不同。它是暗区生发中心母细胞的前身（图 1-8）。分子生物学显示其中的大多数呈胚系 V 基因。滤泡齿突细胞网络从明区钻入外套层，成为捕捉免疫复合物的前线。

6. **边缘带（marginal zone，MGZ）**　在外套层的外围，淋巴细胞的胞质增多并浅染，构成滤泡的最外层，称为"边缘带"（图 1-9）。淋巴结的边缘带往往很不明显或缺如，脾的滤泡则常出现。

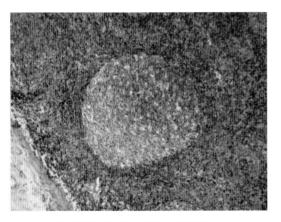 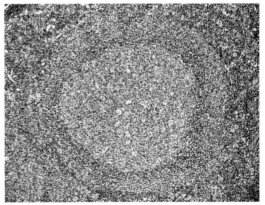

图 1-8　外套层滤泡显示明显的明暗区之分，这是可以绝对排除肿瘤性的重要特征

图 1-9　边缘带
低倍镜下滤泡外套层周围可见比较浅色片。细胞大小形状一致。核如小淋巴细胞，胞质浅染而丰富。高倍下可见其中散在中性粒细胞。

附：单核样 B 细胞

　　早在 20 世纪 80 年代初就注意到在某些疾病时淋巴结里可出现一片片特殊的细胞。其形态大小都较一致，连接成片而不单个散在，核中心位，其周围都有一圈透明胞质，因此在低倍镜下观察核与核之间呈等距离。片块内往往还可见少量多形核中性粒细胞浸润。其分布部位不定，可在滤泡之间某些区域，或在外套层之外，或埋在外套层之内，曾称为"窦旁细胞""未成熟组织细胞"等。它主要见于淋巴结的反应性病变，如弓形虫性淋巴结炎；个别霍奇金淋巴瘤中也可出现。1985 年开始认识到由它可发生"单核样 B 细胞淋巴瘤"。近年来学者们认为单核样 B 细胞与边缘带细胞是一种细胞(详见第八章)。

二、滤泡间区

滤泡间区(interfollicular area),又称副皮质区(paracortex),没有滤泡那样明确的结构和形状,是淋巴结中最后认识和描述的区域。它在胚胎发育过程中的什么阶段形成和出现还不清楚。滤泡间区是 T 细胞集中的场所,位于皮质深处,但 T 细胞系统增生时常常扩展到皮质滤泡之间或因为滤泡不显著而直接位于被膜下,因此以"滤泡间区"的名词取代"副皮质区"更为确切。

滤泡间区以纤维母细胞性网状细胞和网状纤维为支架,以小 T 细胞为背景(约占细胞总数的 90%)。其中散在指突细胞(指突网状细胞)和巨噬细胞,故低倍镜下呈虫蚀状。

滤泡间区中可见一种特殊的小血管,其特点为内皮细胞肥大而管腔狭窄,故称"高内皮小静脉"(high endothelium venule,HEV),又因处于毛细血管与小静脉之间,别名"毛细血管后小静脉"(post-capillary venule,PCV)。淋巴细胞可穿过管壁而实行淋巴细胞再循环,即血液中的淋巴细胞通过 PCV 进入淋巴结,再从淋巴结的输出淋巴管离开淋巴结,回到血液。PCV 管壁内有小淋巴细胞存在亦为其重要形态特征之一。它是淋巴细胞从外周血进入淋巴结实质的通道,所以在淋巴细胞再循环、分布、回归等方面都扮演着重要的角色。这个过程是通过淋巴细胞表面的特异性回归受体和内皮细胞表面的血管地址素(vascular addressin)相互作用调节的。某些疾病时(如血管免疫母细胞性淋巴结病)毛细血管后小静脉增生,并穿行管壁的淋巴细胞增多,表明它活跃地参与疾病过程。

围绕在毛细血管后小静脉周围的区域细胞密度较高,主要为 T 细胞,又称"T 细胞区"。其余部分则称"混合区",因其中还有很强增生活力的 B 细胞。在 T 细胞依赖性抗原刺激的早期,指突细胞和辅助性 T 细胞诱导抗原特异性 B 细胞增生,并分化为浆细胞。

三、淋巴窦

淋巴窦是淋巴结里淋巴液流动的通道。淋巴结以外的其他淋巴组织都没有这样的特殊构造,所以它是鉴别某片块淋巴组织是淋巴结的一部分还是胸腺、甲状腺、唾液腺,或黏膜 / 皮肤等增生淋巴组织的依据。它起始于输入淋巴管,经包膜下窦、中间窦、髓窦、终于输出淋巴管。包膜下窦由内皮覆盖,随着移行为中间窦和髓窦内皮细胞逐渐被巨噬细胞所代替。窦内则可见少量小淋巴细胞。在某些反应性病变窦壁巨噬细胞增生并进入淋巴窦内(窦组织细胞增生)。

四、髓质

它位于淋巴结的门部,由髓索和髓窦构成。髓索中小淋巴细胞(B)占绝大多数,此外还有:①浆样淋巴细胞(plasmacytoid lymphocyte)或淋巴浆样细胞(lympho-plasmacytoid cell),胞质中等量,核染色质浓集分布于核膜下,但不像浆细胞那样典型的"轮辐状"。②免疫母细胞、浆母细胞和浆细胞,它们是浆细胞增生的表现。③小 T 细胞。调节抗体形成。④巨噬细胞,其主要功能是抗原递呈,吞噬不如生发中心里的着色小体巨噬细胞那样明显。⑤肥大细胞。在吉姆萨染色胞质中可见丰富的紫色颗粒。⑥少数嗜酸性粒细胞和中性粒细胞。

第二节　细 胞 成 分

一、淋巴细胞

在常规染色中不能根据细胞形态区别 T、B 细胞。两者虽然有些形态特点可资参考，但绝不能确定，因为形态特征重叠得太多。20 世纪 70 年代曾有学者（Polliak）提出 T、B 细胞在扫描电镜下可以区别，B 细胞表面有粗大的皱褶，T 细胞表面呈细小的绒毛样突起。后来多数学者没有接受这个观点。现在普遍认为确认 T、B 细胞必须依靠免疫组化。

（一）B 细胞

生发中心里的 B 细胞 CD19、CD20、CD22 等 B 细胞特异性标志阳性；mIg 也阳性，但用常规免疫酶标技术未必能够显示，因为其量太低，多为 IgM，少数表达 IgG 或 IgA。IgD 在生发中心细胞阴性，只存在于外套层 B 细胞。此外 CD10（CALLA）（+）、Bcl-2 蛋白（–）。Bcl-2 蛋白有阻断细胞凋亡的作用，所以生发中心里总有许多细胞在凋亡。

B 细胞在向终末分化为浆细胞的过程中 B 细胞的表面标志逐渐丢失，CD20 转为阴性，而胞质免疫球蛋白（cIg）逐渐出现并增多。一般情况下带有轻链 Kappa 和轻链 Lambda 的浆细胞之比约为 2∶1。假如比例超过了 4∶1 或者两者倒置，Lambda（+）浆细胞多于 Kappa（+）浆细胞，须注意是否存在肿瘤或其他免疫性疾病。

CD79a 是识别整个 B 细胞谱系最满意的标志。它由两条多肽所组成，分别由基因 mb-1 和 B-29 所编码。CD79a 只存在于 B 细胞，无论正常的还是肿瘤。识别 B 细胞标记（CD20）的众多抗体中只有 L-26 是唯一对 CD20 分子细胞内抗原决定簇的抗体，在这一点上 CD79a 与 L-26 相同，而且都能用于常规处理标本。但 CD79a 还在下列三方面优于 L-26：① L-26 在某些 T 细胞（正常的和肿瘤）、髓母细胞瘤和树突网状细胞呈弱阳性。② CD79a 多肽在 B 细胞成熟过程中出现早于 L-26（CD20）。后者要到前 B 细胞后期才出现，因此对前 B 细胞白血病/淋巴瘤以及需要鉴别的有关小细胞肿瘤的研究中 CD79a 成为更有力的武器。③ CD79a 在正常浆细胞强阳性，骨髓瘤/浆细胞瘤约 50% 病例呈阳性，而 L-26 两者均阴性。

（二）T 细胞

在小 T 细胞，成熟 T 细胞标志（CD2、CD3、CD5、CD7）呈阳性，其中辅助性 T 细胞（CD4+）和抑制性/细胞毒性 T 细胞（CD8+）之比为（2~3）∶1。不能从细胞形态区别辅助性 T 细胞和抑制性 T 细胞。

自从 1984 年发现 αβT 细胞受体和 1986 年发现 γT 细胞受体以后，根据 T 细胞受体（T cell receptor, TCR）T 细胞又可分为 Tαβ 细胞和 Tγδ 细胞。前者远比后者为多，占外周淋巴组织（淋巴结、扁桃体、脾白髓）、末梢血和胸腺中 CD3+ 细胞的 90% 以上，执行特异性 T 细胞免疫反应。Tαβ 和 Tγδ 细胞总 T 细胞标志都表达（CD2、CD3、CD5 等）。对 CD4 及 CD8 的表达颇复杂，Tαβ 细胞常 CD4–CD8+ 或 CD4+CD8–，但是 Tγδ 细胞几乎全部 CD4 和 CD8 均阴性。CD4+Tαβ 为辅助 T 细胞（TH），主要功能是产生细胞因子。Th1 产生 IL-2 及

干扰素 α，对其他 T 细胞及巨噬细胞起作用。Th2 产生 IL-4、IL-5、IL-6、IL-10，促进 B 细胞产生抗体。CD8+Tαβ 为抑制性 T 细胞，执行细胞毒免疫功能。T 细胞产生的这些细胞因子和 T 细胞淋巴瘤时可能合并的高血钙及噬血细胞综合征等有关。

Tγδ 执行比较原始的免疫反应（如针对分枝杆菌感染）和黏膜免疫功能。脾是淋巴器官中 Tγδ 细胞最多的部位，主要位于脾索。在脾红髓里占 CD3+ 细胞的 20%。此外，还存在于黏膜相关淋巴组织和皮肤相关淋巴组织，在肠道组成"上皮内淋巴细胞"（intraepithelial lymphocyte，IEL）的 10%~30%。所以脾和肠是 Tγδ 细胞淋巴瘤的常见部位。在肺 Tγδ 为 IEL 的 10%，构成防卫机制的第一线。胸腺髓质及皮髓质交界处 Tγδ 细胞颇常见，皮质中仅有散在的 Tγδ 细胞。

Tγδ 和自然杀伤（NK）细胞都是细胞毒效应细胞，属于"固有免疫系统"的一部分。无须抗原刺激就可使之激活。这和"适应免疫系统"（大多数末梢血和外周淋巴器官中的 T 细胞都属于此，包括幼稚 T 细胞、效应 T 细胞和记忆 T 细胞。效应 T 细胞又分为起调节作用的 CD4+ 细胞及起细胞毒作用的 CD8+ 细胞。它们的激活需要依靠抗原刺激）不同。它们是针对细菌（如分枝杆菌感染）、多肽（如热休克蛋白）等的第一道防线。

Tγδ 细胞和 NK 细胞的主要功能是发现和消灭"靶细胞"。消灭"靶细胞"是通过两条途径导致凋亡而实现的。①通过抗原 / 受体交联等活化 caspase；②通过"颗粒"中介。分泌小泡里的毒性内容物——穿孔素、粒酶家族（膜界丝氨酸蛋白酶）和 T 细胞细胞内抗原 -1（TIA-1）对 caspase 活化提供又一个强刺激。

Tγδ 细胞又根据其表达 Vδ1 或 Vδ2 基因可分为两个亚类。Vδ2+T 细胞的 TCR 带有二硫键，抗体 BB3 阳性。Vδ1+T 细胞的 TCR 不带有二硫键，抗体 A13 阳性。除了 Vδ1 及 Vδ2 的 T 细胞外还有一小群 T 细胞表达 Vδ3。Vδ1T 细胞属幼稚 T 细胞；而 Vδ2T 细胞获得 CD45RO 反应性，它将存在感染和毁坏细胞的信号告知免疫系统，代表着防御第一线。在淋巴结和扁桃体都表达 Vδ2 的 T 细胞占优势，它们和 Tαβ 细胞一起分布在滤泡间区，聚集在小血管周围。生发中心里只有少数的 Tγδ 细胞，主要是 Vδ1T 细胞。除了淋巴结和扁桃体以外，其他正常淋巴组织中 Vδ1+T 细胞都比 Vδ2+T 细胞多。

Tγδ 细胞形态表现为"大颗粒淋巴细胞"，即胞质宽，其中有许多嗜天青颗粒，与其他大颗粒 T 细胞（CD8+αβ）和大颗粒自然杀伤细胞无法区别。它最突出的特点是细胞毒功能，反映在它与 TIA-1、粒酶 B 及穿孔素等抗体的免疫反应性上。不过它们的细胞毒功能不是自发的，需要某种"刺激"才能激发。

细胞毒 T 细胞，尤其 γδT 细胞和 NK 细胞是不容易区别的，因为 CD56、CD16、CD57 都不能区分这两种细胞。"NK 样 -T 细胞"（NK-like T-cells）指表达一种或一种以上 NK 细胞标记的那部分 T 细胞。实际上并没有特殊的生物学意义，仅仅是一个描述性名词，如此命名反而增加混乱，不宜采用。

抑制性 / 细胞毒性 T 细胞中有一部分还表达 S-100 蛋白，并且 CD11b(+)。其数量甚少，约仅占末梢血里单个核细胞的 1.5%~3%。这些 T 细胞形态上无异于其他 T 细胞。呈抑制性 / 细胞毒性 T 细胞的表型，并且 CD2、CD8、CD16 阳性。位于淋巴结的胸腺依赖区、胸腺皮髓质、脾红髓、小肠黏膜等处。从它可发生甚为少见的淋巴瘤（S-100 阳性 T 细胞淋巴瘤)。其来源、性质、和功能尚不清楚。近年来发现肿瘤患者 S-100(+)T 细胞数减少,并且与肿瘤的进展相关,因此认为 S-100(+)T 细胞似与抗肿瘤有关。

T 细胞亚类和 T 细胞淋巴瘤的对照关系就总体而言尚不清楚。

T 免疫母细胞与 B 免疫母细胞的形态基本相似,但胞质常较浅染透明,核形常不规则而且一般无染色质凝集在核膜下而表现为"核膜增厚"。

(三) 自然杀伤细胞(natural killer cell,NKc)

自然杀伤细胞是 T 细胞和 B 细胞以外的第三个淋巴细胞系列。它能杀死("溶细胞")多种靶细胞(包括肿瘤细胞和感染了细菌或病毒的细胞以及异体细胞),不受 MHC 的限制,而且无需先前致敏(故冠以"自然"二字)。虽对它的生理功能还有许多不清楚的方面,但通常认为这种细胞通过溶细胞机制,激活 Fas 和释放某些细胞因子形成了机体防卫感染的第一线。自然杀伤细胞不拥有重排的 T 细胞受体基因,不表达 TCR 基因,这是和 T 细胞本质的区别,但它仍具有识别主要组织相容复合物一级抗原的能力。它和 T 细胞一般通过主要组织相容多肽复合物和 T 细胞受体相互作用而激活不同,自然杀伤细胞通过其特殊的受体和主要组织相容一级抗原相互作用反而"关闭"。

自然杀伤细胞也来自造血多能干细胞,从它分化为成熟淋巴细胞之间有一个"共同的祖淋巴细胞"(common lymphoid progenitor cells)阶段,这个细胞只能分化为淋巴细胞而不能分化为粒细胞和红细胞。这可以从缺乏转录因子"Ikaros"的小鼠只有粒细胞和红细胞而没有 T 细胞,B 细胞和自然杀伤细胞得到证明("Ikaros"基因是所有淋巴细胞系列发育所必需的)。

毫无疑问自然杀伤细胞可以在胸腺内发育和成熟,因为胸腺里有双潜能的 T/NK 祖细胞,委任为自然杀伤细胞的祖细胞和成熟的自然杀伤细胞。但是在胸腺始基形成之前,胎肝中已存在自然杀伤细胞,而且无胸腺裸鼠的外周血里可有正常数目的自然杀伤细胞,都表明胸腺以外还有其他部位(肝、脾、血液等)可以发育和成熟,尤其骨髓,其中 CD34+ 和 CD34– 的骨髓细胞都可产生自然杀伤细胞。

自然杀伤细胞与 T 细胞的关系比 B 细胞密切,表明在淋巴细胞发育的过程中 B 细胞比 T 细胞和自然杀伤细胞更早地从"发育表谱树"中分支出来(图 1-10)。这可以解释从自然杀伤细胞发生的淋巴瘤和 T 细胞淋巴瘤之间有不少重叠的特点(表 1-1)。它和细胞毒性 T 细胞瑞氏(Wright)染色和吉姆萨(Giemsa)染色中胞质内都具有大的嗜天青颗粒。免疫组化细胞毒性颗粒蛋白均阳性。然而 T 细胞受体基因在 T 细胞有重组,自然杀伤细胞无 TCR 重组(为生殖细胞系列),它的免疫表型为 CD3–、CD56+、CD16+、CD57+,并且 TIA-1、粒酶(Granzyme)B 和穿孔素(perforin)等均呈阳性。

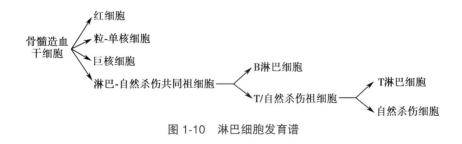

图 1-10　淋巴细胞发育谱

表 1-1   淋巴造血组织常用抗体

细胞类型	抗体
干细胞	CD34+,CD31-,CD117
全部白细胞	CD45
粒细胞	CD45+,CD11b,CD15+,CD24+,CD114+,CD182+
单核细胞	CD4,CD45+,CD14+,CD114+,CD11a,CD11b,CD91+,CD16+
T 淋巴细胞	CD45+,CD3+
T 辅助细胞	CD45+,CD3+,CD4+
T 调节细胞	CD4,CD25,FOXP3
T 细胞毒细胞	CD45+,CD3+,CD8+
B 淋巴细胞	CD45+,CD19+,CD20+,CD24+,CD38,CD22
胸腺细胞	CD45+,CD 46+
自然杀伤细胞	CD16+,CD56+,CD3-,CD31,CD30,CD38

(四) Ki-1+ 细胞

1980 年成功地制备了单克隆抗体 Ki-1 以后,在正常的淋巴结、扁桃体、脾等都可以用免疫组化显现这种 Ki-1+ 细胞。它比小淋巴细胞稍大,形态无特殊。在 HE 染色中不能识别,必须在冰冻切片作 Ki-1 染色才能辨认。现认为 Ki-1+ 是活化淋巴细胞的标志,Ki-1+ 细胞即活化淋巴细胞的一种。霍奇金淋巴瘤和间变性大细胞淋巴瘤由此发生。

二、齿突细胞

(一) 分类

齿突细胞(dandritic cell)分为两大类,分别伴随于 B 细胞和 T 细胞。前者是生发中心里的滤泡齿突细胞(follicular dandritic cell,FDC),曾称"树突网状细胞"(dandritic reticulum cell,DRC)。后者包括淋巴结的滤泡间区和脾等其他淋巴组织里的交指状齿突细胞(interdigitating dendritic cell,IDC),曾称"指突网状细胞"(interdigitating reticulum cell,IRC)、表皮 Langerhans 细胞、血液里的齿突白细胞(dandritic-leukocyte)和输出淋巴管里的面纱细胞(veiled cell)等。其共同特点是都能向 B、T 细胞递呈抗原并使活化,形态上都具有胞质突起,一个或多个分叶状核,细胞器稀少的透明胞质(表 1-2)。

1. **伴随于 B 细胞的齿突细胞——滤泡齿突细胞(FDC)**   它存在于一切反应性和肿瘤性滤泡中。数目多少不等,在增生的滤泡中约占 1%,在复旧的滤泡中相对增多。它在常规染色切片中不容易确认。当初是靠电镜,后来靠酶化学(5-nucleotidase+)和免疫组化认识的。其细胞核中至大,椭圆形,染色质极细,核仁不明显,个别为分叶状或双核。胞质不明显。免疫组化(CD21/35、R4/23、Ki-M4、KiFDC1p 和 IgM)可显示细长的胞质突起。电镜下胞质内只有少量 RER 和溶酶体,吞噬不明显或无,细胞间有半桥粒结构相互联结。Imai 等(1983)报道有两种形态:一种位于明区,有丰富的迷路样结构和桥粒样联结,摄取免疫复合物;另一种遍布整个滤泡,有桥粒样联结而无迷路样结构。总之分化较低者见于暗区而较分化者位于明区。

表 1-2 齿突细胞分类

种类	名称	部位
伴随于 B 细胞的齿突细胞	滤泡齿突细胞（FDC）	淋巴滤泡
伴随于 T 细胞的齿突细胞		
淋巴组织中	交指状齿突细胞（IDC）	淋巴结滤泡间区等
		脾、胸腺
		小肠集合淋巴滤泡
	生发中心齿突细胞（GCDC）	生发中心
非淋巴组织中	朗格汉斯细胞（LC）	表皮
	真皮朗格汉斯细胞	真皮
	结缔组织齿突细胞	各内脏
体液中	齿突白细胞（DL）	血液
	面纱细胞（VC）	淋巴液

滤泡齿突细胞的功能：①支持。滤泡齿突细胞表面受体黏附于板层素（laminin）、纤维联结素（fibronectin）和Ⅳ型胶原等，与它们共同构成滤泡的立体结构。②摄取和保留免疫复合物。先由 B 细胞通过 Fc 受体（FcR）结合免疫复合物，然后向生发中心移动，转交给与它接触的滤泡齿突细胞。滤泡齿突细胞表面补体受体 1（CR1-CD35）参与摄取和 C3b 结合的免疫复合物。补体受体 2（CR2-CD21）使免疫复合物长期保留在滤泡齿突细胞的表面。③抗原递呈。④促进 B 细胞增生与活化（主要为暗区）。⑤调控 B 细胞凋亡。

滤泡齿突细胞的来源还在研究中。基于超微结构观察看到滤泡齿突细胞与纤维网状细胞相似的形态和分布，都摄取免疫复合物，并可见两者的移行，故认为来自血管周围固定的纤维网状细胞。另一种观点认为来自骨髓。

2. 伴随于 T 细胞的齿突细胞

（1）交指状齿突细胞：存在于淋巴结的滤泡间区和胸腺髓质等。核形不规则，胞质透明，与表皮的朗格汉斯细胞相似。ATP 酶强阳性。S-100+，但 CDIa−. 电镜下无 Birbeck 颗粒，也没有桥粒，却有一种特殊细胞器——管泡系统（tubulovesicular system），功能不明。

（2）生发中心齿突细胞：1996 年 Grouard 等从人扁桃体发现一种齿突细胞新类型，存在于生发中心。与滤泡齿突细胞不同者 CD4+。它可刺激生发中心里的 T 细胞（所以归在“伴随 T 细胞的齿突细胞”中），进一步与记忆 B 细胞的产生有关。

（3）朗格汉斯细胞（Langerhans cell）：1868 年 Paul Langerhans 在表皮描述了这种特殊的树突细胞，他认为与神经系统有关。1961 年 Birbeck 描述了这种细胞的特征性胞质内细胞器（图 1-11）。四年后 Basset 和 Juriaf 观察到组织细胞增生症 X 中的“X”小体和以前 Birbeck 所描述者相一致。

朗格汉斯细胞主要存在于鳞状上皮中，它位于表皮下部。在 HE 染色中表现为“透明细胞”。是一种大细胞，直径 12~25 微米，胞质丰富，轻嗜酸性。核形不规则，分叶椭圆或有切迹，空泡状，染色质纤细，具有一条纵沟／折痕。核分裂一般不常见。核仁不明显。可吞噬一些红细胞、含铁血黄素、及至慢性期可摄取胆固醇等而呈泡沫状胞质。多核常常出现。这种细胞可单个或成片地出现于病变器官。细胞学方面的恶性特征不存在。

正常表皮中朗格汉斯细胞的数目约为每平方米 1.6×10^5 个，占全部表皮细胞数目的 3%~8%。在切片的平面上可看到每个朗格汉斯细胞伸出 5~9 个胞质突起。这些突起覆盖皮肤表面的 1/4。细胞周期为 16 天。它们来自骨髓，通过循环进入表皮。此外还可见于口腔/食管/宫颈黏膜、真皮、胸腺和淋巴结。它们与单核-巨噬细胞系统的关系尚无定论。可能在诱发细胞免疫反应中起辅助作用。

在恰当处理的标本电镜下不难看到胞质中具有特征性的 Birbeck 小体，又称"X"小体或"朗格汉斯小体"。它是长度不等而粗细恒定的棍状结构，分为五层，末端可以扩张而形成球拍状。小体通常位于胞膜邻近或与胞膜直接相连，所以有人认为它是由胞质膜鞘入而成。除 Birbeck 小体以外，Basset（1972）和 Mierau（1982）还注意到有一种"三层膜的攀"，它虽然不如前者之特异，但在找不到 Birbeck 小体的病例仍有相当的价值。此外还有不

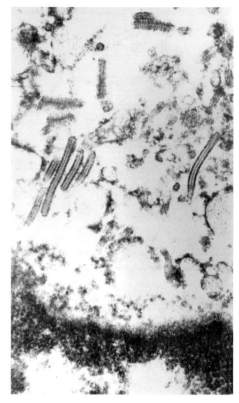

图 1-11　电镜下的 Birbeck 颗粒

等量的微丝、微管、小泡等。无桥粒、张力原纤维和黑色素小体，而与上皮细胞相区别。

免疫组化：许多标记都阳性，尤其值得注意的是 LCA、S-100、NSE、Vim 等都阳性。CDIa+ 与 Birbeck 颗粒是确认朗格汉斯细胞的标准。

S-100 在约 95% 病例，无论石蜡切片或印片，朗格汉斯细胞都阳性，呈弥漫性胞质着色，偶尔核着色，不定位在胞膜上。要注意 S-100 阳性并非朗格汉斯细胞所特有，许多正常/肿瘤组织都可出现。黑色素细胞的 S-100 阳性为人所共知。此外，某些淋巴瘤（S-100 阳性窦大细胞淋巴瘤）、毛细胞白血病、Rosai-Dorfman 氏病和恶性组织细胞增生症等都曾经有过报道。

CD1a 本是胸腺细胞的标志（外周 T 细胞阴性），后来发现朗格汉斯细胞呈弥漫性胞质阳性或膜阳性。过去市售 CD1a（CD76）抗体不能用于石蜡包埋组织，1993 年福尔马林固定组织上抗 CD1a 的单抗问世。它与 S-100 的阳性表达率相同，但对 S-100 阳性的其他细胞如黑色素细胞、神经细胞、软骨细胞等都不起反应，故在确认朗格汉斯细胞时有更高的价值。

HLA-DR 在朗格汉斯细胞呈高表达，然而许多其他细胞也都阳性。组织化学方面如酸性磷酸酶、酯酶、ADP 酶、ATP 酶、甘露糖苷酶（mannosidase）等都阳性，但自免疫组化普遍应用以来已较少应用。

从免疫组化和组织化学的表达来看朗格汉斯细胞与交指状突齿状细胞（CD1a+、S-100+、但无 Birbeck 小体）、真皮朗格汉斯细胞（未定型细胞）和输出淋巴管内的面纱细胞有一定的近似性，后两者可能是朗格汉斯细胞的前身。

（4）真皮朗格汉斯细胞（未定型细胞 indeterminate cell）：存在于真皮。核形不规则，有丰富的中间丝和线粒体，但无 Birbeck 颗粒。它可能是未成熟的朗格汉斯细胞，故又称未定型细胞，在皮肤炎症时数量增多。

（5）面纱细胞（veiled cell）和齿突白细胞（dendritic leukocyte）：它们实际上是一种细胞，不过所在的位置不同，均以面纱样胞质为特点。它们虽然可进入淋巴结实质，但很少进一步进入输出淋巴管与胸导管。所以在输出淋巴管中仅占单个核细胞总数的 1.5%。其标志与交指状齿突细胞相似，Ia+、IL2R+、CD4+、ATPase 和 NSE 部分阳性。吞噬活性不强。

（6）结缔组织齿突细胞：见于心、肺、肝、消化道（集合淋巴结，Payer 斑以外）等内脏。基本特征和交指状齿突细胞相似，但在各器官形态功能均有所不同。

（二）来源与功能

众多种类伴随于 T 细胞的齿突细胞来自骨髓和外周血。单核细胞在 GM-CSF、TNF、IL-6 和甲状腺激素 T3/T4 的刺激下分化为齿突白细胞和面纱细胞。一部分进入表皮成为朗格汉斯细胞。进入淋巴组织的成为交指状齿突细胞。辅助性 T 细胞在齿突前身细胞分化成熟的过程中起重要作用。在皮肤的炎症与其他刺激（如紫外线照射等）时表皮内朗格汉斯细胞增多，并由此经输入淋巴管（成为面纱细胞）进入淋巴结的滤泡间区，变成交指状齿突细胞。皮病性淋巴结病的基本改变就是滤泡间区中交指状齿突细胞增多。

表皮内朗格汉斯细胞的功能是对抗原进行加工。淋巴结和脾的交指状齿突细胞的功能是递呈抗原，诱导 T 细胞反应。呼吸道、消化道、膀胱、宫颈黏膜、肝汇管区、肾、骨骼肌结缔组织中都有结缔组织网状细胞。它们也像表皮朗格汉斯细胞一样经淋巴管进入引流淋巴结，成为功能成熟的交指状齿突细胞。伴随于 T 细胞的齿突细胞的功能比较复杂。它诱导 B 细胞产生针对 T 细胞依赖性抗原的抗体。

它的功能通过许多细胞因子来实现。一方面它产生 IL-1、IL-6、IL-12、IL-15、GM-CSF、前列腺素 D、巨噬细胞炎症蛋白（MIP1a，2）等，使 T 细胞活化，产生 IL-2、IL-4 和 IFN。另一方面细胞因子又对齿突细胞有多方面作用。IL-1 使齿突细胞结合于 T 细胞增强。GM-CSF 使表皮朗格汉斯细胞和血液的齿突细胞寿命延长（至 6 周），并促进功能成熟。TNF 不但可延长朗格汉斯细胞的寿命而且促进从皮肤移至引流淋巴结，但没有促进成熟的功能。

三、细胞角质素阳性间质网状细胞

在正常淋巴结、淋巴结炎（尤其弓浆虫淋巴结炎和 HIV 感染）和其他反应性增生、伴有原发性和继发性肿瘤的淋巴结中几乎都存在细胞角质素（+）间质网状细胞（cytokeratin-positive intestitial reticulum cell，CIRC），属于淋巴结自身固有的成分。20 世纪 90 年代以前认为它们是淋巴结的转移癌细胞，但临床上详细地寻找原发灶均未果，并经过长期随诊也都没有内脏肿瘤出现。CIRC 主要分布于被膜下及滤泡间区间质内，反应性增生时可扩展到髓质。数目多少不等,即使在同一病例同一次活检的各个淋巴结也可有很大差别。

免疫组化显示细胞角质素 CK8(52.5kD)、CK18(45kD)阳性,应特别强调标本必须经过微波炉和轻度蛋白酶处理才能获阳性结果。Vim 也恒定阳性。SMA 常阳性,Desmin 阳性率较低,还可以发生肌性分化。

在外科病理中的实际意义在于不要误诊为"癌"。尤其 HIV 感染的淋巴结炎时可出现怪形的 CIRC,多核时可与 Wartin-Finkeldey 细胞相似。CIRC 一般细胞无间变,desmoplaskin阴性,CK 中只有 8 和 18 阳性,而癌细胞和上皮性间皮瘤细胞具异型性,CK 阳性的范围也比较广。癌可能还存在一些特异性标志,如甲状腺球蛋白(甲状腺癌)、前列腺特异性抗原(前列腺癌)、黏液样糖蛋白(腺癌)等。

四、浆样 T 区细胞

浆样 T 区细胞(plasmacytoid T-zone cell)其生理功能和病理意义还知道甚少。在 1958年 Lennert 就注意到它,称为淋巴母细胞。后来认识到它仅限于 T 区,并且胞质内有丰富的粗面内质网而与浆细胞相似(但它并不合成 Ig)。Lennert(1973)描述此细胞时称为"T 伴随浆细胞"。此后又发现它虽不能形成羊玫瑰花结(OKT11−),而 OKT4+,故更名为"浆样 T 细胞"。它往往成团出现,中等大,形态一致,在低倍镜下就很容易辨认,位于 T 区的周边部,不见于滤泡内(图 1-12)。它可能由 T 细胞转变而来,其功能仍不了解,可能分泌某种淋巴因子。可见于非特异性淋巴结炎、转移癌、巨大淋巴结增生等。从它发生的肿瘤亦偶见诸文献。最近 Facchetti 等注意到它除了 CD4+、MTI+ 外,多种巨噬细胞抗原如 OKM5、EBM11、YI/82A、i-M6、Ki-M7、Ki-M1p 皆阳性,故认为它属于单核 - 巨噬细胞来源(CD4 和 MT1等 T 细胞标志已经确定在单核细胞也可阳性,其阳性并不除外单核细胞来源),提出应称为"浆样单核细胞"。Lennert 认为在没有彻底明确它的来源和性质前还是称为"浆样T 区细胞"为宜。

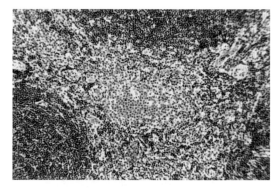

图 1-12 浆样 T 细胞团
它往往成团出现,中等大,形态一致,在低倍镜下就很容易辨认,位于 T 区的周边部,不见于滤泡内。

免疫表型 CD4 和 CD26 阳性,CD2 反应极弱。粒细胞 / 单核细胞抗原 OKM5 阳性。单核细胞抗原 CD68、CD6 及转铁蛋白受体皆阴性,提示它是不分裂的细胞群。总之它可能是一种终末分化的 T 细胞。

五、内皮细胞

淋巴结里的毛细血管不同于身体其他部位的毛细血管,它活跃地参与病理过程。大量淋巴结的疾病都可见病变里毛细血管增生,典型的如血管中心性 T 细胞淋巴瘤、血管免疫母细胞性淋巴结病等。"毛细血管后小静脉"的内皮细胞具有一系列特点已在前文中叙述。

六、病理性细胞

它们种类繁多,互相之间性质各异,其存在的诊断意义也完全不同。

(一)良性上皮性包涵物

它本身不引起任何病理作用。虽然与转移癌相比远远为少,但是如果不熟悉它的存在,误诊的可能性是很大的。它以细胞分化良好,组织结构正常和不伴随间质反应为特征。

1. **异位唾液腺**　发生在腮腺周围的淋巴结中是不少见的,大多数只有导管,罕见的情况下还可伴有腺泡。可以设想这些腺体成分出现在淋巴组织的背景中,很容易认为是Mikulicz病(淋巴上皮病变)或者转移癌。同时也应注意从这些异位的腺体确实可以发生原发性腺癌。

2. **异位甲状腺**　除了邻近甲状腺峡部的中线Delphian淋巴结包膜中出现散在良性滤泡,可能是在胚胎发育中第三、四对腮弓带进去的甲状腺组织而确属异位外,颈淋巴结中看到甲状腺滤泡,不管它分化多好,现在已经不再认为"异位",而毫无例外地属于甲状腺癌转移,必须进一步寻找原发灶。

3. **异位乳腺**　常在腋下淋巴结发现。具有上皮和肌上皮双层结构是良性的特点。

4. **异位苗勒管上皮、子宫内膜组织和蜕膜细胞**　异位的苗勒管上皮、子宫内膜组织(包括腺上皮及间质)可见于盆腔、腹腔和腹股沟淋巴结。存在于淋巴窦,可形成乳头,甚至形成砂砾体,成为诊断难题。在妊娠妇女施行外科手术偶尔可以在腹腔、盆腔淋巴结发现成片的蜕膜细胞。其发生率可能并不太低,但在妊娠时一般很少看到腹腔/盆腔淋巴结的机会。文献中所报道的是妊娠合并宫颈癌而施行子宫切除并双侧淋巴结清扫和剖宫产的特殊情况。蜕膜主要存在于边缘窦。异位子宫内膜在妊娠前或妊娠中从子宫经淋巴管到达腹腔、盆腔淋巴结。蜕膜迄今尚无特异性标志,识别它有赖于HE形态,并EMA、CAM5.2、TPA(tissue polypeptide antigen)等皆阴性。诊断意义在于不要误诊为转移癌,尤其在冰冻切片中。

5. **异位胰腺组织**　极少见的情况下,在胰腺周围淋巴结内可见异位胰腺组织,主要存在于被膜下。如果同时具有胰腺的内分泌及外分泌组织则不难识别。单独只有导管、腺体则容易误诊为转移性腺癌,尤其胰腺癌常常分化极高,此时应该注意细胞分化、核分裂、坏死等。必要时免疫组化CEA、PCNA、Ki-67可有帮助,并结合临床确诊。

6. **异位肠腺**　偶在肠壁淋巴结中可见由杯状细胞及柱状细胞构成的肠腺,极其罕见。

7. **异位肾小管**　偶见于肾门淋巴结,常由远段曲管上皮细胞构成,分化好,易于和肾癌区别。

8. **异位泌尿道上皮**　偶见于腹膜后或盆腔淋巴结,须和移行上皮癌鉴别。

9. **异位胸腺组织**　偶见于肺门淋巴结及锁骨上淋巴结。特别需要注意其中的Hassall小体和鳞癌的鉴别。

10. **异位鳞状上皮**　化生的鳞状上皮可见于头颈部、腹腔及盆腔淋巴结,此时与转移性鳞癌的鉴别十分重要,有时又不是很容易的问题。上皮细胞的异形性、核分裂、坏死、角化不良、角化珠等皆是鉴别的要点,当然还要结合临床。头颈部淋巴结的鳞状上皮灶可能来自鳃裂。

（二）异位痣细胞

可见于腋下、颈部和腹股沟淋巴结,出现在包膜和小梁中。如果在淋巴结实质中或输入/出淋巴管中发现则考虑为恶性黑色素瘤转移。文献中曾经有过淋巴结原发性黑色素瘤的报道。

（三）增生之间皮细胞

主要见于纵隔、腹腔、盆腔淋巴结亦可发生。它发生于胸腔、腹腔和心包积液时。由于炎症,间皮细胞团脱落进入了引流淋巴结,所以实际上并不少见。它存在于淋巴窦、输入淋巴管和结外的淋巴管。曾误诊为转移癌的报道。诊断时只要注意到淋巴结的部位和积液的病史就能避免错误。免疫组化显示 AE1/3(+)、Vim(+)、Calretinen(+)、HBME-1(+)。其他如 S-100、CEA、EMA、CD68,BerEP4 和"大囊肿病液蛋白"等均阴性。

（四）霍奇金(Hodgkin)细胞和 R-S 细胞

见第六章霍奇金淋巴瘤。

（五）Wartin-Finkeldey 巨细胞

Wartin-Finkeldey 巨细胞见于麻疹(尤其前驱期)。它是多个泡状核互相重叠在中央的多核巨细胞,可在核内和胞质内找到嗜酸性包涵体。在淋巴细胞为主型霍奇金淋巴瘤偶尔也可看到。角质素(+)间质网状细胞在 HIV 感染性淋巴结炎时可与 Wartin-Finkeldey 巨细胞相似。

（六）朗汉斯巨细胞

见于结核病。

（七）巨核细胞及其他造血成分

见于淋巴结的髓外造血。小淋巴细胞淋巴瘤病变里也偶可出现巨核细胞。

（八）韦氏环 HIV 感染巨细胞

HIV 感染时韦氏环(包括扁桃体、腺样体和舌根淋巴组织)可增生肿大。其中相当部分病例可在淋巴组织中看到一种多核巨细胞。它存在于邻近表面或扁桃体隐窝黏膜,也可紊乱地存在于淋巴组织里,核分布在胞质的周围或中央。巨细胞常见于 HIV 感染的早期,晚期消失。

（九）Rosai-Dorfman 病组织细胞

本病淋巴结的窦内可见一种特殊的组织细胞,胞体内存在着多个小淋巴细胞。胞核位于细胞的周围,此种现象称为"细胞穿入"(emperipolesis)。详见第四章第三节。

（十）Touton 样巨细胞

在伴随 HIV 感染的外周 T 细胞淋巴瘤偶可出现见于黄色瘤中的 Touton 巨细胞(应该指出伴随于 HIV 感染的淋巴瘤大多为弥漫性大 B 细胞淋巴瘤、伯基特淋巴瘤、伯基特样淋巴瘤等。偶为浆母细胞淋巴瘤和原发性体腔积液淋巴瘤。伴随于 T 细胞淋巴瘤是极其罕见的)。核分布在细胞的周围如花环状。免疫组化呈 T 细胞表型,CD30 亦可阳性。此种形态的巨细胞也可见于间变性大细胞淋巴瘤,但两者有所区别,间变性大细胞淋巴瘤的这种细胞具有丰富的嗜碱性胞质,核有间变,核仁明显,并具有核周晕。

（十一）转移癌和肉瘤细胞

（十二）噬黏液细胞（muciphages）

主要见于乳腺肿物活检后残留的空腔周围，肿瘤周围的肌纤维间和脂肪组织中，不过都是极少见的。细胞体积 15~45μm，HE 染色中胞质灰蓝色，核中位或被黏液挤向一侧，偏心位，而与印戒细胞相似。其特点为无异形性，找不到核分裂。免疫组化呈 CD68+、角蛋白−、LCA−。在淋巴结，单个散在地存在于淋巴窦内，又称印戒细胞窦组织细胞增生症（signet ring cell sinusoidal histiocytosis，SRSH）。迄今仅在少数前列腺根治时盆腔淋巴结和乳腺根治时腋下淋巴结发现过。在结肠、胃、子宫切除标本的淋巴结中均未发现。其发生率极低，仅占上述手术病例的 1.2%，淋巴结总数的 0.6%，但在诊断中仍有相当意义，需要与转移癌（细胞具有异型性、角蛋白 +、CD68−）、印戒细胞淋巴瘤（LCA+、CD68−，而且不表现为窦的病变形式）、黑色素瘤（细胞形态可相似，而且也可存在于淋巴窦中，但呈核异形和可见核分裂，而且 S-100 和 HMB45 都阳性）等肿瘤相鉴别，还应与淋巴造影、Whipple 病、Gaucher 病和麻风等在淋巴结出现的泡沫细胞 / 空泡状组织细胞相鉴别。

（十三）脂肪细胞

淋巴结内少量脂肪细胞存在是不少见的。有时大量出现而形成肿块，可达 10cm，称为"脂肪淋巴结"。

第三节　淋巴细胞的个体发育和分化

免疫系统包含着两个子系统：固有免疫系统和适应免疫系统。固有免疫系统主要由三个细胞来完成：NK 细胞、NK 样细胞（CD3+、CD56+T 细胞）和 γδT 细胞。它不需要抗原递呈细胞就能激起免疫反应。适应免疫系统则和前者不同，在于前者是抗原特异性的，并且具有免疫记忆。它有关的细胞也比较复杂。

淋巴细胞与一切血细胞相同均起始于骨髓中的干细胞。干细胞中分化为淋巴细胞的部分称为"淋巴母细胞"。它向 T 细胞和 B 细胞两个方向分化。

B 细胞在什么部位分化和成熟尚无明确的结论。1956 年 Glick 发现法氏囊与 B 细胞分化成熟有密切关系。在人类相当于法氏囊的器官可能为骨髓。B 细胞的分化成熟过程经过"前 B 细胞"（Pre-B-cell. CIgμ+）、"未成熟 B 细胞"（ImmuSIgμ+）成为"幼稚 B 细胞"（naïve B-cell）三个阶段。

正常 B 细胞分化从骨髓里的"淋巴母细胞"开始，发生免疫球蛋白 VDJ 基因重排，分化成为"前 B 细胞"。这时先出现胞质免疫球蛋白，而表面免疫球蛋白阴性。此后它可能凋亡或发育成幼稚 B 细胞。幼稚 B 细胞是一个静止的细胞。存在于外周血和滤泡周围。滤泡周围的幼稚 B 细胞一部分进入滤泡内及外套层（呈 CD5 阳性），所以外套层淋巴瘤（CD5+）相当于来自这个幼稚 B 细胞。另一部分分化为"短命"浆细胞。

当遭受抗原刺激以后进入滤泡内发生转化（图 1-13）。Lukes（1979）认为其次序：小核裂细胞—大核裂细胞—小无裂细胞—大核裂细胞。Lennert 根据动物实验的观察提出转化从圆形核细胞的"中心母细胞"（相当于小无裂细胞、大核裂细胞）开始变为核不规则的"中心细胞"（相当于小核裂细胞、大核裂细胞）。其理由是滤泡开始发育时只看到中心母细胞，后来才出现中心细胞。看来后者具有更结实的基础。

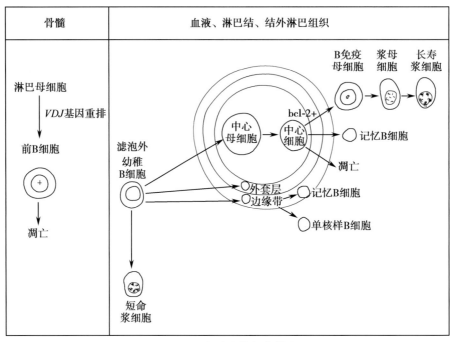

图 1-13　B 细胞分化程序模式图

　　中心细胞（核裂细胞）经过"克隆选择"，一部分发生凋亡，另一部分存活（Bcl-2+）。存活的中心细胞中大部分出滤泡，经过 B 免疫母细胞阶段，再进一步分化，经浆母细胞（或称"前浆细胞"）而成为浆细胞（欧洲又称"Marschalko 型浆细胞"），表面免疫球蛋白丢失，胞质免疫球蛋白大量产生，而分泌免疫球蛋白）。它在光镜下呈嗜派洛宁性，并可出现胞质内或核内 PAS 阳性包涵体。电子显微镜下富有粗面内质网。存在于滤泡间髓索以及脾红髓、黏膜淋巴组织和骨髓。这些是产生 IgG 和 IgA 的"长寿浆细胞"。小部分中心细胞在边缘带中分化为记忆 B 细胞，在某些特殊刺激下进一步分化为单核样 B 细胞。

　　分化为 T 细胞的淋巴母细胞部分（前胸腺细胞 Prothymocyte，或称前 T 细胞）自骨髓转移到胸腺进一步成熟和分化。此过程分为包膜下胸腺细胞、共同胸腺细胞和髓质胸腺细胞三个阶段，总称"中枢 T 细胞"（图 1-14）。

　　从骨髓来的前胸腺细胞在胸腺皮质上皮细胞和胸腺辅助细胞的作用下成为包膜下胸腺细胞 αβ，呈 TdT、CD1a、CD3、CD5 和 CD7 阳性，而 CD4 和 CD8 双阴性。及至髓质胸腺细胞和周围淋巴器官里的成熟胸腺细胞阶段（两者表型相同）CD4 和 CD8 共表达。成为外周 T 细胞（幼稚 T 细胞）后则每个 T 细胞只表达 CD4 或 CD8。外周 T 细胞根据其 T 细胞受体结构分为 Tαβ 细胞和 Tγδ 细胞两种。

　　CD8 阳性的外周 T 细胞发生母细胞转化成为 T 免疫母细胞，再分裂成为两种 CD8 阳性 T 细胞——记忆 T 细胞和效应 T 细胞。

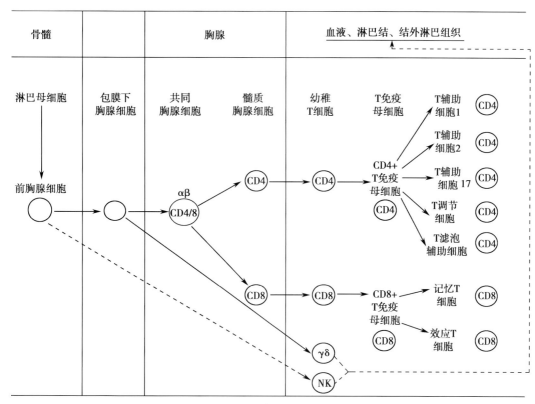

图 1-14　T 细胞分化程序模式图

CD4 阳性的外周 T 细胞以母细胞转化方式成为 T 免疫母细胞,再分裂出来的细胞总称效应细胞。近年以来有很大发展,它可以演变成 5 个 CD4 阳性细胞。①辅助 T 细胞 1 (Th1),产生 IL-2,对其他的 T 细胞和巨噬细胞起辅助作用。②辅助 T 细胞 2(Th2),产生 IL-4、IL-5、IL-6、IL-10,主要辅助 B 细胞产生抗体。③辅助 T 细胞 17(Th17),这是 2013 年刚认识的一种细胞,产生 IL-17 家族细胞因子。④ T 调节细胞(Treg)。对癌症具有抑制免疫反应和组织炎症反应的作用,所以在阻止自身免疫病方面可能起着重要作用。⑤滤泡辅助 T 细胞(T follicular helper cell,TFH),具有和生发中心 B 细胞一样的表型——Bcl-6 和 CD10 阳性,对生发中心的形成和发展中起作用。

一部分包膜下胸腺细胞分化为幼稚 Tγδ 细胞,进入血液和淋巴结及结外淋巴组织。

NK 细胞没有 T 细胞受体基因重排。表达胞质内 CD3 的 εζ 链,表面 CD3−、CD16+、CD56+、CD57+/−。胞质内具有细胞毒颗粒蛋白。它可能直接来自骨髓。

经抗原刺激转化为 T 免疫母细胞的形态发展过程了解得还不够透彻。可以观察到胞质丰富而透明的、细胞形态多样的、核小而不规则的等形态,但它们之间的相互关系还不清楚。

人们试图从淋巴细胞分化来分类肿瘤,进一步认识种类众多的淋巴瘤。虽然目前还不可能将两者直接对应起来,然而已经认识到某些临床症状与瘤细胞产生的淋巴因子之间的关系。如伴随于成人 T 细胞淋巴瘤 / 白血病时发生的高血钙与瘤细胞产生的激活破骨细胞因子有关。某些 T 细胞淋巴瘤和 NK 细胞瘤时发生噬血细胞综合征与肿瘤分泌的淋巴因子有关。也许在不远的将来会从中得到淋巴瘤诊断和治疗的启发。

第四节　淋巴细胞和相关细胞的免疫组化标志

"标志"是细胞表面分化抗原、受体、胞质内的酶以及细胞产物(如免疫球蛋白)等的总称。对淋巴细胞标志的研究是探讨淋巴细胞的基础。在前 B 细胞阶段胞质内开始具有合成重链 μ 的能力,尚不能合成除重链 μ 外其他重链及轻链。此阶段的 B 细胞表面还没有免疫球蛋白(SIg)。从未成熟 B 细胞开始逐渐出现 SIg,不仅合成各种重链而且还合成轻链,这种能力一直延续到滤泡中心细胞,甚至 B 免疫母细胞,在此过程中 SIg 量逐渐降低以至消失。在此同时胞质内免疫球蛋白(CIg)慢慢出现并增多,及至 B 免疫母细胞时胞质内免疫球蛋白大量存在。所以 B 免疫母细胞的免疫表型是 Sig-,CIg+++。

中枢 T 细胞的幼稚阶段以表面分化抗原 CD1 和 CD10 阳性为特征。在最幼稚阶段还有短暂的终末脱氧核苷酸转移酶(terminal deoxynucleotidyl transferase,TdT)阳性。在即将离开胸腺前,一部分 T 细胞出现 CD4,另一部分出现 CD8,分别为辅助性 T 细胞及抑制 T 性细胞的标志。CD4 和 CD8 一直持续存在于外周 T 细胞的各阶段。大约从前胸腺细胞开始出现羊红细胞受体(CD3、CD2),延续到外周 T 细胞,所以羊红细胞受体几乎覆盖从中枢到外周的 T 细胞各阶段,成为总 T 细胞的标志。

一个淋巴细胞自始至终只能产生一种免疫球蛋白轻链 κ 或 λ,称为"克隆限制性"。人们认为淋巴瘤是单克隆性的,亦即一个淋巴瘤中的瘤细胞应该只有一种轻链,κ 或 λ。反之反应性增生病变中的淋巴细胞属多克隆性,部分淋巴细胞 κ 阳性,部分淋巴细胞 λ 阳性。"克隆限制性"就成为 B 细胞淋巴瘤的肿瘤标志。T 细胞淋巴瘤不存在相应的克隆性标志。它往往以畸形表达为特征。具有下列四种方式:①丢失一种或数种总 T 细胞分化抗原(占49.64%)。② CD4 及 CD8 同时丢失(11.15%)。③同时表达 CD4 和 CD8(13.17%)。④表达CD1(11%)等。正因为大量 T 细胞淋巴瘤常常丢失一种或数种总 T 细胞标记,所以在作出诊断时应该使用足够数量针对 T 细胞分化抗原的一组抗体(抗体组)。

淋巴细胞标志的研究旨在辨明 T 细胞或 B 细胞,明确其克隆性,并且确定其分化阶段和成熟程度。对淋巴细胞分化的研究实际上还包括与淋巴细胞相关细胞的研究,所以通过它也可以探讨淋巴组织中各种细胞成分的关系。标志研究包括细胞化学、电镜、经典免疫学方法(如羊红细胞玫瑰花结形成)和免疫组织化学等一系列手段,综合成"多指标研究"。近年来由于方法学的改进,特别是单克隆抗体技术的发展,免疫组化在众多实验方法中逐渐突出它的地位。

免疫组织化学操作简便,无需特殊仪器设备,其结果可以长期保存,更为重要的是它具备原位的特点,不但可以定性,在技术稳定的实验室可以达到半定量,因此免疫组化今天已经成为日常外科病理和研究工作的主要手段之一。

免疫组化还有一非常重要的意义在于它拓宽了原来组织病理学形态描述的变化幅度。如表现为以大细胞为主伴有广泛坏死的结节硬化型霍奇金淋巴瘤,过去由于缺乏证实其细胞来源的手段而列入"不能分类的非霍奇金淋巴瘤"或某种来源不明的"恶性肿瘤",现在运用免疫组化其中一些病例的大细胞呈 CD30+,明确了其本质,就可以正确地分类为霍奇金淋巴瘤结节硬化型,而且认识到结节硬化型霍奇金淋巴瘤可以出现这样的形态。

免疫组化在石蜡切片上的结果比在冰冻切片上要清晰得多,而且技术稳定。更重要的是免疫组化在石蜡切片上的施行能够对回顾性工作发挥作用,因此是非常重要的。能否在石蜡切片上施行取决于所应用的抗体。大量过去仅能用于冰冻材料的抗体经过改进现在已能用于石蜡。随着方法学的改进,特别是热诱导抗原决定簇修复(heat induced epitope retrieval,HIER)技术的应用,许多过去只能用于冰冻材料的抗体正在被愈来愈多地能用于石蜡切片的抗体所取代。

在淋巴造血组织肿瘤病理中应用的抗体过去没有统一的命名,造成一定的混乱。如BD(Becton-Dickinson)公司研制的 Leu2 和 Ortho 公司研制的 OKT8 都标记着同一个细胞表面分化抗原,阳性表明它是抑制性 T 细胞;BD 公司的 Leu3 和 Ortho 公司的 OKT4 也都标记辅助性 T 细胞。鉴于此,1982 年在巴黎召开了第一次国际人类白细胞分化抗原工作会议,提出了"分化簇"(cluster of differentiation,CD)系统的概念,统一命名编号。那次会议统一了 CD1~CD15。嗣后又于 1984 年(波士顿,统一了 CD1~CD26)、1986 年(牛津,统一了CD27~CD45)、1989 年(维也纳,统一了 CD46~CD78)、1993 年(波士顿,统一了 CD79~CD130)、1996 年(神户,统一了 CD131~CD166)、2000 年(哈罗盖特,统一了 CD167~CD247)、2004 年(阿德莱德,统一了 CD248~CD339)、2010 年(巴塞罗那,统一了 CD340~CD364)、2014 年(伍伦贡,统一了 CD365~CD371)举行了多次会议。把标记同一个抗原的各抗体都用同一个名称,例如把 Leu3 和 OKT4 等都命名为 CD4,把 Leu2 和 OKT8 等都命名为 CD8。

CD 的原意指的是某某抗原,但现在习惯上已普遍地把 CD 当作抗体的代号。现将淋巴造血组织病理学中常用的抗体及其组织反应性和临床应用按国际人类白细胞分化抗原会议所制定的分化簇(CD)系统,叙述如表 1-3。

表 1-3 淋巴造血组织常用抗体

细胞类型	抗体
干细胞	CD34+,CD31-,CD117
全部白细胞	CD45
粒细胞	CD45+,CD11b,CD15+,CD24+,CD114+,CD182+
单核细胞	CD4,CD45+,CD14+,CD114+,CD11a,CD11b,CD91+,CD16+
T 淋巴细胞	CD45+,CD3+
T 辅助细胞	CD45+,CD3+,CD4+
T 调节细胞	CD4,CD25,FOXP3
T 细胞毒细胞	CD45+,CD3+,CD8+
B 淋巴细胞	CD45+,CD19+,CD20+,CD24+,CD38,CD22
胸腺细胞	CD45+,CD46+
自然杀伤细胞	CD16+,CD56+,CD3-,CD31,CD30,CD38

一、CD1(OKT6,Leu-6)

此抗原包括三条重链(CD1a,CD1b,CD1c),分子量分别为 43、45、49kD。CD1 主要与胸腺皮质细胞相反应,对髓质胸腺细胞和外周 T 细胞反应很弱。T 急性淋巴母细胞白血病/淋巴瘤呈阳性。朗格汉斯细胞和指突细胞也可 CD1 阳性,因而皮病性淋巴结病及组织细胞增生症 X 等疾病中可见 CD1 阳性细胞增生。

二、CD1a

CD1a 存在于朗格汉斯细胞和皮质(未成熟)胸腺细胞的细胞膜上。指突细胞及滤泡齿突细胞皆阴性。除朗格汉斯细胞组织细胞增生症 CD1a 阳性外,有些窦组织细胞增生伴有大块淋巴结肿大、T 急性淋巴母细胞白血病亦可阳性。反应性胸腺增生及胸腺瘤阴性。

三、CD2(OKT11,Leu-5)

CD2(LFA-2)是一种糖蛋白,是总 T 细胞标记。它即羊红细胞受体,存在于胸腺皮质细胞直至外周 T 细胞表面。正常 T 细胞和 T 细胞淋巴瘤几乎都阳性。此外,前粒细胞白血病和急性粒单细胞白血病也有阳性的报道。

四、CD3(OKT3)

CD3 分子包含分子量为 16~28kD 的五条肽链:γ、δ、ε、ζ、η。多数抗 CD3 抗体是针对 20kD 的 ε 链。CD3 自胸腺细胞早期就出现,直到外周 T 细胞均可表达,故正常和瘤性 T 细胞几乎都阳性(图 1-15)。CD3 首先表达于胞质(共同胸腺细胞阶段),随后表达于细胞膜(成熟 T 细胞阶段)。与此相当,前 T 细胞肿瘤常胞质 CD3 阳性,而外周 T 细胞肿瘤呈膜阳性。不少外周 T 细胞淋巴瘤 CD3 丢失,但是皮肤的 T 细胞淋巴瘤发生丢失的比较少。NK 细胞胞质中只有 CD3 的 ε 链,故用多克隆 CD3 抗体呈胞质阳性。鼻 T 细胞淋巴瘤如果用多克隆抗体染石蜡切片常胞质 CD3 阳性,在冰冻切片上用单克隆抗体则阴性。淋巴母细胞 CD3 呈胞质阳性,在一例淋巴母细胞的肿瘤如果 CD3 阳性的话则充分证明它是 T 细胞来源。

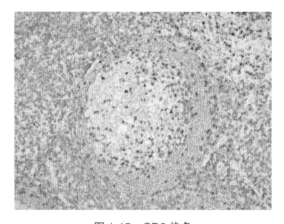

图 1-15　CD3 染色
滤泡内少数细胞呈阳性的 T 细胞。外套层和滤泡间区内也可见少数阳性细胞。(周小鸽医生提供)

五、CD4(OKT4,Leu-3)

存在于辅助 T 细胞、单核细胞、巨噬细胞、朗格汉斯细胞及其他齿突细胞表面。分子量为 55kD。在胸腺皮质细胞阶段它与 CD6、CD8 一起表达,至胸腺髓质细胞阶段 CD6 丢失而表达 CD4 或 CD8,直至外周 T 细胞。绝大多数皮肤 T 细胞淋巴瘤,包括蕈样霉菌病和 HTLV-1 阳性成人 T 细胞白血病 / 淋巴瘤往往 CD4+。T 和 NK 淋巴增生性疾病阴性。当其他成熟 T 细胞标记阳性而 CD4/CD8 都阳性或两者双阴性时,所谓"异常表达",乃 T 细胞淋巴瘤的特征之一。但是在正常胸腺可以存在一些 CD4+/CD8+/TdT+ 细胞。

六、CD5

CD5 存在于未成熟 T 细胞。NK 细胞阴性。B 细胞的肿瘤一般也是阴性的。新的 CD5 抗体可以用于石蜡切片,发现 80%~90% 的慢性淋巴细胞白血病 / 小淋巴细胞淋巴瘤,90% 的外套细胞淋巴瘤和 10% 的滤泡中心细胞淋巴瘤都 CD5 阳性。前 B 淋巴母细胞白血病,与 CD10/CD23 一起用于低恶 B 细胞淋巴瘤的鉴别。

在大多数胸腺癌中存在 CD5+ 胸腺细胞,但是良性胸腺瘤中没有。

七、CD7

CD7 是一种膜界糖蛋白。它是最幼稚 T 细胞的特异性抗原,因此 T 淋巴母细胞淋巴瘤 / 白血病常阳性。少数急性粒细胞白血病,尤其 FAB-MO、M1 和 M2 及大多数 NK 细胞淋巴瘤也可表达。

近来已有可用于石蜡切片的 CD7 抗体。

八、CD8（OKT8,Leu-2）

存在于抑制性 / 细胞毒性 T 细胞的表面,分子量为 32kD。NK 细胞中一部分亦阳性。淋巴结滤泡间区 CD8 阳性细胞约占 15%~20%。胸腺皮质中绝大多数 CD8+,而胸腺髓质细胞 30% 呈 CD8 阳性。人类脾中的窦岸细胞亦可阳性。在反应性病变中约<20% 的淋巴细胞为 CD8+ 细胞。T 细胞淋巴瘤里来自辅助细胞者,其中 CD8+ 细胞甚少,来自抑制细胞者则绝大多数阳性。皮下脂膜炎性 T 细胞淋巴瘤中在脂肪细胞的周围围绕着 CD8+ 细胞。组织细胞性坏死性淋巴结炎病变里可见许多 CD8+ 细胞。脾的非肿瘤性窦岸细胞,包括脾错构瘤的窦岸细胞 CD8 均阳性,淋巴窦则阴性。

九、CD10（CALLA）

CD10 为分子量 94kD 的一种存在于细胞表面的多肽糖蛋白——类金属内肽酶(metalloendopeptidase)。它可灭活一些生物活性肽,诸如一些炎症介质和血管活性肽。CD10 又称 CALLA(common acute lymphoblastic leukemia antigen),一种存在于"共同急性淋巴母细胞性白血病"瘤细胞的抗原。当初是用一例 SIg(−),羊玫瑰花结(−)的非 T 非 B 急性淋巴细胞性白血病细胞免疫动物而得到的抗血清再检测急性淋巴性白血病,其中阳性者即为 CALLA 阳性。CD10+ 的急性淋巴性白血病预后比其他类型好。除这种白血病外,其他的急性白血病皆阴性。慢性淋巴细胞白血病不存在此抗原。

CD10 在正常骨髓、胎肝里有少量阳性细胞。粒细胞和红细胞的前身细胞皆阴性,成熟粒细胞弱阳性。未成熟 B 细胞和滤泡中心 B 细胞阳性,非滤泡的成熟 B 细胞及 T 细胞均阴性。在淋巴母细胞白血病中 B 细胞来源者约 90% 阳性，T 细胞来源者阳性率为 27%。其他 B 细胞淋巴瘤，诸如伯基特淋巴瘤、伯基特样淋巴瘤、弥漫性大 B 细胞淋巴瘤、滤泡性淋巴瘤和多发性骨髓瘤等都具有较高的阳性率。

CD10 除淋巴细胞外在肾和肠上皮细胞的刷毛缘呈高表达外，肾癌、子宫内膜间质肉瘤、肝内小胆管上皮、乳腺肌上皮细胞、纤维母细胞和某些黑色素瘤细胞株也呈阳性。

十、CD13

抗 CD13 抗体可与 150kD 的细胞表面的糖蛋白起反应。CD13 抗原即氨肽酶 N。见于骨髓来源的许多细胞，包括正常血液里的中性粒细胞、嗜酸性粒细胞、嗜碱性粒细胞、单核细胞等。粒细胞和单核细胞的前身细胞及其系列 CD13 皆阳性。T 细胞和 B 细胞缺如，血小板和红细胞系统均不反应。CD13 表达于大多数急性粒细胞白血病和骨髓增生不良综合征等疾病。约 1/4 的急性淋巴细胞白血病亦可异常表达。

十一、CD15（LeuM-1）

CD15 针对存在于成熟粒细胞，部分单核细胞和 T 细胞的 X 半抗原。阳性反应可表现在膜上，也可呈核周或胞质阳性，亦可三者联合阳性。它是粒细胞和 R-S 细胞的重要标志。CD15 随粒细胞成熟而增强。单核细胞，淋巴细胞和血小板皆阴性。在单核 - 巨噬细胞系列中除树突网状细胞外皆阴性。

在 CD30 问世前，CD15 是霍奇金淋巴瘤 R-S 细胞系列的主要标志。除结节性淋巴细胞为主型阳性率仅 10% 外，经典型霍奇金淋巴瘤 CD15 都呈比例相当高的强阳性率（90% 左右）。非霍奇金淋巴瘤中阳性率较低，B 细胞淋巴瘤中约为 5%，T 细胞淋巴瘤中约为 20%，间变性大 B 细胞淋巴瘤中约为 10%。急性粒细胞白血病（FAB-M2 和 M3）60% 阳性。CD15 可在石蜡切片上反应，所以在霍奇金淋巴瘤和粒细胞白血病的研究上具有重要价值。

除淋巴造血组织肿瘤以外，腺癌和巨细胞病毒感染的细胞也表达 CD15，所以可与霍奇金细胞相混淆。

十二、CD19

CD19 为分子量 95kD 的多肽，自前 B 细胞之前即出现，直至浆细胞前才消失，因此几乎存在于整个 B 细胞分化过程。正常 B 细胞和几乎全部来自 B 细胞的淋巴瘤和白血病都呈阳性，即从相当早期的 B 细胞淋巴瘤 / 白血病至分化性 B 细胞淋巴瘤 / 白血病都表达。只有浆细胞瘤和骨髓瘤才阴性。未成熟及成熟的 T 细胞、活化 T 细胞、单核细胞、粒细胞皆阴性。T 细胞淋巴瘤阴性。约 2/3 的 t（8；21）+ 的急性粒细胞白血病（M2）亦阳性。CD19 不存在于肾、肝、乳腺、肺等组织。

十三、CD20（L26）

CD20 的主要部分分子量为 33kD（一小部分为 30kD）埋在细胞膜中的磷酸蛋白。针对抗原 CD20 有诸多抗体，其中 L26 是可以与胞质内 CD20 抗原决定簇反应的单克隆抗体。

它在石蜡切片仍能反应而且结果稳定是其突出优点(但是 Zenker 固定的材料效果不好)。应用热处理修复抗原所获得的核仁阳性应视为非特异性反应。

淋巴滤泡中心绝大多数细胞呈 CD20 膜阳性,外套层内也可见少数细胞为 CD20 阳性 B 细胞(图 1-16)。B 细胞淋巴瘤中 B 免疫母细胞淋巴瘤 90% 阳性,B 淋巴母细胞淋巴瘤 50% 阳性,小淋巴细胞白血病 / 淋巴瘤弱阳性。浆样免疫母细胞淋巴瘤 / 骨髓瘤 / 浆细胞瘤阴性,除 B 细胞外其他造血细胞及其肿瘤几乎都不反应,只有极个别 T 细胞淋巴瘤曾有过阳性的报道。正常粒系、红系、单核细胞等都阴性。CD20 还可见于一部分胸腺瘤的上皮细胞。

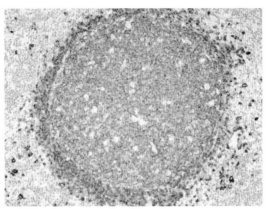

图 1-16 CD20 染色
滤泡中心绝大多数细胞呈膜阳性。外套层内也可见
少数细胞为阳性 B 细胞。(周小鸽医生提供)

十四、CD21

CD21 抗原是补体 C3d 受体,它介导包被 C3d 的颗粒被粒细胞和单核细胞去吞噬,分子量为 145kD 的糖蛋白。它是 B 细胞膜促进生长信号从细胞膜传入胞质的分子之一,也是 EB 病毒受体。存在于成熟 B 细胞和滤泡内的树突网状细胞。冰冻切片上 B 细胞呈中等强度,树突网状细胞呈强阳性。石蜡切片上 B 细胞阴性而树突网状细胞仍强阳性。CD21 可以勾画出正常的、反应性的和肿瘤性的滤泡结构,所以在滤泡性和一部分弥漫性淋巴瘤、黏膜淋巴瘤、AIDS 相关淋巴结肿大、Castleman 病(血管滤泡性淋巴结肿大)、进行性转化生发中心等 CD21 可显示树突网状细胞的网络。B 淋巴母细胞瘤、伯基特(Burkitt)淋巴瘤、浆细胞瘤、毛细胞白血病呈阴性。结节性淋巴细胞为主型是霍奇金淋巴瘤中唯一具有树突网状细胞网络的一型。T 细胞淋巴瘤中除"AILD 样 T 细胞淋巴瘤"以外都看不到树突网状细胞的网络构造。脾血管瘤里的窦岸细胞也呈阳性。

十五、CD22

CD22 为分子量 130kD 的糖蛋白。在 B 细胞成熟过程中早期存在于胞质内,后来至小 B 细胞阶段表现于细胞膜上。CD22 是总 B 细胞标志。各种组织学类型的 B 细胞肿瘤皆阳性。它比 SIg 更为优越,因为相当数量 B 细胞来源的大细胞淋巴瘤不表现 SIg,而 CD22 都显著阳性。

十六、CD23

CD23 存在于成熟 B 细胞和一部分活化 B 细胞膜上。它在 B 小淋巴细胞淋巴瘤 / 慢性淋巴细胞白血病阳性，尤其伴有大细胞转化者（Ritcher 转化）。外套细胞淋巴瘤阴性，所以在鉴别 B 小细胞淋巴瘤 / 慢性淋巴细胞白血病和外套细胞淋巴瘤，以及 Ritcher 转化与外套细胞淋巴瘤伴有母细胞转化者时非常有用。

十七、CD25

CD25 是细胞表面 IL-2 受体，由两个亚单位组成。见于活化 T 细胞、B 细胞和巨噬细胞。胸腺细胞、静止的 B 细胞、非活化的 B 细胞、NK 细胞皆阴性。成人 T 细胞白血病 / 淋巴瘤、间变性大细胞淋巴瘤、霍奇金淋巴瘤及一部分毛细胞白血病呈阳性。

十八、CD30（Ki-1）

CD30 是肿瘤坏死因子 / 神经生长因子受体超级家族的一员，包含两条多肽链，分子量分别为 105kD 和 120kD，识别"活化伴随蛋白"。CD30 是活化淋巴细胞的标志，在静止状态的 T/B 细胞和单核细胞是阴性的。正常淋巴细胞在通过 PHA、HTLV-1、HTLVII 或 EBV 激活后呈 CD30 阳性。呈膜阳性或核旁阳性或两者同时阳性。伴随于前者同时可出现胞质阳性，但是如果单独胞质阳性则没有意义。

它是霍奇金淋巴瘤和间变性大细胞淋巴瘤的重要标志。95% 的间变性大细胞淋巴瘤阳性。霍奇金淋巴瘤中，结节性硬化型、混合细胞型、淋巴细胞衰减型的 R-S 细胞及其变异性大多阳性，但是淋巴细胞为主型阳性率只有 5%。在血管免疫母细胞淋巴结病和淋巴瘤样丘疹病以及一小部分外周 T 细胞淋巴瘤和个别 B 免疫母细胞淋巴瘤、浆细胞瘤中可有 CD30 阳性细胞存在。T 淋巴母细胞瘤阴性，上皮样组织细胞弱阳性，朗格汉斯（Langerhans）细胞、指突网状细胞阴性，树突网状细胞阳性，某些树突网状细胞肉瘤强阳性。

抗 CD30 抗体有两种，DAKO-RSC1 只能用于冰冻切片和细胞涂片，BerH2 可在石蜡切片反应，它检测分子量 90kD 的一个抗甲醛的抗原决簇，后者是高尔基氏器中形成界膜，分子量为 150kD 的糖蛋白，亦即 Ki-1 的前身。

随着工作的逐渐深入，现知在少数非造血组织肿瘤也可阳性表达，其中包括胰腺癌、唾液腺肿瘤、胚胎癌和恶性间皮瘤（CD30 胞质阳性）。对于浆细胞表现出的胞质阳性反应现在认为属于人工假象，因为在冰冻切片上见不到阳性，并且其阳性反应在热处理修复抗原后可以消失。

十九、CD33

CD33 存在于单核细胞和成熟粒细胞。幼稚粒细胞、淋巴细胞、血小板及红细胞皆阴性。阳性反应可见于急性粒细胞白血病的母细胞。30% 的急性淋巴细胞白血病亦可异常表达。

二十、CD34

CD34 一组抗体识别幼稚造血干细胞（包括红系、粒系、血小板系）表面的糖磷酸蛋白。

正常人骨髓中 CD34+ 细胞只有 1.5%，外周血单个核细胞中仅占 0.5%。

CD34 是急性白血病的良好标志。在骨髓移植收集干细胞中也非常有用。急性粒细胞白血病约 40% 阳性，呈膜阳性。儿童 B 淋巴母细胞白血病 70% 阳性。

CD34 还存在于血管内皮细胞，因此恶性血管肿瘤及卡波西（Kaposi）肉瘤呈阳性。此外，其他一些肿瘤如梭形细胞脂肪瘤、隆凸性皮纤维瘤、巨细胞纤维母细胞瘤、乳腺肌纤维母细胞瘤、胃肠道间质瘤等也可阳性。

二十一、CD38

CD38 抗原是 45kD 的透膜糖蛋白。新生儿循环血淋巴细胞中约 90% 的细胞呈 CD38 阳性。成人 CD38 见于大多数 NK 细胞、T 细胞、B 细胞、单核细胞及巨噬细胞。浆细胞瘤及多发性骨髓瘤常阴性。

CD34 阳性细胞中 90% 以上 CD38 也阳性。CD34+/CD38- 细胞表达于多能干细胞，外周血和脐带血干细胞收集就采用这一部分。

慢性淋巴细胞白血病伴有 30% 以上 CD38+ 细胞者的预后和存活都比 CD38+ 细胞少于 30% 者差。

二十二、CD43（MT1）

CD43 识别存在于大多数粒细胞和 T 细胞的一种称为 sialophorin 的蛋白。表现为膜和高尔基体阳性。非肿瘤性 B 细胞除了活化 B 细胞和极幼稚的 B 细胞以外皆阴性。它是 T 细胞的标志。几乎所有 T 细胞和 NK 细胞淋巴瘤都是阳性。B 细胞淋巴瘤中 B 小细胞淋巴瘤 96% 阳性，外套细胞淋巴瘤 94% 呈阳性，滤泡性淋巴瘤少于 10% 呈阳性。急性白血病（粒性和淋巴性）95% 阳性。肥大细胞疾病 90% 阳性，浆细胞病变 50% 阳性。CD43 在淋巴瘤如此泛泛的表达提示它不能单独作为鉴定细胞系列的标志物，但是如果在 1 例低度恶性淋巴瘤它和 CD20 异常地"共表达"的话，极其可能是慢性淋巴细胞性淋巴瘤 / 小淋巴细胞性白血病或外套细胞淋巴瘤。

二十三、CD45

CD45，即白细胞共同抗原（leukocyte common antigen，LCA）组抗体识别存在于几乎所有淋巴细胞及其前身的一组蛋白酪氨酸磷酸酶。所有白细胞都阳性，但是淋巴细胞（无论 T、B 细胞）要强得多。浆细胞和淋巴母细胞常阴性。通常表现为膜阳性，偶尔呈核旁阳性。CD45 抗体组的各抗体检测 CD45 蛋白中的不同亚类。CD45 可与所有亚类相反应，CD45R（"R"—限制性）只限于和某一亚类相作用。诸如 CD45RA 只和 A- 外显子编码的抗原起反应，CD45RB 只和 B- 外显子编码的抗原起反应，而 CD45RO 则与 A/B 外显子编码的抗原还未形成时的抗原相反应。由于 B 外显子编码的抗原极广泛，所以它的反应性和 CD45 基本一致，都归为全白细胞抗体。

在石蜡切片上 CD45RA 主要和 B 细胞反应，CD45RO 主要和 T 细胞起反应。CD45RA 在 85% 的 B 细胞淋巴瘤及 50% 的结节性淋巴细胞为主型 Hodgkin 淋巴瘤呈阳性。CD45RO

则 78% 的 T 细胞淋巴瘤呈阳性,B 细胞淋巴瘤中阳性率仅 4%。CD45 和 CD45RA 联合应用(CD45/CD45RB—2B11/PD7)在非霍奇金淋巴瘤阳性率可达 95%(B 细胞淋巴瘤为 97%,T 细胞淋巴瘤为 90%)。淋巴母细胞淋巴瘤及间变性大细胞淋巴瘤 CD45/CD45RB 阴性,经典型霍奇金淋巴瘤的各种 R-S 细胞也都阴性。

二十四、CD45R(MB1)

B 细胞及其肿瘤呈膜阳性。浆细胞常阴性。个别 T 细胞肿瘤可阳性。

二十五、CD45RA(4KB5)

B 细胞阳性,外套细胞常比生发中心细胞更强。有时优于 CD20(L-26)。除 B 细胞肿瘤以外个别 T 细胞肿瘤(尤其 T 淋巴母细胞淋巴瘤)、粒细胞肉瘤等也有阳性者。

二十六、CD45RO(UCHL-1)

它是石蜡切片上标记 T 细胞及其肿瘤最稳定的标志,呈胞膜和高尔基氏器阳性。单纯胞质阳性没有意义。T 淋巴母细胞淋巴瘤往往阴性。

二十七、CD56(NHK-1,Leu19,NCAM)

它是 NK 细胞的重要标志。它是九十年代方被认识清楚的 NK/T 细胞淋巴瘤的重要标记。抗体 123C3 可用于石蜡。表达于所有具"非 MHC 限制性杀伤能力"的末梢血细胞。除 NK 细胞外,细胞毒性 T 细胞呈阳性。所以一部分外周 T 细胞淋巴瘤,包括皮下脂膜炎样 T 细胞淋巴瘤、皮肤淋巴母细胞淋巴瘤、鼻和其他部位的 T/NK 细胞淋巴瘤皆阳性。一些急性粒细胞白血病也表达。神经和神经内分泌组织及其肿瘤、粒细胞白血病、横纹肌肉瘤、多发性骨髓瘤等也可阳性。

二十八、CD57(HNK-1,Leu7)

CD57 和 CD56、CD16 都是研究 NK 细胞的标记,然而大约只有一半 NK 细胞呈 CD57 阳性。CD57(Leu7)抗体标记 NK 细胞及一亚类 T 细胞。呈膜阳性。大颗粒淋巴细胞增生症约 70% 阳性,T 淋巴母细胞淋巴瘤 / 白血病 22% 阳性,NK 细胞淋巴瘤 8% 阳性。在进行性转化生发中心及结节性淋巴细胞为主型霍奇金淋巴瘤 CD57+ 细胞增多,CD57+ 细胞围绕着大的 L&H 细胞(多倍型 R-S 细胞)。CD57 还表达于神经内分泌肿瘤、少枝胶质细胞瘤、甲状腺癌和前列腺癌。

二十九、CD68

CD68 组有三种抗体:KP1,PG-M1 和 EMB-11。它可和伴随于溶酶体的一种糖蛋白相反应,所以呈胞质颗粒状阳性。这是组织细胞和粒细胞的重要标志,与 Mac-387、溶菌酶(lysozyme)相同。它在所有的单核 - 巨噬细胞系统及其相应的肿瘤都反应而呈阳性。滤泡齿突细胞、指突网状细胞、朗格汉斯细胞通常都阴性。大多数急性粒细胞白血病、肥大细胞疾病呈点状阳性。在淋巴瘤中可以观察组织细胞在病变里的分布。不少非造血组织肿瘤也可呈阳性反应，如颗粒细胞瘤、施万细胞瘤、恶性黑色素瘤、非典型黄色瘤和恶性纤维组织细胞瘤等。CD68 有三种抗体，克隆 EBM-11 只能用于冰冻切片。克隆 Kp-1 和克隆 PG-M1 可用于冰冻和石蜡两者。Kp1 可显示组织细胞、巨噬细胞和粒细胞系列。PG-M1 只标记组织细胞、巨噬细胞，而粒细胞阴性。

三十、CD79a

CD79a 抗体识别一种属于 B 细胞受体的蛋白。它在整个 B 细胞谱系（即从 B 淋巴母细胞直至浆细胞），无论正常的或肿瘤都表达。所以 1994 年的 REAL 分类里推荐它是 B 细胞的理想标记。它在下列三方面具有突出优点：① B 淋巴母细胞淋巴瘤呈胞质阳性，可能较弱，而 L26（CD20）在本瘤呈阴性。②浆细胞瘤中约 1/2 呈阳性，而 L26（CD20）在本瘤呈阴性。③它在冰冻和甲醛溶液固定组织都可以反应。

T 细胞淋巴瘤和非淋巴细胞肿瘤通常都阴性。当年认为它对 B 细胞具有高度特异性，现研究证实急性粒细胞白血病 -M3 也可发生交叉反应。

三十一、CD99（O13）

CD99 又称"尤因瘤标志"，CD99（O13）抗体可检测细胞表面的一种糖蛋白——MIC2 基因产物。表达在一部分淋巴细胞的膜表面。卵巢粒层细胞、胰岛细胞、室管膜细胞、睾丸支柱细胞及少数内皮细胞也可表达。CD99 在肿瘤里尤文氏瘤和原始外周神经外胚叶肿瘤表达最强，是原始神经外胚叶瘤（PNET）/ 尤因瘤的敏感标志。此外卵巢性索间质瘤、梭性细胞肿瘤（包括血管外皮瘤、胰腺孤立性纤维性肿瘤、滑膜肉瘤、腹腔内促结缔组织增生小圆细胞肿瘤和脑膜瘤）也有不同比例的阳性。

在淋巴造血组织肿瘤中广泛表达，淋巴母细胞淋巴瘤 / 急性淋巴母细胞白血病中约 70% 阳性，低度恶性非霍奇金淋巴瘤中约 40% 阳性。

三十二、CD103*

CD103 抗原是一种上皮细胞特异性整联蛋白（integrin），其功能为促进黏膜和皮肤的 CD8+ 细胞毒 T 细胞与上皮相互作用。在正常情况下 CD103 与 E-Cadherin 一起是重要的淋巴细胞回归受体。黏膜及皮肤的 T 细胞淋巴瘤表达 CD103，如皮肤 T 细胞淋巴瘤和肠道 T 细胞淋巴瘤，其他部位的淋巴瘤不表达。此外毛细胞白血病强表达，所以它是区别毛细胞白血病和其他 B 细胞白血病的重要标志。同种骨髓移植和器官移植后移植物抗宿主反应中 CD103+T 细胞起着重要作用。

三十三、CD117

CD117 是 c-kit 基因产物——Ⅲ型酪氨酸激酶受体蛋白。表达于骨髓未成熟粒系及红系细胞以及肥大细胞，呈膜阳性。它是研究肥大细胞疾病的重要抗体。

众多非造血组织肿瘤也表达 c-kit 基因，其中特别重要的是胃肠道间质瘤（gastrointestinal

stromal tumors，GIST）。c-kit 可能是 GIST 的来源——位于肠壁肌层内神经丛周围的 Cajal 细胞的特异性标志。

泌尿道及会阴部的间质瘤亦显示相似的特点。

三十四、CD138

CD138（syndecan-1）表达在 B 细胞分化成熟过程中的前 B 细胞阶段（pre-B）和终末阶段（浆细胞）以及它们的肿瘤，包括骨髓瘤、浆细胞瘤、浆样淋巴细胞淋巴瘤。无论正常或肿瘤性的 T 细胞、粒细胞、巨核细胞和红细胞皆阴性。

其功能可使细胞与细胞外间质（extracellular matrix，ECM），如纤维连接素、生腱蛋白（tenascin）、I 型胶原等相结合。CD138 可呈膜阳性或高尔基体阳性，前者的表达与原发性体腔积液淋巴瘤的特殊侵犯方式——限于浆膜表面而不侵入和破坏深层有关。

三十五、ALK

ALK（anaplastic lymphoma kinase）蛋白在 t（2；5）（p23；q35）时过表达。大约 85% 的间变性大细胞淋巴瘤 ALK 阳性，儿童病例尤甚。ALK 阳性者的预后比阴性者要好得多。ALK 在正常组织细胞中除了中枢神经系统以外皆阴性，因此淋巴细胞的阳性反应即表明为恶性。几乎所有 ALK 阳性者 CD30、EMA 也都阳性，而 CD15 阴性。所以 ALK 在鉴别霍奇金样大细胞淋巴瘤和富有 R-S 细胞的霍奇金淋巴瘤中特别有用。ALK 还见于极少数 B 细胞淋巴瘤，这些肿瘤虽然无 t（2；5），但可能存在细胞遗传学某种隐蔽的染色体易位，也可导致 ALK 过度表达。近年的研究发现炎性肌纤维母细胞性肿瘤中约 1/4 伴有 2p23 及 ALK 基因重排的病例免疫组化 ALK 阳性，所以 ALK 对间变性大细胞淋巴瘤也不像以前所想象的那样特异性。

三十六、Bcl-1（Cyclin D1）

Cyclin D1 抗原（PRAD 1）过度表达伴随于累及 bcl-1 位点及 Ig 重链位点 t（11；14）易位。最常见于外细胞淋巴瘤，表现为核阳性，阳性率高达 70%~100%。浆细胞肿瘤中约 1/4 病例阳性，毛细胞白血病中约 1% 阳性。Bcl-1 蛋白是一种细胞周期调节蛋白，因此在同一个肿瘤中肿瘤细胞的核阳性的强度不同。

三十七、Bcl-2

Bcl-2 抗体是识别一种可阻止细胞凋亡而降低细胞死亡速度的癌基因。Bcl-2 蛋白存在于众多非肿瘤性的造血和非造血细胞，包括个别外套层 B 细胞，胸腺髓质及其他淋巴组织里的 T 细胞以及前身淋巴细胞。通常反应性生发中心细胞呈阴性（每高倍视野少于 10 个阳性细胞），滤泡性淋巴瘤则 85% 阳性，低度恶性 B 细胞淋巴瘤呈 95% 阳性。反应性单核样 B 细胞阴性，但边缘区淋巴瘤约 80% 阳性。其他如弥漫性大细胞淋巴瘤、小无裂淋巴瘤、伯基特（Burkitt）样淋巴瘤可阳性，但是伯基特淋巴瘤阴性。

Bcl-2 染色用于反应性滤泡增生及滤泡性淋巴瘤，反应性单核样 B 细胞增生及单核样 B 细胞淋巴瘤的鉴别方面特别有用。然而脾边缘区增生常表达 Bcl-2，因此 Bcl-2 不能作为脾的良恶性边缘区 B 细胞增生的鉴别。

除了淋巴细胞以外低分化甲状腺癌、良 / 恶性的外周神经鞘瘤、低恶黏液纤维肉瘤、恶性纤维组织细胞瘤和纤维肉瘤都可出现不同比例的阳性反应。

三十八、Bcl-6

Bcl-6 是位于染色体 3q7 上的一个原癌基因，主要表现在正常生发中心细胞以及生发中心细胞的肿瘤及生发中心后的 B 细胞肿瘤，如弥漫性大 B 细胞淋巴瘤（50% 以上）、滤泡性淋巴瘤（60% 以上）、边缘区淋巴瘤（约 1/3）、伯基特淋巴瘤（约 1/3）。免疫组化染色均表现为核颗粒状或弥漫性阳性，但技术上存在一定难度。T 细胞淋巴瘤中除大约一半间变性大 B 细胞淋巴瘤阳性外其他皆阴性。霍奇金淋巴瘤各种类型中结节性淋巴细胞为主型呈核的强阳性以外经典型都阴性，这也进一步证明了结节性淋巴细胞为主型和经典型霍奇金淋巴瘤及大 B 细胞淋巴瘤的关系比起来，更接近于后者。前 B 淋巴母细胞白血病、套细胞淋巴瘤、浆细胞淋巴瘤等阴性。

Bcl-6 蛋白的表达与 bcl-6 基因重排的结果不平行。如滤泡性淋巴瘤 100% 表达 Bcl-6 蛋白，但基因重排仅见于 10%~20%。Bcl-6 基因重排阴性而表达 Bcl-6 蛋白者可能存在有隐性 bcl-6 基因重排或此基因的其他异常，也可能由于所用抗体对 Bcl-6 缺乏特异性。相反，大约 1/3Bcl-6 基因重排的病例并不表达 Bcl-6 蛋白。

三十九、DAB.44

它和外套层 B 细胞，免疫母细胞，单核样 B 细胞相反应。对毛细胞白血病的细胞具有高度的敏感性。此外在 35% 的高度恶性 B 细胞淋巴瘤，15%~30% 的低度恶性 B 细胞淋巴瘤（包括单核样 B 细胞淋巴瘤）呈阳性。慢性淋巴细胞性白血病呈阴性。DBA. 44 与 CD20 不同，它可用于 Zenker 固定的组织。

四十、LMP

潜伏膜蛋白（LMP）标记 EBV 隐性感染的细胞。虽然从它的名称来看 LMP 似乎阳性反应表现在细胞膜，实际上 LMP 以胞质着色为主，常还伴随核旁阳性。膜阳性也有时可以看到。在经典霍奇金淋巴瘤、传染性单核细胞增生症及艾滋相关非霍奇金淋巴瘤 LMP 染色与 EBV RNA 原位杂交的效果都很好，并且相互一致。然而在其他一些和 EBV 相关的肿瘤，如鼻咽癌及 T、NK 细胞淋巴瘤，免疫组化 LMP 比原位杂交的敏感性低。这与这些肿瘤的 EBV 的潜伏状态有关。

四十一、上皮标志

角蛋白在非霍奇金淋巴瘤很少表达，仅间变性大细胞淋巴瘤及间变的骨髓瘤偶可以出现阳性，表现为点状核旁阳性。淋巴结实质的纤维母细胞性齿突细胞角蛋白阳性。EMA 在淋巴细胞比角蛋白更多见。间变性大细胞淋巴瘤中约 95% 可阳性，尤其 CD30 和 ALK 阳性者。然而结外的间变性大细胞淋巴瘤（如皮肤、胃肠道）阳性率较低。浆细胞 EMA 阳性，浆细胞的肿瘤约 85% 阳性。此外有时富于 T 细胞的 B 细胞淋巴瘤及弥漫性大 B 细胞淋巴瘤、红白血病及巨核细胞白血病的母细胞,结节性淋巴细胞为主型霍奇金淋巴瘤(高达 60%)可阳性。

四十二、肌成束蛋白

肌成束蛋白(Fascin)是一种 55kD 的肌动蛋白(actin)结合的蛋白质。主要表达在胸腺髓质的齿突细胞、淋巴结的指突网状细胞及滤泡齿突细胞、脾白髓的齿突细胞及红髓的窦岸细胞,呈胞质弥漫强阳性。淋巴细胞、粒细胞、和浆细胞都阴性。肌成束蛋白可用于鉴别滤泡性淋巴瘤和滤泡性反应性增生,前者一般肌成束蛋白(+)的生发中心齿突细胞减少或消失。HIV 相关的淋巴结增生,淋巴结血管滤泡性增生(Castleman 病)等反应性改变却过度表达。霍奇金淋巴瘤的多倍型 R-S 细胞阴性而其他各类型 R-S 细胞皆阳性,所以它在霍奇金淋巴瘤的诊断中也有一定作用。

四十三、粒酶 B、穿孔素、T 细胞限制性细胞内抗原

粒酶 B、穿孔素和 T 细胞限制性细胞内抗原 -1(T cell restricted intracellular antigen,TIA-1)统称细胞毒性颗粒蛋白。都位于细胞毒 T 细胞和 NK 细胞胞质的嗜天青颗粒中。它们是细胞毒 T 细胞及 NK 细胞的重要标记。当 T、NK 细胞与靶细胞接触时通过胞吐作用毒性颗粒排到细胞外。穿孔素在细胞膜上"打"出许多直径 5~20nm 的小孔,水和钠离子在细胞内外渗透压的差异下进入细胞,导致细胞破裂死亡。粒酶及 TIA-1 也从小孔进入细胞,引起靶细胞凋亡。通过上述机制在病毒感染,肿瘤监视,移植物抗宿主反应以及自然状态的细胞坏死(程序性细胞死亡)等情况下的细胞毒介导及 NK 细胞的凋亡中起着重要作用。穿孔素和粒酶主要在活化的 T/NK 细胞表达,TIA-1 则在活化及非活化状态下都强表达。

细胞毒性 T 细胞淋巴瘤、皮下脂膜炎样 T 细胞淋巴瘤、鼻淋巴瘤、NK 细胞白血病及 T 细胞淋巴瘤等粒酶 B/ 穿孔素 /TIA-1 可呈阳性表达。

它们作免疫组化时须用 TRIS/EDTA,pH 8.0 修复液作石蜡切片的抗原修复。

四十四、血红蛋白 A

血红蛋白(Hemoglobin)A 是多克隆抗体对各种红细胞(未成熟者、增生不良者等)具有高度特异性和敏感性,呈胞质着色。淋巴细胞、组织细胞、粒细胞、巨核细胞、浆细胞等都阴性。

四十五、免疫球蛋白

免疫球蛋白轻链可以在石蜡切片上检测,尤其经过热处理抗原修复(heat induced epitope retrieval,HIER)后。浆细胞的反应性病变、浆细胞瘤、浆样 B 细胞淋巴瘤都呈胞质阳性。一部分浆细胞分化不显著的弥漫性 B 细胞淋巴瘤、滤泡性淋巴瘤、反应性增生也呈不同比例的阳性,随各实验室而异。弥漫性胞质阳性还可见于巨噬细胞及 R-S 细胞等,这是主动或被动摄入免疫球蛋白的结果,并不表明细胞内合成。

四十六、Ki-67

Ki-67 识别一种核抗原,表达于除了 Go 期以外的各期细胞,可作为肿瘤增生活性的标志。在淋巴瘤根据 Ki-67(+)细胞的比例可以总体地估计肿瘤的级别,对具体某一亚型具有推断预后的作用。各型 R-S 细胞虽然核分裂活性很低但 Ki-67 阳性。

四十七、溶菌酶(lysozyme)

溶菌酶是组织细胞和粒细胞高度特异性标志。阳性定位于胞质。

四十八、粒细胞过氧化酶(myeloperoxidase,MPO)

它是中性粒细胞初级颗粒的主要成分,是急性粒细胞白血病高度特异而敏感的标志,胞质着色并且着色极强。幼稚红细胞、巨核细胞、淋巴细胞、浆细胞都阴性,单核细胞呈弱阳性或阴性。但是如果在石蜡切片上并用多克隆抗体作免疫组化,在一部分急性淋巴性白血病可呈阳性,某些皮肤肥大细胞疾病亦可阳性。

四十九、S-100

S-100 在朗格汉斯细胞和指突细胞呈恒定阳性,如果用某种特殊的 S-100 抗体还可显示滤泡齿突细胞。表现为核阳性或核及胞质同时阳性。S-100 是朗格汉斯组织细胞增生症,窦组织细胞增生伴有大块淋巴结肿大及滤泡齿突肉瘤的良好标志,均呈阳性。

五十、终末脱氧核糖核苷酸转移酶

终末脱氧核糖核苷酸转移酶(terminal deoxyribonucleotidyl transferase,TdT)标记骨髓中未成熟的 T 细胞及 B 细胞,约占正常成人骨髓细胞的 2%,婴儿及儿童略高。胸腺的幼稚胸腺细胞全部阳性,故用胸腺作对照。阳性定位于细胞核,如果核不着色而仅胞质阳性应视为人工假象。无论正常的或增生的淋巴结,脾及扁桃体都无阳性细胞存在。过去采用荧光抗体(兔抗牛 TdT 抗体)及组织化学的方法,现已有商售的免疫组化抗体——兔抗 TdT-IgG。除组织学的方法以外,TdT 还可应用细胞匀浆作层析生化定量。

TdT 是 T、B 淋巴母细胞淋巴瘤的敏感标记。而不见于其他类别的非霍奇金及霍奇金淋巴瘤。在急性粒细胞性白血病也有约 15% 阳性,尤其 MO 型。一些常常需要和淋巴母细胞淋巴瘤、白血病相鉴别的所谓"小蓝细胞肿瘤",如髓母细胞瘤,横纹肌肉瘤,及尤因瘤都有阳性的报道。

五十一、酒石酸抗拒性酸性磷酸酶

酒石酸抗拒性酸性磷酸酶(tartrate-resistant acid phosphatase TRAP)常规用于血涂片上检测毛细胞,TRAP 免疫组化在组织切片上可用来诊断毛细胞白血病,约见于 95% 病例。个别边缘区淋巴瘤可呈阳性。

五十二、类胰蛋白酶

类胰蛋白酶（tryptase）是一种胞质的丝氨酸蛋白酶（serine protease），只表现于人肥大细胞，所以它是肥大细胞增生症及肥大细胞肿瘤的最特异并且最可靠的标志。虽然 Giemsa 染色，氯乙酸酯酶（chloroacetate esterase，CAE），及 CD117 都可以用来诊断肥大细胞的疾病，但是它们缺乏特异性，而且细胞化学染色恶性肥大细胞增生症可能阴性。

参考文献

1. SCHAADT M, DIEHL V, STEIN H, et al. Two neoplastic cell lines with unique features derived from Hodgkin's disease [J]. Int J Cancer, 1980, 26: 723-731.
2. IMAI Y, YAMAKAWA M, KASAJIMA T. The lymphocyte-dentritic cell system [J]. Histol Histopathol, 1998, 13: 469-510.
3. GOULD VE, BLOOM KL, FRANKE WW, et al. Increased number of cytokeratin-positive interstitial reticulum cells (CIRC) in reactive, inflammatory, and neoplastic lymphadenopathies: Hyperplasia or induced expression? [J]. Virchow Arch, 1995, 425: 627-629.
4. DOGLIONI C, DELL'ORTO P, ZANETTI G, et al. Cytokeratin immunoreactive cells of human lymph nodes and spleen in normal and pathological conditions [J]. Virchow Arch (A), 1990, 41: 479.
5. TOCCANIER-PELTER MF, SKALLI O, KAPANEI Y, et al. Characterization of stromal cells with myoid features in lymph nodes and spleen in normal and pathologic conditions [J]. Am J Pathol, 1987, 129: 109-118.
6. BRADO B, MOLLER P. The plasmacytoid T cell or Plasmacytoid monoctye—a sessile lymphoid cell with unique immunophenotype and unknown function, still awaiting lineage affiliation [J]. Curr Top Pathol, 1990, 84: 179.
7. BURNETT RA, MILLAN D. Decidual change in pelvic lymph nodes: a source of possible diagnostic error [J]. Histopathology, 1986, 10: 1089-1092.
8. MILLS SE. Desidual and squamou metaplsia in abdominopelvic lymph nodes [J]. Int J Gynecol Pathol, 1983, 2: 209-215.
9. PAGES A, RAMOS J. Ectopic intra-lymph node pancreas [J]. Ann Pathol, 1982, 2: 243-245.
10. PERRONE T. Embolization of benign colonic glands to mesenteric lymph nodes [J]. Am J Surg Pathol, 1985, 9: 538-541.
11. SHENOY BV, FORT L, BENJAMIN SP. Malignent melanoma primary in lymph node: The case of the missing link [J]. Am J Surg Pathol, 1987, 11: 140-146.
12. ISOTALO PA, VEINOT JP, JAB M. Hyperplastic mesothelial cells in mediastinal lymph node sinuses [J]. Arch Pathol Lab Med, 2000, 124: 609.
13. ARGANI P, ROSAI J. Hyperplastic mesothelial cells in mediastinal lymph nodes: report of six cases of a benign process that can stimulate metastatic involvement by mesothelioma or carcinoma [J]. Hum Pathol, 1998, 29: 339-346.
14. WENIG BM, THOMPSON LD, FRANKEL SS, et al. Lymphoid changes of the nasopharyngeal and palatine tonsils that are indicative of human Immunodeficiency virus infection: A clinicopathological study of 12 cases [J]. Am J Surg Pathol, 1996, 20: 572-587.
15. SB NG, TAN LH, TAN PH. Rosai-Dorfman disease of the breast: a mimic of breast malignancy [J]. Pathology, 2000, 32: 10-15.
16. ARBER DA, CHANG KL, WEISS LM. Peripheral T-cell lymphoma with Touton like tumor giant cells asso-

ciated with HIV infection [J]. Am J Surg Pathol, 1999, 23: 519-522.

17. PETRIS GD, LEV P, SIEW S. Peritumoral and nodal muciphages [J]. Am J Surg Pathol, 1998, 22: 545-549.

18. MAGRINA JF, SYMMONDS RE, DAHLIN DC. Pelvic "lipolymph node" : A consideration in the differential diagnosis of pelvic masses [J]. Am J Obstet Gynecol, 1980, 136: 727: 731.

19. SWERDLOW S, CAMPO E, HARRIS NL, et al. WHO Classification of Tumours of Haematopoitic and Lymphoid Tissues Revised 4th ed, IARC, Lyon. 2017: 190-213.

20. SUNDRUD MS, TRIVIGNO C. Identity crisis of [Th]17 cells: many forms, many functions, many questions [J]. Semin Immunol, 2013, 25: 263-272.

21. GROGG KL, ATTYGALLE AD, MACON WR, et al. Expression of CXCL 13, a chemokine highly upregulated in germinal center T-helper cells, distinguishes angioimmunoblastic T-cell lymphoma and peripheral T-cell lymphoma, unspecified [J]. Mod Pathol, 2006, 19: 1101-1107.

22. HASTRUP N, RALFKIAER E, PALLESEN G. Aberrant phenotypes in peripheral T cell lymphomas [J]. J Clin Pathol, 1989, 42: 398-402.

23. HANSON CA, BOCKENSTEDT PL, SCHNITZER B, et al. S-100-positive T-cell chronic lymphoproliferative disease: An aggressive disorder of an unknown T-cell subset [J]. Blood, 1991, 78: 1803-1813.

24. ARBER DA, WEISS LM. CD10: A review. Appl Immunohistochem, 1997, 5: 125.

25. CHD P, ARBER D. Paraffin-section detection of CD10 in 505 non-hematopoietic neoplasms: Frequent expression in renal cell carcinoma and endometrial stromal sarcoma [J]. Am J Clin Pathol, 2000, 113: 374-382.

26. PALLESEN G, HAMILTON-DUTOIT SJ. Ki-1 (CD30) antigen is regularly expressed by tumor cell of embryonal carcinoma [J]. Am J Pathol, 1988, 133: 446-450.

27. CHERIE H, GARENER DLJ, BEE CS. Malignant mesothelioma with CD30 positivity [J]. Arch Pathol Lab Med, 2000, 124: 1077-1079.

28. KUWABARA H, NAGAI M, SHIBANUSHI T, et al. CD138-positive and Kaposi's sarcoma-associated herpesvirus (KSHV)-negative B-cell lymphoma with serosal spreading of the body cavity and lymphadenopatahy: An autopsy case [J]. Hum Pathol, 2000, 31: 1171-1175.

第二章

非肿瘤性淋巴结肿大的基本病变

正常的淋巴结直径约 1mm。各种疾病,无论原发或继发,均表现为淋巴结肿大。淋巴结肿大的原因可大致分为感染、肿瘤(原发性和继发性肿瘤)、自身免疫病及原因不明四大类。然而从临床病理的观点考虑,分为肿瘤性和非肿瘤性淋巴结肿大最为实用(表 2-1)。

表 2-1　淋巴结肿大分类

肿瘤:原发性	淋巴瘤来自淋巴细胞
	淋巴瘤来自组织细胞
继发性(转移性)	
非肿瘤:炎症(感染)	
特殊性增生	
自身免疫性疾病	
原因不明("反应性增生")	

非肿瘤性淋巴结肿大中一部分病因清楚(如结核),或比较清楚(如猫抓热、组织细胞性坏死性淋巴结炎),或病因不明。若诊断为"反应性病变"则首先:①要确定它不是肿瘤;②要除外一些其形态具有特征,据此就可以做出明确诊断的非肿瘤性疾病,如"窦组织细胞增生伴有大块淋巴结肿大"、"淋巴结血管滤泡性增生"等。

此外还有一些病因不明,推测是一种淋巴结对某局部或全身性疾病发生的以淋巴组织增生为主的病变。由于缺乏明显的形态特征,因此不能做出明确的诊断,就统称为"(非特异性)反应性增生"(reactive hyperplasia,RH)。对于这部分病例诊断时要深入地结合临床和实验室资料进行研究,因为淋巴结的病变可能成为诊断全身疾病的入口。

所以诊断为反应性增生时先要满足两个先决条件,然后结合临床反复研究才下结论。要把"反应性增生"的诊断压缩到最少的程度。

正因为淋巴结的不同区域具有不同的功能,因此在不同病因的作用下非肿瘤性淋巴结肿大时病变偏重在不同的区域(表 2-2)。某些疾病则累及一个以上的区域。

表 2-2　非肿瘤性淋巴结肿大基本病变

滤泡病变为主
副皮质病变为主
淋巴窦病变为主
髓质病变为主
混合性增生
弥漫性增生

第一节　滤泡的病变

一、增生

滤泡增生表现为滤泡的增大,增多和生发中心(又称 Flemming center)形成并增生而增大。滤泡的分布不仅限于淋巴结的皮质,也可扩展到副皮质,甚至髓质。

(一) 生发中心增生(滤泡增生)

1. 良性　主要表现为滤泡的数量增加、大小不一,但很少有"背靠背"现象。往往不限于皮质,实质内也遍布增生的滤泡。其形态除圆形、椭圆形和不规则形外,可互相融合而呈哑铃状。外套层基本上都存在,因此滤泡境界清楚。生发中心里中心细胞和中心母细胞按不同比例存在。核分裂象多见。吞噬活跃,着色小体增多。细胞成分的多样性是与肿瘤性滤泡的重要区别之一。明暗区之分可以模糊不清,如果可辨则又是区别于肿瘤性的重要标志。

主要疾病有:①邻近炎症的部属淋巴结炎(如扁桃体炎、牙髓炎时的颈淋巴结炎);②伴随于类风湿关节炎、系统性红斑狼疮的淋巴结肿大;③梅毒性淋巴结炎;④淋巴结血管滤泡性增生;⑤ HIV 感染;⑥特发性滤泡反应性增生等。

某些疾病时增生滤泡可以出现一些特殊现象。如生发中心出现较多浆细胞和小 T 细胞(见于淋巴结血管滤泡性增生);外套层与生发中心界限模糊,小淋巴T细胞侵入生发中心呈半岛或岛屿状(见于持续性广泛淋巴结肿大综合征);生发中心里出现组织细胞肉芽肿(弓浆虫淋巴结炎)。

2. 恶性　恶性增生的滤泡境界模糊,"背靠背"地拥挤在一起。其外套层消失或者只剩薄层细胞,不完整地围绕滤泡。滤泡内某种生发中心细胞占绝对优势。核分裂象和天星现象都少于反应性增生滤泡。

滤泡性增生的诊断最重要,也是最困难的是与滤泡性淋巴瘤鉴别。偏向于良性的形态特点:①生发中心细胞成分的多样性;②着色小体的存在;③核分裂象多;④外套层清晰;⑤滤泡的大小形态不一;⑥滤泡主要分布于皮质;⑦滤泡齿突细胞数量多而且形成完整的网络。

（二）外套层增生

外套层增生表现为厚度增加，其厚度有时可大于生发中心的直径。

1. **良性**　增生的外套层小淋巴细胞核圆形，有时可轻度不规则。一般邻近滤泡的外套层互相不融合。见于"巨大淋巴结增生，透明血管型"。

2. **恶性**　外套层增宽扩展，并邻近滤泡往往互相融合。小淋巴细胞核不规则。有些滤泡由于切面未通过生发中心而表现为仅仅由小淋巴细胞构成的结节。见于"外套层细胞淋巴瘤"。

良恶性的鉴别要根据病变的总体改变以及免疫组化显示轻链限制性和 CD5 及 cyclin-D1 的表达。

（三）**边缘带增生**

一般淋巴结的滤泡由生发中心和外套层构成，边缘带不明显，但脾的滤泡常包括有生发中心、外套层和边缘带三层结构。

1. **良性**　某些淋巴结炎可以出现边缘带增生，亦即既往所谓的"单核样 B 细胞"增生和"未成熟组织细胞"增生。它具有鲜明的形态特点：①边缘带（单核样 B）细胞总是成片出现而不是单个散在。②增生的边缘带细胞片位于外套层之外，但往往不形成完整的圈带。③核中心位，各个细胞都有一圈透明胞质，所以核与核都保持相等的距离。④此片块中常杂有少数中性粒细胞。见于弓浆虫性淋巴结炎、艾滋病相关淋巴结肿大等。

2. **恶性**　详见"边缘带 B 细胞淋巴瘤"（详见第八章）。

二、退化、萎缩、复旧

滤泡体积缩小（尤其生发中心），结构疏松。各阶段生发中心细胞均明显减少，而仅剩少量滤泡齿突细胞，常伴有粉红无定形物质沉着，甚至轻度纤维化，此乃焚毁（burn out）滤泡（图 2-1）。这些都是以前曾经发生滤泡增生而后退化复旧的结果。可见于各种炎症以及肿瘤。淋巴结转移瘤和结节性淋巴细胞为主型霍奇金淋巴瘤的结节周围受压的残留淋巴结实质内，以及浆样淋巴细胞淋巴瘤和外套细胞淋巴瘤的肿瘤性浸润中常可找到个别残存萎缩的滤泡。血管免疫母细胞性淋巴结肿大时可见典型的焚毁滤泡。巨大淋巴结增生中的复旧滤泡常常有一支小动脉从外套层插入生发中心，并伴有外套层增生增厚，小淋巴细胞成层排列，形成"行豆样"结构。肾上腺皮质激素治疗后也可出现滤泡的萎缩（图 2-2）。

三、滤泡融解

滤泡缩小，生发中心的细胞疏松，常伴有外套层小淋巴细胞侵入及出血。滤泡齿突细胞构成的网络解离崩解，外套层不完整或消失，见于人免疫缺陷病毒感染等。木村病时生发中心内大量嗜酸性粒细胞浸润也可导致滤泡融解。

四、反转性滤泡

低倍下浅染的"生发中心"和深染的"外套层"位置倒置。少数滤泡性淋巴瘤的肿瘤性滤泡的中心为深染的小核裂细胞，其周围的浅染区反而是大/小无裂细胞和反应性/肿瘤性单核样 B 细胞，甚少见。

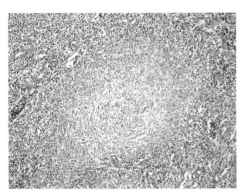

图 2-1　焚毁的滤泡

滤泡萎缩退化到相当程度,表现为滤泡体积缩小,细胞成分疏松,毛细血管显得明显。(周小鸽医生提供)

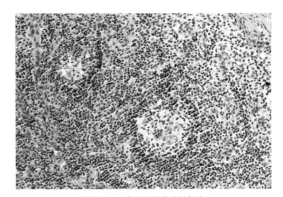

图 2-2　复旧退化的滤泡

淋巴结总体机构疏松。滤泡体积缩小,生发中心尚存在,似乎仅见滤泡网状细胞,外套层细胞松散。右侧滤泡生发中心几近消失。

五、进行性转化生发中心

生发中心进行性转化(progressively transformed germinal center,PTGC)与结节性淋巴细胞为主型霍奇金淋巴瘤有关,可出现在后者之前,同时或之后。此滤泡为边缘模糊由小淋巴细胞构成的大结节。其中心有一小或中等大的生发中心,众多小淋巴细胞侵入其内。周围的外套层增生,与生发中心境界不清。结节里可见多倍型 R-S 细胞变异型。

第二节　副皮质区增生和 T 细胞结节

表现为滤泡减少,而滤泡间区境界不清地扩大。副皮质区小淋巴细胞和高内皮小静脉增生,有时此区内 T 免疫母细胞增生特别显著。

主要疾病有:①组织细胞性坏死性淋巴结炎(Kikuchi 淋巴结炎);②其他病毒感染(传染性单核细胞增多症等)等;③种痘后淋巴结炎;④皮病性淋巴结炎;⑤药物(抗惊厥药、青霉素、灰黄霉素等)所致淋巴结肿大。

滤泡间区增生特别需要与霍奇金淋巴瘤和 T 细胞淋巴瘤相鉴别。低倍下淋巴结总体结构继续保存,病变中中性粒细胞浸润是偏向良性的相对参考。早期霍奇金淋巴瘤(特别是滤泡间霍奇金淋巴瘤),T 区淋巴瘤等滤泡都仍存在,淋巴结结构只是局部破坏,需要分外注意。这时要严格把握 R-S/H 细胞的形态标准和免疫组化所见,然而还要注意 CD30(+)未必限于霍奇金淋巴瘤,反应性增生中的活化淋巴细胞也可阳性。CD15(LeuM-1)一般不见于反应性增生,但是 R-S/H 细胞也并未都阳性。T 细胞标记(CD3、CD5、CD4、CD8)丢失和 CD4+ 细胞与 CD8+ 细胞之比>10∶1 或<1∶3(正常应为 2∶1)曾经认为是 T 细胞淋巴瘤的特点,但计数不容易正确,尤其当组织细胞(CD4 也阳性)数量多时更是如此。参考病史十分重要。必要时需依靠分子生物学技术。

　　T 细胞增生时偶可形成球状结节,而与滤泡相似,又称"三级结节"。为有别于 B 细胞属性,不称"滤泡"而称"结节"。

　　良性:滤泡间区(副皮质区)增生时 T 细胞集成境界不清的 T 细胞结节,又称三级滤泡(未受抗原刺激而由处女小淋巴细胞构成者为"初级滤泡",生发中心出现后为"次级滤泡")。

　　恶性:见于"假结节性 T 细胞淋巴瘤"中肿瘤性的 T 细胞结节形成。

第三节　淋巴窦病变

　　淋巴窦病变表现为窦的扩张和充塞。正常肠系膜淋巴结常有不同程度的扩张。淋巴窦组织细胞对许多"刺激"都会发生反应,导致各种细胞学水平上的变化及淋巴窦结构的改变。淋巴窦的病变大体上可分为良恶两组疾病:

　　良性疾病和病变有:①见于炎症和肿瘤的部属淋巴结的良性窦组织细胞增生;②Rosai-Dorfman Disease(窦组织细胞增生伴有大块淋巴结肿大);③朗格汉斯细胞组织细胞增生症;④淋巴窦血管性转化(淋巴结血管瘤病),详见第二十一章第三节;⑤Whipple 病;⑥麻风;⑦印戒细胞组织细胞增生症;⑧淋巴造影对比剂反应;⑨乳房整形术硅胶泄漏所致腋下淋巴结窦组织细胞增生;⑩髋关节置换术铬钛等颗粒所致盆腔淋巴结窦组织细胞增生。

　　恶性疾病和病变有:①恶性肿瘤转移;②恶性组织细胞增生症(恶网);③Ki-1(+)间变性大细胞淋巴瘤;④白血病浸润;⑤组织细胞肉瘤(真性组织细胞性淋巴瘤)。

　　有时淋巴窦病变的良、恶性并不容易鉴别。如印戒细胞组织细胞增生症的组织细胞容易误诊为转移性腺癌;并发于病毒性淋巴结炎等的组织细胞增生可伴有噬血细胞现象,更易误诊为恶性组织细胞增生症。

第四节　髓索病变

　　反应性浆细胞增生时表现为髓索增宽,其中浆细胞大量增生。典型的见于 Castleman 病(血管滤泡性增生)。此时需要鉴别的是淋巴结浆细胞瘤和浆样淋巴细胞淋巴瘤。偶可碰到浆样淋巴细胞淋巴瘤时仍残存滤泡以及淋巴窦仍开放者,此时良恶之间的鉴别分外困难;淋巴结结构和幼稚的不典型浆细胞存在与否是鉴别的要点。免疫组化染色显示浆细胞 CIg 轻链限制性是最有力的证明,但要注意如果标本没有及时固定,细胞外液里的多克隆 Ig 可弥散进入细胞内,模糊了肿瘤的单克隆性,造成判断困难。

第五节　混合性增生

　　某些疾病同时累及一个以上区域而表现为滤泡和滤泡间区增生,如 EB 病毒感染,弓浆虫淋巴结炎等。混合性增生一般不见于淋巴瘤,所以在诊断上也具有一定的意义。

第六节 弥漫性增生

当增生病变把淋巴结原结构,包括滤泡和淋巴窦都毁坏时称为弥漫性增生。见于部分传染性单核细胞增生症、异常免疫反应和系统性红斑狼疮等。这种增生特别需要和淋巴瘤相鉴别。

附一:淋巴结梗死

淋巴结具有丰富的动静脉,主要由门部进入淋巴结,另有一些自包膜穿入。

淋巴结梗死临床上表现为淋巴结突然发生疼痛和肿大。其原因可能为各种血管的病变或因淋巴结邻近部位施行外科手术而导致淋巴结的血液循环障碍。

梗死区原来结构可仍保留,如"鬼影状",网状纤维的支架仍可显示。包膜下多形核白细胞浸润。门部的血管内血栓形成。晚期则自包膜向内纤维化,淋巴组织再生,淋巴窦和血管"再通"。有时整个淋巴结变成一玻璃样结节。

实际工作中最重要者是确定是否为一肿瘤性(原发性或继发性)坏死。最常发生的有免疫母细胞性淋巴瘤、转移性黑色素瘤、小细胞癌等。应努力从残存组织的形态找线索。当淋巴结的全部梗死而没有残存组织可作诊断时,仍应努力深入推敲,大约半数病例可在同时活检的其他淋巴结或后来再活检中发现恶性淋巴瘤,据统计都发生于两年内。另半数病例可能为"良性梗死"。

淋巴结梗死还要与坏死的肉芽肿病变相鉴别;如结核、梅毒、组织胞浆菌病、隐球菌病、孢子丝菌病等。有时感染累及门部血管也会引起梗死。此时则根据残剩组织的形态以及显示病原体来诊断,并且参考病史、实验室检查资料及治疗反应等。

广泛的出血性坏死可见于重症白喉、急性链球菌淋巴结炎、炭疽等。坏疽性阑尾炎时肠系膜淋巴结偶尔亦可发生。

附二:噬血细胞综合征

反应性组织细胞在很多条件下可以被激活而吞噬红细胞,淋巴细胞等。肿瘤和非肿瘤都可能出现这种现象。本病最早于 1979 年 Risdall 等发现免疫缺陷伴随病毒感染时可发生发热、脾肿大、全血细胞减少、淋巴结肿大、双侧肺浸润、皮疹等。镜下在淋巴结、脾、骨髓、肝等都可见大量良性形态的组织细胞增生,并吞噬红细胞和其他血细胞,称为"病毒伴随噬血细胞综合征"(virus associated hematophagocytosis syndrome,VAHS)。后来在细菌感染(bacteria associated hematophagocytosis syndrome,BAHS),包括结核、霉菌感染、寄生虫感染时,也发现类似现象,故更名为"感染伴随噬血细胞综合征"。发生于肿瘤的噬血细胞综合征见于 T 细胞淋巴瘤(血管中心性淋巴瘤、皮下脂膜性 T 细胞淋巴瘤和 Tγδ 细胞淋巴瘤、Lennert 淋巴瘤等)、多发性骨髓瘤、毛细胞白血病、粒细胞白血病、霍奇金淋巴瘤,甚至乳癌、肺癌等上皮性肿瘤。输血后亦有发生的报道,好发于全身性疾病的晚期。它们往往有内源性（如家属性噬血细胞淋巴组织细胞增生症）或外源性（如器官移植而采用免疫抑制剂者）免疫抑制的基础。它的发生源于：①免疫抑制状态下正常细胞产生了过量的促吞噬因子或调节失控；②肿瘤细胞产生一种或数种促进单核-巨噬细胞吞噬的细胞因子。通过体外培养证明，在淋巴母细胞淋巴瘤和血管中心性免疫增生性病变的培养上清液中存在着一种"诱导吞噬细胞现象因子"（phagocytosis inducing factor，PIF），而B细胞淋巴瘤及霍奇金淋巴瘤的培养上清液中没有这种因子。

本症很容易被误认为恶性病变，如恶性组织细胞增生症。无论发生于恶性或良性疾病其后果都很严重，但本质上不是恶性肿瘤性增生。

附三：淋巴结脂肪浸润

淋巴结中散在脂肪细胞或少量脂肪组织存在是不少见的。老年性生理萎缩时淋巴结可为大量脂肪组织所取代，但体积可并不增大。肥胖者的淋巴结往往只剩周围一圈（甚至不完整）淋巴组织，如马蹄状，其余部分都是脂肪，此种淋巴结常见于乳腺癌根治切除标本。

偶尔淋巴结脂肪浸润可致淋巴结增大，并可达相当程度，即脂肪淋巴结（lipolymph nodes）。文献中记载者都发生于肥胖病患者，最大的淋巴结达到7cm，主要发生在盆、腹腔淋巴结。由于所剩淋巴组织极少，很容易误诊为"脂肪瘤"。

附四：淋巴结内肉芽肿

淋巴结内出现肉芽肿可见于众多疾病，其中包括炎症和肿瘤。发生于炎症者有结核、结节病、梅毒、麻风、克罗恩病、猫抓病、弓浆虫病、吐伦拉热、伤寒、梅毒性淋巴肉芽肿等。肿瘤中出现肉芽肿者可见于霍奇金淋巴瘤和非霍奇金淋巴瘤，以及其他肿瘤的引流淋巴结。

附五：淋巴结水肿

严重心力衰竭时内脏淋巴结均可肿胀。由于静脉压高，淋巴液滞留在淋巴窦及髓质内。此时淋巴结增大，质软，红色，湿润，切面流出液体。

参考文献 ●●

1. DORFMAN RF, WARNKE R. Lymphadenopathy simulating the malignant Lymphoma [J]. Hum Pathol, 1974, 5: 519-550.
2. GUERRERS-MEDRANO J, DELGADO R, ALBORES-SAAVEDRA J. Signet ring histiocytosis: A disorder that mimics metastatic adenocarcinoma [J]. Cancer, 1997, 80: 277-285.
3. ALBORES-SAAVEDRA J, VUITCH F, DELGADO R, et al. Sinus histiocytosis of pelvic lymph nodes after hip replacement: A histiocytic proliferation induced by Cobalt-Chromium and Titanium [J]. Am J Surg Pathol, 1994, 18: 83-90.
4. MAUSER R, SCHMID U, DAVIES JD, et al. Lymph node infarction and malignant lymphoma: a multicentre survey of European, English and American cases [J]. Histopathology, 1986, 10: 571-588.
5. RISDALL RJ, MCKENNA RW, NEOBIT ME, et al. Virus-associated hemaphagocytic syndrome: a benign histiocytic proliferation distinct from malignant histiocytoses [J]. Cancer, 1979, 44: 993-1002.

第三章

淋巴结炎症

淋巴结炎是微生物及其毒性产物、细胞碎片及异物通过伤口进入人体而激起引流淋巴结的反应。按照病因来分为细菌性淋巴结炎、肉芽肿性淋巴结炎、病毒性淋巴结炎和寄生虫性淋巴结炎。

第一节　细菌性淋巴结炎

一、非特异性化脓性淋巴结炎

现实生活中最常见于伴随牙齿、扁桃体感染的颈淋巴结和继发于四肢感染的腋下和腹股沟淋巴结。内脏炎症时，其引流淋巴结也会受累，如急性阑尾炎时的腹腔／肠系膜淋巴结炎、盆腔／肛周炎症时的腹股沟淋巴结炎。某些病毒感染和菌血症可发生广泛性淋巴结肿大，尤多见于儿童。

（一）临床表现

淋巴结肿大，常伴有疼痛和触痛。表面皮肤红肿。如果淋巴结发生化脓，坏死破向体表，则形成窦道。全身反应强烈者可伴有发热，白细胞增多。

（二）病理形态

肉眼病变：淋巴结肿大，充血水肿，包膜紧张。切面包膜外翻，灰红色。

光镜病变：滤泡增生，生发中心扩大，含有大量核分裂象。窦扩张，窦组织细胞增生。窦内及实质内多数中性粒细胞浸润。因化脓菌引起者常发生坏死，脓肿形成。

慢性淋巴结炎见于急性炎症趋慢性化后，或无急性炎症历史，或继发于引流区的慢性炎症。淋巴结触之变硬。镜下表现为滤泡、副皮质区及淋巴窦三者中某一部分增生为主，或混合增生。细胞浸润减少而出现不同程度的纤维化。由于牙齿、扁桃体和足的感染十分常见，因此慢性淋巴结炎最多见于颌下淋巴结及腹股沟淋巴结。

二、伤寒和副伤寒淋巴结炎

沙门菌感染由于摄入污染的水和食物而引起。它有众多血清型，可引起不同的临床表现：伤寒、副伤寒、"沙门菌食物中毒"（急性胃肠炎）、革兰氏阴性菌血症、局部脓肿及慢性带菌状态。

（一）临床表现

参见《传染病学》（第 8 版）（董原，人民卫生出版社，2018）。

（二）病理变化

肠系膜淋巴结往往严重累及，其改变与全身其他淋巴结相同。淋巴结实质内胞质丰富的伤寒细胞单个存在、弥漫分布或形成小结节。部分伤寒细胞吞噬有淋巴细胞或红细胞。此外还可见大量浆细胞浸润及小灶坏死（其中可显示伤寒杆菌）。

三、猫抓病性淋巴结炎

猫抓病性淋巴结炎（cat scratch disease，CSD），又称猫抓热，顾名思义是因"猫抓伤"后引起的一种淋巴结炎症。实际上并不如此简单，除了猫抓伤以外，狗、兔、猴抓咬，猪、牛咬伤以及植物刺、木片、鱼骨等损伤都有过报道。有的仅有猫"舔"的历史，并无损伤。甚至有些患者回忆中全无特殊。本病病因曾考虑过病毒、分枝杆菌、衣原体等。晚近有人提出是一种细胞外多形的球杆菌（coccobacillus Afipiafelis）所致。CSD 曾有发生脑炎、骨髓炎、肺炎等合并症的报道。

（一）临床表现

损伤后数日至 2~3 个月后发病。发病部位因损伤部位而异，主要累及滑车神经、腋下及颈部，少数为腹股沟淋巴结。常为一侧性，淋巴结肿胀，有时伴有轻度全身症状。血象显示单核细胞增多。

（二）病理变化

肉眼所见：病变淋巴结可达鸡蛋至苹果大，可能向表面破溃而形成窦道。切面被膜增厚，可能出现脓肿。

镜下所见：呈现一种特殊的肉芽肿性炎。其特点为：①肉芽肿的形状呈"星芒状""口唇样"或"裂隙状"，而不像结核等的"地图样"；②肉芽肿的构造：中间为急性炎——大量白细胞浸润，脓肿形成。周围为慢性炎症，栅栏状排列的上皮样细胞、淋巴细胞、浆细胞及个别巨细胞。病变以外区域呈非特异性炎。

CSD 的病变虽非特异，可与腹股沟淋巴肉芽肿无法区别，但结合临床一般可以确诊。如用已知 CSD 病例的淋巴结吸出液加热消毒所制备的特异性抗原作皮内试验，发生阳性迟缓超敏反应，具有高度特异性。

四、土拉热性淋巴结炎（Tularemia）

本病病因为一种小而多形的革兰阴性球杆菌，毒性比较弱。引起迁延的慢性病程经过，自 3 周至 3 个月。许多野生动物和家畜及它们身上的蜱、扁虱等都可以携带此菌。通过擦伤的皮肤、眼膜、消化道、呼吸道黏膜进入人体。猎手、屠夫、农民、厨师为高危人群。兔是最常见的感染来源，所以本病也是一种熟知的"实验室感染"。

（一）临床表现

表现为四种传统类型，①溃疡淋巴结型（局部皮肤病变和引流淋巴结）最为常见，约

75%；②眼淋巴结型，约 10%；③淋巴结型；④伤寒型。

（二）病理变化

肉眼病变：起始时硬而分离，随脓肿形成，淋巴结变软，切面可见化脓灶。

光镜病变：表现为重度化脓性炎，广泛坏死，脓肿形成。久之周围出现上皮样细胞及纤维化。淋巴结穿刺涂片作甲基蓝染色很容易检出多形的球杆菌。

（三）鉴别诊断

结核性淋巴结炎的干酪坏死更彻底。猫抓病淋巴结的坏死灶呈口唇状，本病不具备这个特点。诊断本病还可依靠血清学及流行病学，如动物接触史和 Foshay 皮肤试验。

五、布氏杆菌病性淋巴结炎（Brucellosis）

布氏杆菌是一种产生内毒素的革兰阴性球杆菌。它是人畜共患传染病，所以在牧区发病率较高。肉食加工工人、兽医、实验室工作人员为高发人群。人与病畜接触或摄取了奶制品及肉而感染。

（一）临床表现

潜伏期长短不等，平均 2 周。有急性、复发性、慢性经过或"亚临床"等多种临床表现。患者全身不适、头痛、肌肉关节痛、发热（热型呈波浪状，波浪热），淋巴结和肝脾轻度肿大。血清凝集试验阳性具有重要的诊断意义。

（二）病理变化

肉眼病变：仅为轻度肿大，因此一般在外科病理工作中见不到本病标本。

光镜病变：呈非特异性增生改变。有时出现肉芽肿，非干酪性或中间为含有中性粒细胞的坏死灶。与结节病、结核等肉芽肿病变应该鉴别。

六、耶尔森菌肠系膜淋巴结炎

耶尔森菌肠系膜淋巴结炎（Yersinial mesenteric lymphadenitis）表现为急性肠系膜淋巴结炎，是儿童和青少年的一种常见病。

（一）临床表现

和急性阑尾炎相似。耶尔森菌是急性肠系膜淋巴结炎的原因之一。临床经过良性。

（二）病理变化

部分病例表现为非肉芽肿性急性非特异性反应，无坏死。另一些病例呈现与性病性淋巴结炎、猫抓病性淋巴结炎及李斯特菌淋巴结炎相似的肉芽肿。少数病例在阑尾和回肠末段的黏膜及黏膜下作多数切片可找到上皮样细胞小灶伴有嗜酸性粒细胞浸润。

七、李斯特菌淋巴结炎（Listerial lymphadenitis）

李斯特菌（Listeria monocytogenes）是一种革兰阳性杆菌，在普通培养基上生长良好。广泛见于多种哺乳动物、污水、人粪和奶制品等。作为"机遇性感染"主要侵犯孕妇及其胎儿、老年、病患等免疫功能低下者。通过胎盘传染可以引起流产、死产及新生儿败血症。

病理变化：无论机遇性感染或通过胎盘传染，淋巴结炎都是不严重的。只在窦内及髓质内巨噬细胞增多,也许发生小灶坏死。偶尔发生急性颈淋巴结炎而不伴随其他部位病变。一侧或双侧颈淋巴结迅速肿大,窦道形成排出脓液。其病变与耶尔森菌淋巴结炎相似,呈坏死性肉芽肿性淋巴结炎。从脓液或未破溃的淋巴结可分离到细菌而获得诊断。

第二节   肉芽肿性淋巴结炎

按定义肉芽肿性疾病是一种慢性病,但是有一些肉芽肿淋巴结炎的临床发生发展迅速,如急性肉芽肿性坏死性淋巴结炎,包括一部分少见的淋巴结结核、土拉热、耶尔森菌肠系膜淋巴结炎等。这组疾病中部分也是由细菌引起的,所以和第一节细菌性炎症有所重叠,但它形成形态富有特色的肉芽肿病变,所以列在肉芽肿淋巴结炎中。

形成肉芽肿性淋巴结炎的疾病甚多,从其病因看包括细菌、类菌体(chlamydial,如梅毒性淋巴肉芽肿)、真菌及肿瘤。因此严格说其中一部分属于细菌性淋巴结炎。

其大部分将在本节叙述,其他疾病(如黑热病、丝虫病、Wegener 肉芽肿等)分散在有关标题下介绍。

一、淋巴结结核

结核病的发病率与社会经济状况密切相关。在世界范围内,近年来有回升现象;在我国的淋巴结外检材料中仍不乏此病例。淋巴结结核可以是全身性结核的一部分,亦可能为局限性结核,成为独立性疾病(淋巴结以外的结核不明显)。后者理论上也是全身疾病的局部表现,因为淋巴结不可能成为结核菌侵入的门户。

(一)临床表现

患者年龄自幼童至老年均有发生。近二十年来艾滋病的肆虐,并发感染增多,结核病是其中的重要成员。

全身淋巴结均可受累。肺和肠的结核通过淋巴管引流造成肺门淋巴结、纵隔淋巴结、肠系膜淋巴结等处的结核。颈、腋下、锁骨上淋巴结常常是从内脏病灶通过血运扩散,在一定条件下发病而成为局限性结核。

(二)病理变化

淋巴结可达到相当大的程度。直径自 1~2cm 至>10cm。切面呈孤立结节或互相融合成团,呈灰红色至黄白色,大片干酪坏死或液化。镜下随机体反应性和结核菌的数量和毒力而异,表现为增殖为主(形成结核性肉芽肿)或干酪坏死。

(三)鉴别诊断

以增殖为主者应与结节病鉴别。如果肉芽肿没有坏死,鉴别就非常困难。其他还要考虑的有一系列慢性肉芽肿性淋巴结炎,如麻风、梅毒、布氏杆菌性淋巴结炎、铍中毒等。干酪坏死为主者需要与非霍奇金淋巴瘤和组织细胞性坏死性淋巴结炎等鉴别。其中尤其在低/无反应状态机体,坏死灶周围可能无上皮样细胞、巨细胞等肉芽增生反应时更要注意。抗酸染色显示结核菌阳性果然有重要价值,但病变典型而染色阴性者屡见不鲜,此时应采用 PCR

技术。卡介苗接种引起的淋巴结炎表现为淋巴索和窦内大量胞质小空泡状,吞噬有大量杆菌的组织细胞,酷似瘤型麻风。非典型分枝杆菌淋巴结炎在某些国家占分枝杆菌感染的10%。其特点为症状轻,无结核病接触史,对抗结核药物不敏感。本病可发生与结核十分相似的各种病变,常常伴有干酪坏死,须依靠微生物学鉴定细菌来确定。

二、非典型分枝杆菌淋巴结炎

(一)临床表现

非典型分枝杆菌的毒性比结核杆菌低,可以引起皮肤"游泳池肉芽肿"、皮肤溃疡、肺炎、颈淋巴结肿大(瘰疬)、注射部位脓肿等。上述疾病均可发生引流区淋巴结的炎症。

(二)病理变化

病变表现为结核样的肉芽肿,常常伴有干酪坏死。所以非典型分枝杆菌感染可以引起所有结核病可以发生的病变,组织切片上细菌常常更多,因此比结核更容易发现。确切诊断需要对病原微生物作细菌学鉴定。

三、结节病(sarcoidosis)

结节病是一种系统性疾病,其病因及其本质至今不明。

(一)临床表现

可能毫无症状,或仅有轻度呼吸道症状。不少患者是从胸部 X 线片上看到对称性肺门淋巴结肿大而发现的。其他还可表现为皮肤(结节性红斑或类肉瘤样病变)与眼的病变、浅淋巴结肿大及全身倦怠、低热等。

(二)病理变化

肉眼病变:全身淋巴结均可累及。纵隔淋巴结累及率最高,浅淋巴结中则以颈及腋下淋巴结最常受累。淋巴结一般最大直径小于 2cm。质地较硬。切面上可能见到散在微小的灰黄色斑点,和结核相似,但境界比结核清晰。

光镜病变:病变早期淋巴结内散在由上皮样细胞构成的肉芽肿。肉芽肿较小,其中偶见多核巨细胞。如果多核巨细胞数量很多则结节病的可能性比较小,应该考虑其他形成结核样病变的疾病。上述病变与弓形虫淋巴结炎、早期典型的结核、早期霍奇金淋巴瘤都不容易区别。核位于胞质周围的巨细胞比异物型巨细胞少。病变发展,其肉芽肿达粟粒结核大,但其轮廓仍保存而不融合。即使淋巴结几乎全被肉芽肿取代了,个别肉芽肿的界限仍可辨认。结节病病变具有愈合的倾向,肉芽肿成为玻璃样变的硬化灶。

坏死可见于本病,但只是肉芽肿里一小部分细胞或小区的纤维素样坏死而不是干酪样坏死。Schaumann 小体(最大长径 20~50μm)存在于巨细胞内,或被巨细胞包围,或存在于组织间隙中,嗜苏木素着色,组织化学表明其中含铁或 / 和钙,并不只见于本病;偶尔结核性输卵管炎、铍中毒等也可见到,因此并非诊断特异性。星状体(Asteroids)为一蜘蛛状放射形结构。其中央为一 2~4μm 直径的核心,从此核心发出针状刺向周围放射。整个小体 5~35μm,嗜酸性着色,存在于多核巨细胞里的空泡中。它和 Schaumann 小体一样,也是非诊断特异性的。

淋巴网状组织中脾和扁桃体也可受累,后者的累及率 10%~60%。

四、梅毒性淋巴结炎

淋巴结初期梅毒表现为显著的滤泡增生,生发中心明显,伴有广泛大量浆细胞浸润及小灶上皮样组织细胞。包膜及小梁纤维性增厚并伴有淋巴结周围炎。细小动静脉炎常常存在。银染色可显示大量梅毒螺旋体。

五、麻风性淋巴结炎

类结核麻风和瘤型麻风累及淋巴结的病变是不同的。

病理变化

类结核麻风时淋巴结可不累及或只表现为非特异性改变。如果发生病变则表现为分离的上皮样细胞肉芽肿及不等量的多核巨细胞。肉芽肿不发生坏死而往往纤维化并玻璃样变(图3-1)。与结节病非常容易混淆,特别在类结核麻风时病变里很少能够看到细菌,有时需要依赖麻风素皮肤试验(Mitsuda 反应)来区别两者。

瘤型麻风的淋巴结改变非常明显。大量组织细胞增生,在淋巴结实质内单个散在或成团,细胞直径可达 30 微米或以上(图3-2)。胞质空泡状,HE 染色在其中可见无形性或颗粒状物质,Ziehl-Neelsen 抗酸染色则可证明它为麻风杆菌的聚集,称为"麻风细胞"或"Virchow 细胞"。有时麻风细胞具有多核,分布于细胞的中央(与 Touton 巨细胞相似)或周围(与结核的朗格汉斯细胞相似)。麻风细胞很少见于淋巴窦内。麻风病的组织细胞团不发生坏死,如果出现坏死应该考虑是否合并结核或其他疾病,这一点对诊断颇为重要,因为瘤型麻风患者容易发生致死性的间发感染,尤其结核。

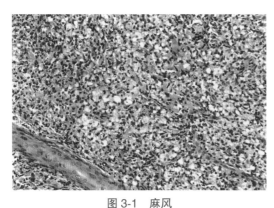

图 3-1　麻风

淋巴结内成堆之吞噬有麻风杆菌之组织细胞。并淋巴细胞及浆细胞浸润,呈现慢性炎症。

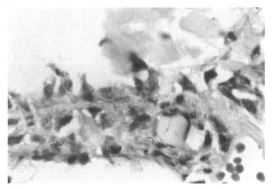

图 3-2　麻风(抗酸染色)

油镜下可见组织细胞内吞噬有红色的长杆菌。

六、性病性淋巴肉芽肿

性病性淋巴肉芽肿(lymphogranloma venereum,LGV)是由一种和某些细菌很近似的类菌体沙眼衣原体(chlamydia trachomatis)所引起的一种性传播疾病。沙眼衣原体共有 17 个亚型,引起 LGV 的是 L-1、L-2 及 L-3 亚型。在美国每年约有 1 千个新病例发生,20 世纪 80 年代后期在美国佛罗里达州曾发生过"爆发"。

沙眼衣原体的生活史有两期。第一期它可以在细胞外生存;第二期时它丧失了细胞壁,进入细胞后就活跃地繁殖,形成包涵体,把细胞核推向一边。接触感染后在会阴生殖区发生丘疹或小疱。某些特殊的性行为及接触方式原发病变可能发生在口唇、颊 / 咽黏膜、手指、直肠等。常常无痛,并可能数天后自动消退,故往往不被重视。在妇女,原发病变很少发生在外阴,而在阴道及宫颈,因此更容易被忽视。局部发生病变后很快波及淋巴结。淋巴结炎的部位随原发病变的部位而异。在男性常在腹股沟淋巴结,而在女性则多累及盆腔淋巴结。早期病例口服四环素、红霉素等容易治愈。晚期可引起严重的并发症。

（一）临床表现

第一期在感染后 4~30 天于病原体侵入部位,如肛门生殖区发生皮疹或无痛的溃疡。男性比较容易发现,但约一半病例没有发生或不明显,尤在女性。经过约 6 周后进入第二期。引流区淋巴结(单侧或双侧)进行性肿大。互相融合,质软。向表面破溃形成窦道或瘘管,并可伴有发热、恶心、头疼、关节疼,皮疹及肝脾肿大。持续数周后,一小部分病例(约为 25%)发展为第三期,称为肛门生殖道直肠综合征(ano-genitorectal syndrome)。以直肠区疼痛、排脓血便和黏液、便秘为特征。因淋巴管阻塞导致腹股沟及外阴象皮病。引流区淋巴结开始时各个分离,后因结周炎症而互相融合。炎性纤维化导致阴道及直肠狭窄,最后可以闭锁,甚至导致直肠破裂,继发腹膜炎。晚期患者可有高丙种球蛋白血症。

（二）病理变化

肉眼所见:粉红色,切面充血湿润。随着炎症进行,化脓性坏死可向表面充血的皮肤破溃,形成窦道。

镜下所见:开始时呈弥漫性增生及巨噬细胞浸润。随后巨噬细胞聚集灶构成小肉芽肿,其中心坏死变为小脓肿。小脓肿相互融合形成不规则线状或分支呈星状的"卫星状脓肿",与猫抓病及某些真菌感染相似,因此它是富特征性但不是特异性的病变。脓肿中心为不同程度坏死的中性粒细胞,周围为放射状栅栏样排列的上皮样细胞及少数巨细胞。Giemsa 染色或用免疫荧光可在其中找到包涵体。脓肿壁内大量浆细胞及淋巴细胞浸润,毛细血管扩张,内皮细胞增生。时间久后脓肿里白细胞逐渐消失,坏死物变为无形性颗粒状块,它收缩而与周围组织分离。

（三）鉴别诊断

早期病变主要表现为组织细胞增生和肉芽肿的阶段与弓浆虫淋巴结炎等众多肉芽肿性淋巴结炎相似。出现卫星状脓肿后与猫抓病淋巴结炎等需要鉴别。有关病史(性接触史、腹股沟淋巴结迅速肿大、伴有窦道、在年轻妇女会阴部病变伴随直肠狭窄等)具有很大提示。此外参考细菌培养、皮试及血清试验等。

七、腹股沟淋巴肉芽肿

腹股沟淋巴肉芽肿(granuloma inguinale)也是一种性传播的慢性梅毒。但其病因为一很小的细胞内杆菌——C. donobani。经过 3 天至数月潜伏期后在会阴生殖区的皮肤 / 黏膜出现丘疹。逐渐增大扩展化脓,形成中心坏死边缘隆起的溃疡。局部活检在巨噬细胞胞质内可见 Donovan 小体(银染色阳性)。长期的慢性过程导致纤维化,瘢痕形成。本病在腹股沟区也能形成"假腹股沟淋巴结肿大",但它和梅毒性淋巴肉芽肿不同,这是累及皮下的肉芽肿病变,不是淋巴结肿大。不发生直肠狭窄。

八、真菌性淋巴结炎

(一)临床表现

真菌感染通常都是慢性或亚急性病程,但也有急性经过的,主要发生在免疫功能缺陷状态下。真菌性淋巴结炎一般不作为主要的临床表现。

(二)病理变化

诊断并不困难,病变淋巴结作霉菌培养及活检中看到霉菌都可获得明确诊断,只要注意不将其误认为腐生菌及污染的微生物。PAS 和银染色显示霉菌甚有帮助。

浅部霉菌病时霉菌感染限于表皮/黏膜(尤常发生在机体开口处)、毛发、指甲、很少伴随淋巴结炎。部属淋巴结肿大可以因为局部有霉菌存在或抓痒或应用刺激性药物等因素而诱发非特异性淋巴结炎或皮病性淋巴结炎。个别情况下由于免疫缺陷,浅部的感染向深层蔓延或霉菌直接侵犯黏膜毛细血管而进入血液,则可引起淋巴结炎。

深部霉菌病(伴有溃疡性病变和累及内脏或血液的病变)有原发和继发之分。后者指发生于因疾病或应用药物所导致的免疫缺陷的情况下发生的"机遇性感染"。病变淋巴结显示干酪性类结核反应——广泛融合的坏死及肉芽肿改变。原发性深部霉菌病和机遇性感染不同,分为全球性分布和地区性分布两类,而机遇性感染都是全球性分布的。因此在诊断原发性霉菌病时应注意患者的病史(图 3-3,图 3-4)。

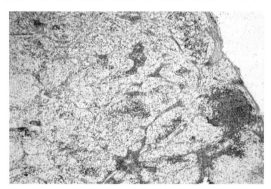
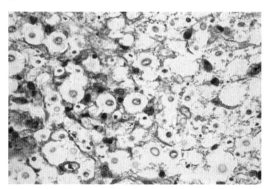

图 3-3　艾滋病继发新型隐球菌感染之淋巴结(低倍) 淋巴结实质几乎全部为新型隐球菌所占据,淋巴组织仅存少许于被膜下及实质内呈灶性。

图 3-4　艾滋病继发新型隐球菌感染之淋巴结(高倍) 大片新型隐球菌直径可达 $20\mu m$,具有十分丰富的胶样荚膜,形成透明晕,此外可见散在少数淋巴细胞及浆细胞。

九、淋巴结克罗恩病

因克罗恩病而手术切除的肠标本中的淋巴结都有所改变。

病理变化:表现为滤泡增生及窦性卡他。但是如果检查彻底,在多张切片上总能找到上皮样细胞团和类结核小灶。这些病变的出现和淋巴结的大小无关,大淋巴结未必存在,而小淋巴结却可能大量出现。病灶中心可能出现坏死,甚至典型的干酪坏死。有些则表现为淋巴结实质内多数孤立的多核巨细胞。

十、淋巴结 Whipple 病

Whipple 病是"脂肪泻"为主要特征的全身性疾病。主要见于男性中老年。病因经过微生物学、血清学、免疫学多方面努力至今未分离出特异性致病因子。

(一)临床表现

多系统累及,包括关节炎、浆膜炎等。当胃肠道症状出现后则进展迅速,腹泻、腹痛、体重减轻、衰弱、贫血以及各种水溶性及脂溶性维生素缺乏造成的后果。淋巴结肿大约见于40%患者。

(二)病理变化

肉眼所见:主要累及肠系膜淋巴结和主动脉旁淋巴结。早期肉眼无特殊。后来由于脂质堆积,淋巴结实质被取代,呈面糊或油灰状。

光镜所见:淋巴窦高度扩张,其中的窦组织细胞与本病最主要的病变部位小肠绒毛固有膜里的巨噬细胞一样,增生并形成多核巨细胞。胞质泡沫状(含有糖蛋白,脂质染色阴性),其中可见 PAS 阳性的颗粒状或小杆状的细菌产物,电镜下在细胞内外可见 2.5~0.15μm 的"杆菌样小体"。细胞胀破后激起肉芽肿反应,与"淋巴结造影"及"气囊肿"相似。上述淋巴结改变不仅见于肠系膜淋巴结,亦可见于腹股沟、腋下及颈淋巴结,此时如果不想到本病的可能,诊断可能困难。

十一、儿童慢性肉芽肿病

儿童慢性肉芽肿病(chronic granulomatous disease,CGD),又称儿童致死性肉芽肿病(fatal granulomatous disease of childhood),为两组学者分别于 1957 年所报道,所以又称 Brendes-Bredges-Good 病和 Landing-Shirkey 病。它以中性粒细胞的先天性功能缺陷为特征。虽然巨噬细胞的功能正常,白细胞吞噬功能也正常,但是白细胞不能按正常的速度破坏吞噬的微生物,导致感染。

(一)临床要点

男孩多于女孩。主要表现为皮肤、肺、淋巴结的金黄色葡萄球菌感染,其次为一些毒性较低的细菌如克雷伯菌、绿色链球菌、沙门菌、变形杆菌等感染。疾病终期常发生曲菌、星形奴卡菌、念珠菌等肺炎及败血症。

(二)病理变化

本病的诊断主要根据临床表现及病史。有时出现淋巴结炎而病因不清而作淋巴结活检。淋巴结病变出现坏死性类结核肉芽肿伴随色素性巨噬细胞的存在对诊断具有重要意义。上述两种改变同时存在虽然不是特异的,但结合临床病史几乎可以诊断。如能作体外白细胞功能试验便可证实。

十二、恶性肿瘤诱发之淋巴结肉芽肿反应

此种淋巴结改变是因其引流区肿瘤及肿瘤侵犯的局部组织的崩解产物引流至此而发生。所呈现的肉芽肿反应与预后没有明确的关系。

病理变化：肿瘤引流区的淋巴结呈现单纯性窦组织细胞增生，少数病例可出现自上皮样细胞结节至类结核肉芽肿反应（约 5%）。肉芽肿内可以出现少量坏死，多为纤维素样坏死。上述淋巴结改变最多见于乳腺癌和胃癌的引流淋巴结，其他如肝癌、肾癌、肾上腺癌、精原细胞瘤、甲状腺癌、前列腺癌、恶性黑色素瘤、移行细胞癌、鳞癌等也均可出现。

肿瘤引流区淋巴结内类结核肉芽肿的存在并不意味合并结核病或结节病。

十三、异物肉芽肿性淋巴结炎

各种尘肺时尘埃都可以引流至肺门及纵隔淋巴结。所诱发的组织反应随尘埃的化学性质而定。成年 / 老年尸体解剖（尤其城市居民）或肺切除标本都能看到上述淋巴结内尘埃沉着。尘埃颗粒为组织细胞吞噬伴有广泛纤维化。部分异物可以激起明显的组织反应，如铍中毒。铍可直接接种到皮肤，在皮肤和局部淋巴结发生肉芽肿性炎，也可从开始累及的部位带到全身而发生广泛的淋巴结病变。

病理变化：铍淋巴结炎时淋巴窦内巨噬细胞增生，伴有吞噬组织细胞碎片及红细胞、淋巴细胞。慢性病变表现为自疏松的境界不甚清晰的上皮样组织细胞灶至与典型结节病无法区别的充分发育的互相分离或融合的肉芽肿。可出现纤维素样坏死，少数和早期干酪样坏死相似。铍中毒与结节病的鉴别十分困难。铍接触史非常重要，此外要依靠皮肤试验及分光摄像仪在组织切片或尿中显示铍的存在以确立诊断。

第三节   病毒性淋巴结炎

一、传染性单核细胞增多症

传染性单核细胞增多症是以发热、淋巴结肿大、血液里出现非典型淋巴细胞为特征的全身性疾病。血清学检查可以发现嗜异性抗体（可使绵羊红细胞凝集）和 EB 病毒抗体。1968年已经确定 EB 病毒和本病的关系。

（一）临床表现

发病年龄自婴儿至老年，但多见于青少年，两性无差异。潜伏期 4~8 周。以不适和咽痛为前驱，随之淋巴结肿大。虽然累及全身淋巴结，但以颈淋巴结（尤下颌角）最为明显。此外还可能出现脾肿大、黄疸、腹痛等。血液白细胞增多，可达 $20 \times 10^9/L$，其中非典型淋巴细胞占 60%，甚至以上。绝大多数呈良性，自限性经过。个别并发脑膜脑炎、多发性神经炎、脾破裂、肝炎等。并发于性联淋巴增生性疾病、Duncan 综合征和严重联合免疫缺陷的本病预后不良，又称致死性传染性单核细胞增多症（fatal infectious mononucleosis，FIM）。一般情况下

根据临床、血液及血清学检查即可诊断,行淋巴结活检的机会不多。

（二）病理变化

肉眼所见:淋巴结中度肿大,很少超过 2cm。

光镜病变:髓质增生。滤泡小而少,互相远离,常无生发中心。淋巴窦不明显。髓质内浆细胞、淋巴细胞、免疫母细胞、组织细胞等多种细胞成分以不同比例增生。病例与病例不同,一个淋巴结的不同区域亦有差异。核分裂象和双核 / 多核巨细胞的存在会导致对霍奇金淋巴瘤的怀疑。

二、麻疹

淋巴结里最特异的病变是一种特别的多核巨细胞 -Wartin-Finkeldey 细胞（1931）的出现。见于皮疹出现后 3~5 天,即前驱期。此细胞可见于淋巴结、扁桃体等。肠系膜淋巴结的炎症和阑尾黏膜及黏膜下淋巴组织增生导致阻塞而发生腹部症状,临床上可能怀疑阑尾炎而手术治疗。

病理变化:淋巴结的改变是非特异的,表现为单纯性滤泡增生,有时伴有轻度窦组织细胞增生。其特征性改变是位于滤泡生发中心内及滤泡毗邻出现 Wartin-Finkeldey 巨细胞。该细胞境界清楚,不规则形,多核（可达数百个）,互相重叠堆积,故称“桑葚细胞”。染色质丰富。细胞大小自 20 至百余微米,甚至 400μm。胞质里可见摄入的已经死亡细胞的深染核。Wartin-Finkeldey 巨细胞不同于麻疹肺炎（巨细胞肺炎）病变里的巨细胞,后者较小,核浅染,核分散在胞质中。

三、组织细胞性淋巴结炎

组织细胞性淋巴结炎（histiocytic necrotizing lymphadenitis, HNL）, 又称坏死性淋巴结炎菊池病（Kikuchi's disease）。它的发病率不低,临床上因持续高热并淋巴结肿大而常常需要与淋巴瘤鉴别,病理上又容易误诊的一种淋巴结炎。国内对它早就有所认识,曾用名HNL、病毒性淋巴结炎等。1972 年两组日本学者 Kikuchi（菊池）等和 Fujimoto 等同时报道此病,国际上现在习惯地称为 Kikuchi 病。

（一）临床表现

本病具有十分鲜明的特点,患者以年轻人较多,女多于男。发病往往酷似“感冒”,咽痛、高热（常持续不退）,对抗生素治疗无效,随之淋巴结肿大,以颈部为最常见。极少发生全身淋巴结肿大。红细胞沉降率（血沉）加速,白细胞可正常或稍多,临床怀疑恶性淋巴瘤而决定作活检者不在少数。

个别病例可以累及皮肤、骨髓。

本病目前考虑由 EB 病毒引起,无特效药物,只能采取对症治疗,可自愈,病程长短不一,有反复发热迁延达一年以上者。极个别病例可发生在淋巴瘤之后,但尚无转变为淋巴瘤的报道。

（二）病理变化

肉眼病变:病变淋巴结境界清楚,容易剥离。一般花生米或黄豆大,鲜有＞3.0cm 者。质地柔软,可能可见黄色斑点(镜下为多数分离的病灶)。如果一组淋巴结肿大,可以只累及一个淋巴结。多数淋巴结肿大的话从不融合。

光镜病变:被膜及结周脂肪结缔组织内可见小灶坏死及小淋巴细胞浸润。病变累及淋巴结的一部或全部,半数病例坏死区大于切面的 1/2。局部结构完全消失。以富于核碎屑的凝固性坏死为特点。坏死灶常呈楔形,披萨形(pie shape),基底直达被膜。大坏死灶的中央为核碎及组织细胞,周边为淋巴细胞、免疫母细胞及少数组织细胞,中带为免疫母细胞、浆样单核细胞(浆样 T 细胞)、组织细胞和核碎的混合(图 3-5)。

组织细胞核形不规则,扭曲成结与小核裂生发中心细胞核形相似。核膜薄。吞噬有细胞碎屑(图 3-6)。有时核被所吞噬的物质推挤到一边,呈新月形,称“新月形组织细胞”,不大见于其他疾病的组织细胞。坏死灶内中性粒细胞少及新月形组织细胞在本病富有特色,是与其他组织细胞增生疾病的不同之处。

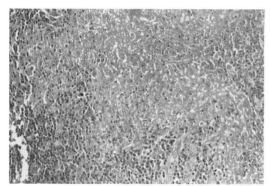

图 3-5 组织细胞性坏死性淋巴结炎

淋巴结里大量核碎的坏死灶。呈现急性炎症改变。周围无肉芽肿形成。

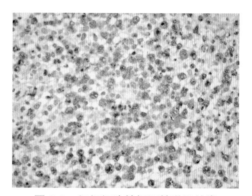

图 3-6 组织细胞性坏死性淋巴结炎
(CD 68 染色,高倍)

陷入坏死前之增生区,其中可见增生不同阶段活化淋巴细胞,组织细胞,泡沫细胞,若干巨噬细胞胞质中可见坏死细胞碎屑。(周小鸽医生提供)

浆样单核细胞在本病中诱导 T 细胞中介自身细胞毒免疫反应,在核碎灶中总能见到,可能它在坏死发生中起着关键作用。

疾病早期的活检所见可能坏死尚未出现,而只见到上述坏死灶周围的变化。

(三)鉴别诊断

HNL 可能是最容易误诊的一种淋巴结增生。因为它病变中组织细胞核形的不规则,又杂有大核的免疫母细胞和 T 区浆样细胞,并且淋巴结结构的破坏,所以容易误诊为外周 T 细胞淋巴瘤。过分地注重了免疫母细胞可能误认为霍奇金淋巴瘤。另一方面因为大片的凝固性坏死易误为无/低反应性结核。病变中如果中性粒细胞数量较多则应该考虑细菌性炎、系统性红斑狼疮(可见苏木素小体、大量浆细胞及坏死灶外的血管炎)、川崎(Kawasaki)病(更广泛的地图样坏死、坏死灶外明显的纤维素样血栓形成)等。全面认识该病病史、病变的镜下特点,并注意淋巴结的大小就不难做出正确判断。

四、人免疫缺陷病毒感染（艾滋病相关淋巴结病）

人免疫缺陷病毒（human immunodeficiency virus，HIV）感染是非常严重的传染病。淋巴结活检是诊断的重要手段。本病通过性接触、注射针头和输血等途径传播，常见于同性恋者、滥用药者和常接受输血及其他血液制品的患者（如血友病等）。传染性强，死亡率高，所以受到极大的重视。

（一）临床表现

以发热、体重减轻、腹泻、衰弱为特征。HIV 感染常常累及淋巴结，以颈部及腋下为最常见，其次为滑车上和腋窝淋巴结，临床上有"持续广泛淋巴结肿大（persistent generalized lymphadenopathy，PGL）"之称，其定义为"除 HIV 感染外无其他已知病因而发生腹股沟淋巴结以外两组或两组以上淋巴结肿大达 3 个月以上者"。

（二）病理变化

肉眼病变：淋巴结肿大程度不等，常见蚕豆至鸽卵大，有时如手指样，可长达 7cm。

镜下病变：滤泡增生，增大，形态不规则。外套层小淋巴细胞层次减少，甚至消失（"裸滤泡"），导致滤泡境界不清（图 3-7）。生发中心指突细胞增生或它所形成的网络局部破坏，外套层小淋巴细胞侵入，局部出血（滤泡溶解）。严重时生发中心成碎片状。副皮质区的改变不明显，仅见散在免疫母细胞。浆细胞增生显著，可见于髓索和生发中心内。边缘带（单核样 B 细胞）增生明显，形成片块（图 3-8）。淋巴结内 CD4+ 和 CD8+ T 细胞比例倒置，CD4+ T 细胞减少，CD8+T 细胞增多甚至出现在生发中心内。早期的 Kaposi 肉瘤常常出现在被膜和髓质部。如果出现成片局灶性单一性转化淋巴细胞增生，提示并发淋巴瘤。

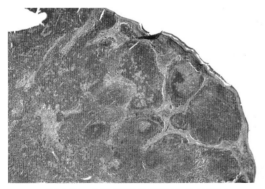

图 3-7 艾滋病相关淋巴结病（低倍）

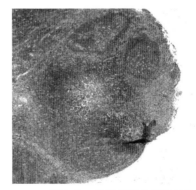

图 3-8 艾滋病相关淋巴结病（中倍）
滤泡除呈现上述特点外，滤泡周围大片边缘带细胞增生。

滤泡增生，增大，形态不规则。外套层小淋巴细胞层次减少，甚至消失（"裸滤泡"），导致滤泡境界不清。生发中心指突细胞增生或它所形成的网络局部破坏，外套层小淋巴细胞侵入，成灶（图 3-9）。局部出血（"滤泡溶解"）。严重时生发中心成碎片状。边缘带（单核样 B 细胞）增生明显，形成片块状（图 3-10）。

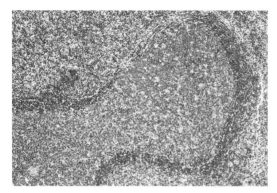

图 3-9　艾滋病相关淋巴结病

滤泡增生增大。形状不规则如哑铃状。外套层不完整,部分区域缺失。

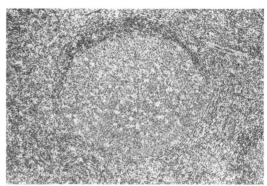

图 3-10　艾滋病相关淋巴结病

滤泡增生增大。图片下半部外套层缺失。

　　HIV 病毒特异地结合到 CD4 分化抗原上导致 CD4 淋巴细胞遭破坏,数量降低,免疫系统严重失调。进而引发感染(卡氏肺囊虫肺炎及其他机遇性感染)和肿瘤(Kaposi 肉瘤及淋巴瘤),称为获得性免疫缺陷综合征(AIDS),多在短期内死亡(图 3-11~ 图 3-15)。

　　进入 AIDS 阶段后淋巴结表现为复旧性变化,组织疏松,淋巴细胞减少,毛细血管增生,可与"免疫母细胞性淋巴结肿大"相似。有时并发霉菌及非典型分枝杆菌感染,发生反应非常微弱的淋巴结炎。AIDS 淋巴结改变是非特异的,必须结合血清学检查结果才作诊断。

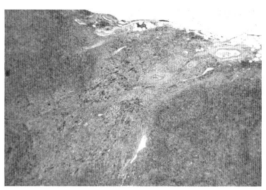

图 3-11　淋巴结之卡波西肉瘤

淋巴结从被膜向淋巴结内延伸,间隔增宽。其中可见大量不规则毛细血管。多数没有形成成熟之管腔。淋巴结实质内滤泡增生扩大,外套层不完整或消失。

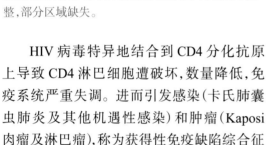

图 3-12　卡波西肉瘤

由内皮细胞无序排列而成,形成不完整管腔,其中可见少数红细胞。内皮细胞分化良好,并不具备恶性特征,这是和血管肉瘤不同之处。

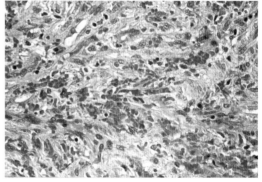

图 3-13　卡波西肉瘤(高倍)

肿瘤为梭形丰满的内皮细胞构成,异型性不明显。有些部位形成裂隙。发育不全的毛细血管管腔。间质内少量淋巴细胞浸润及出血。

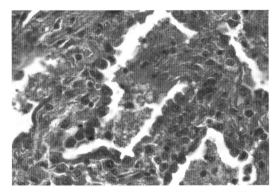

图 3-14 艾滋病继发卡氏肺囊虫肺炎(高倍)
肺泡上皮细胞增生,增大。肺泡内充满泡沫状无定
形物质和组织细胞碎屑。其中不乏卡氏肺囊虫虫
体,但在 HE 染色下不能确定。

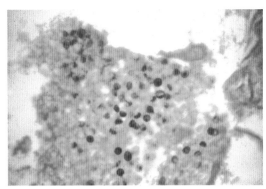

图 3-15 艾滋病继发卡氏肺囊虫肺炎(高倍,六胺
银染色)
肺泡内大量巨噬细胞,其胞质内吞噬的囊肿型卡氏
肺囊虫呈黑色,圆形,个别小体其中可见一黑色小
点,一侧为新月晕。

五、人疱疹病毒 -8(Human Herpesvirus-8,HHV-8)感染

HHV-8 是一种新认识的人疱疹病毒。它可在经典的 Kaposi 肉瘤及伴随于 AIDS 和地方性 Kaposi 肉瘤活检中检出,因此又称 Kaposi 肉瘤病毒(Kaposi's sarcoma virus,KSV)。后来又发现在 AIDS 相关的体腔积液 B 细胞淋巴瘤、器官移植导致免疫缺陷引起的各种增生性非 Kaposi 肉瘤皮肤病变以及多中心性 Castleman 氏病和血管免疫母细胞性淋巴结肿大等检出,说明 HHV-8 可能潜伏在感染细胞中,在 AIDS 相关疾病和医源性免疫抑制下被激活。

(一)临床要点

表现为淋巴结肿大,无发热及其他全身症状。肝脾不大。

(二)病理变化

淋巴结活检显示滤泡显著增生,生发中心巨大,外套层变薄甚至部分消失。生发中心可融合而成不规则地图形,其中吞噬细胞增多,"天星现象"显著。与增生滤泡共存,可见复旧的滤泡(生发中心里只有 CD21+ 的齿突细胞)。滤泡间毛细血管增生,还可见增生的单核样 B 细胞片块。

六、巨细胞病毒淋巴结炎

巨细胞病毒是一种疱疹病毒。它主要感染淋巴结窦内皮细胞和髓质的网状细胞。这些细胞核内及胞质内出现包涵体。核内包涵体直径 8~10μm,开始呈嗜苏木素,后来嗜伊红性。其周围有一透明晕,故呈特征性的"鹰眼状"。浆内包涵体较小,直径仅 0.5~3.0μm。

巨细胞病毒感染往往伴随卡氏肺囊虫感染,两者的病变可同时出现在淋巴结中。

七、水痘 - 带状疱疹病毒淋巴结炎

水痘和带状疱疹是由同一种病毒——水痘疱疹病毒(herpesvirus varicellae),所致。两者都有浅淋巴结肿大。水痘时淋巴结肿大是广泛性的。带状疱疹只限于区域性淋巴结肿大,

并且临床上可能不表现,而只在皮肤局部的破坏性病变明显时,如继发细菌感染才出现。

水痘的淋巴结炎主要继发于皮肤广泛的水疱和脓疱。带状疱疹淋巴结炎也是由于继发链球菌及葡萄球菌继发感染所致。偶尔个别病例淋巴结及扁桃体出现相似于麻疹的多核巨细胞,更少见的情况下在窦内皮细胞和淋巴索的免疫母细胞内出现核内包涵体。

第四节　寄生虫性淋巴结炎

一、弓形虫性淋巴结炎

弓形虫(toxoplasma-gondii)是一种属于球虫目的寄生虫,可感染多种动物,特别是家猫、野猫、兔和犬等。在这些动物的肠道里形成"卵母细胞(oocyst)",随粪便排出。对动物,包括人,具有高度感染性(通过污染的食物)。人的感染主要通过吃了污染的生肉或猫粪而发生。

弓形虫的"组织型"(增殖型)大小为 $3\mu m \times 6\mu m$,弓形(柳叶刀状),半月形或卵圆形的小体。小体内有一个嗜苏木素并 PAS(+)的核。"包囊型"大小为 $30\sim100\mu m$ 圆形,囊内有大量 PAS(+)的"核"。当囊破裂时,其中的小体释放到组织内,成长为"增殖型"。进一步感染其他细胞。

(一)临床表现

弓形虫感染一般并不致病,常为"亚临床"的。然而在胎儿、婴儿和免疫抑制者可以致死。它有若干临床类型。在一般成人的急性感染常表现为淋巴结炎,伴随或不伴发热,与淋巴瘤、病毒性淋巴结炎相似。在婴儿、儿童可表现为肺炎、肝病、心肌炎等重症热病型。母亲妊娠早期感染可能导致新生儿黄疸、肺炎、心肌炎、脑炎等而致死胎。新生儿感染可引起脑积水、发育障碍、抽搐、耳聋等。慢性者可表现为视网膜 / 脉络膜炎而失明。

弓形虫淋巴结炎以女性稍多。颈后三角淋巴结最常见,常为单侧,其他淋巴结亦可累及。除淋巴结肿大以外,一般无其他症状。

(二)病理变化

光镜病变:淋巴结的结构仍保存。滤泡明显增生,境界不清。生发中心扩大,呈圆形或稍不规则(哑铃状或互相融合),其中可见大量核分裂象和着色小体。滤泡间区毛细血管充血,上皮样组织细胞增生,成片或形成小团(一般少于 20 个细胞)。这些小团靠近生发中心,并可存在于生发中心内。组织细胞不形成境界清楚的肉芽肿,而且没有多核巨细胞。单核样 B 细胞也显著增生,分布在淋巴窦旁及滤泡周围(图 3-16,图 3-17)。

淋巴结病变是非特异的,如果能够找到病原体则可确立诊断,但是找到的机会极少。实际工作中常常参考血清学测定(Sabin-Feldman 染料试验或 IgM 免疫荧光抗体试验等)结合组织学改变而作诊断。需要鉴别的疾病有:①结节病、分枝杆菌感染和原发性 / 继发性梅毒。这些疾病中组织细胞不出现在滤泡的边缘和滤泡内。②免疫母细胞性淋巴结肿大。③利什曼原虫病。它和弓形虫淋巴结炎上皮样组织细胞都可以扩展到生发中心内,但是利什曼原虫病往往有多核巨细胞存在,而且在组织细胞的胞质里可找见利什曼 - 多诺梵(Leishman-Donovan)小体。④Lennert 淋巴瘤和淋巴细胞为主型霍奇金淋巴瘤。病变中一般不出现反应性滤泡。在淋巴细胞为主型 Hodgkin 淋巴瘤至多在病变周围受压的未累及组织里可见个别滤泡。⑤HIV 感染。本病可见单核样 B 细胞增生,但无组织细胞增生团。

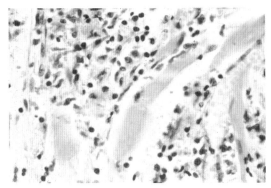

图 3-16　弓形体心肌炎(中倍)
心肌间质水肿伴有大量单核细胞、淋巴细胞、少数中性白细胞浸润。

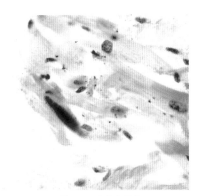

图 3-17　弓形体心肌炎(高倍)
在心肌纤维内找到弓形虫体。

附：匹林格淋巴结炎(Piringer's lymphadenitis,1953)

弓形虫淋巴结炎与匹林格淋巴结炎不能相等同。匹林格淋巴结炎是淋巴结炎的一种特殊类型,它以单核样 B 细胞增生和灶性上皮样组织细胞为特征。其中至少包括弓形虫淋巴结炎和传染性单核细胞增多症病变的变化幅度很大,某些传单病例的病变可和弓形虫淋巴结炎相似,也许还含有李斯特杆菌病。究竟是弓形虫性淋巴结炎还是传染性单核细胞增多症,组织形态无法区别,有赖于血清学反应。

二、黑热病的淋巴结改变

利什曼原虫是一种细胞内寄生虫,感染网状内皮系统的细胞。主要有两型:内脏型和皮肤型。内脏型者利什曼原虫感染全身网状内皮系统的细胞,以肝、脾明显肿大为典型的临床表现。皮肤型感染限于皮肤及皮肤黏膜交界处。淋巴结的累及见于内脏型,作为单核 - 巨噬细胞系统感染的一部分。皮肤型时可由于皮肤病变溃疡和继发感染导致非特异性炎而引流区淋巴结肿大。细胞内的利 - 杜氏小体直径 3~4μm,圆形或卵圆形。在 HE 染色切片很容易看到。其形态和组织胞浆菌及新型隐球菌相似,但利 - 杜氏小体 PAS 染色阴性,六胺银染色也阴性而有别于两者。

(一)临床表现

发热、衰弱、消瘦、肝脾肿大伴有皮肤色素沉着。淋巴结肿大的程度不等,随各流行地区而异。通常从骨髓涂片、肝脾穿刺中发现原虫而获诊断。除非显著肿大,一般不做淋巴结活检。

（二）病理变化

特征性改变为淋巴窦及髓质中巨噬细胞的胞质里可见大量利什曼原虫。浆细胞显著增生伴有 Russell 小体和嗜酸性蛋白结晶。偶尔出现多核巨细胞。有时髓质的巨噬细胞变成上皮样，呈现类似于非干酪性结核或结节病的图像。除了利 - 杜氏小体的存在外，小团上皮样细胞也需要和弓形虫淋巴结炎鉴别。

三、丝虫病

（一）临床表现

在我国人体寄生的是班氏丝虫和马来丝虫两种。其成虫寄生在淋巴管中，引起淋巴管炎，导致阻塞性纤维化和淋巴水肿；所谓象皮肿病即其临床表现。阻塞性淋巴管炎使其阻塞远侧的淋巴结发生淋巴窦进行性扩张。有时成虫进入淋巴结，在组织切片上很容易鉴别。成虫周期性产生微丝蚴进入外周血，发生微丝蚴血症。此时全身淋巴结均可受感染，引起淋巴结炎。

（二）病理变化

一般微丝蚴不引起明显的组织反应，或许仅呈非特异性改变。有些则淋巴结增大、滤泡增生、浆细胞增生浸润并伴有大量嗜酸性粒细胞。最为引人注目者是形成嗜酸性脓肿，有时其中可以见到微丝蚴。死亡的虫体周围可表现为结核样肉芽肿或虫体处于嗜酸性玻璃样免疫球蛋白复合物之中。

四、其他寄生虫病性淋巴结炎

其他寄生虫病，诸如疟疾、锥虫病、阿米巴、蛔虫病、蛲虫病、血吸虫病等都可引起淋巴结炎症，详见寄生虫相关专著。

参考文献

1. LUPPI M, BAROZZI P, MAIORANAA, et al. Human herpes virus-8 DNA sequences in human immuno-deficiency virus-negative angioimmunoblastic lymphadenopathy and benign lymphadenopathy with giant germinal center hyperplasia and increased vascularity [J]. Blood, 1996, 87: 3903-3909.
2. AMIN HM, MEDEIROS LJ, MANNING JT, et al. Dissolution of the lymphoid follicle is a feature of the HHV8+ variant of plasma cell Castleman's disease [J]. AM J SurgPathol, 2003, 27: 91.
3. YOSHINO T, MANNNAMI T, ICHIMURA K, et al. Two cases of histiocytic necrotizing lymphadenitis (Kikuchi-Fujimoto's disease) following diffuse large B-cell lymphoma [J]. Hum Pathol, 2000, 31: 1328-1331.
4. PIRINGER-KUCHINKA. Eigenartigermikroskopischer Befundan excidierten Lymphknoten [J]. Verh Dtsch Ges Pathol, 1953, 36: 1359-1362.
5. PIRINGER KA, MARTIN I, THALHAMMER O. Uber die vorzuglichcerviconuchale Lymphadenitis mitkleinherdiger Epitheliod-zellwucherung [J]. Virchows Arch (Pathol Anat), 1958, 331: 522-535.

第四章

特殊的淋巴结增生性疾病

众多淋巴结增生性疾病中一部分形态具有显著特点,并受到学者特别重视的重要疾病归在"特殊的淋巴结增生性疾病"中。

第一节 Castleman 病

1956 年 Castleman 等在研究胸腺肿瘤时发现一些病例无论临床、大体、镜下及 X 线片都与来自胸腺的肿瘤很像,但是其实并非来自胸腺,而且也不是真性肿瘤,作者以"局限性纵隔淋巴结增生"(localized mediastinal lymph node hyperplasia)为题发表。他们之所以怀疑来自胸腺是因为肿块部位常在胸腺附近,而且镜下具有 Hassall 小体样结构。然而深入推敲:①大多肿块邻近于气管/支气管树淋巴结的部位,而不是前上纵隔,心包的前面通常胸腺的位置;②如作角蛋白染色,这些"Hassall"小体是阴性的(Hassall 小体应阳性);③胸腺瘤一般只有个别能在肿瘤的周边找到一些 Hassall 小体。所以本病不是来自胸腺。同时,本病淋巴结结构没有破坏,也没有非典型的细胞成分存在,因此它并非一种真性肿瘤。对于当时认为本病局限于纵隔的观点,后来认识到本病可以累及众多部位,包括纵隔外淋巴结以及原来没有淋巴结的部位(如胸壁、肢体的软组织内),纵隔内病变只占 71%,而且还可以"多中心性发生"。考虑到有时发生于结外,而且镜下可以没有淋巴结的结构,有人认为它是一种"错构瘤"或"迷离瘤"。由于它既不限于淋巴结,而且又不是真性肿瘤,所以上述许多同义词都不完全妥帖,现在还以"Castleman 病"来命名较为合适,又称血管滤泡性淋巴结增生、巨大淋巴结、血管瘤性淋巴样错构瘤、淋巴结错构瘤、Castlemen 淋巴结增生、Castleman 淋巴瘤等。

(一)临床要点

发病年龄自 8~70 岁,性别无差异。可分为三型:①透明血管型:本型占 91%。常位于纵隔。往往无症状而在体检中发现,或仅有轻度的压迫气管症状。切除可以痊愈。②浆细胞型:约占 10%,不一定限于纵隔,可发生于肠系膜、后腹膜等处。常伴有出汗、发热、疲乏、体重减轻等全身症状。并合并贫血(顽固性低色素性贫血)、红细胞沉降率(血沉)加快、高丙种球蛋白/低白蛋白血症,同时还可有循环抗红细胞形成因子。切除后上述症状消失。个别病例并发外周神经病变和生长迟缓。③中间型:最为少见。无症状。前两型之间的关系有下列推测：①一个疾病的两个阶段；②对同一病因的两种宿主反应；③属两种无关的临床病理单元。至今尚无定论。

（二）病理形态

肉眼病变：肿块 1.5~16cm，境界清楚，单发或多结节。

镜下病变：透明血管型者滤泡增多。其体积自小至大，分布在整个淋巴结实质，不限于皮质。其特点是可见毛细血管穿入滤泡，形成"棒糖"状构造。毛细血管管壁增厚并玻璃样变。生发中心萎缩。这种退行性转化滤泡又被形容为"焚毁（burnt-out）了的滤泡"（这是非特异的，可见于 AIDS、血管免疫母细胞性淋巴结肿大和霍奇金淋巴瘤等）。滤泡的外套层小淋巴细胞常成同心层排列，呈葱皮样。有时一个大滤泡内可有几个小生发中心（图 4-1）。滤泡间为小淋巴细胞、浆细胞、免疫母细胞、嗜酸性粒细胞等多种成分。毛细血管成网，内皮细胞增生。有时病变里可见单核样 B 细胞增生片。淋巴窦往往扩张，窦内可见增生的毛细血管穿行，十分特殊（图 4-2）。

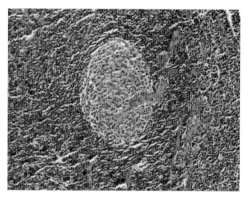

图 4-1　血管滤泡性淋巴结增生（颈淋巴结）
其特点是可见毛细血管穿入滤泡，形成"棒糖"状构造。毛细血管管壁增厚并玻璃样变。生发中心萎缩。滤泡的外套层小淋巴细胞常成同心层排列，呈葱皮样。（周小鸽医生提供）

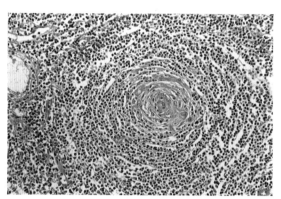

图 4-2　Castleman 瘤（中倍）
整张图片为一增生而扩大之滤泡。生发中心萎缩体积小。生发中心细胞极少。仅有少数滤泡细胞及同心排列的纤维母细胞呈早期纤维化。外套层明显增厚，小淋巴细胞排列成"行豆"样呈同心层结构。

浆细胞型的特点是滤泡间有大量成片的浆细胞浸润，杂有少数免疫母细胞、小淋巴细胞、组织细胞、毛细血管网不明显。滤泡不像透明血管型那样是小而退化的，相反都是大而增生的。浆细胞型的特点是滤泡间有大量成片的浆细胞浸润，杂有少数免疫母细胞、小淋巴细胞、组织细胞，毛细血管网不明显（图 4-3，图 4-4）。

中间型的病变以与透明血管型相似为一端，即透明血管型病变伴有局灶浆细胞增生，又以浆细胞型为另一端，即在浆细胞型的病变基础上出现数量不等的透明血管型滤泡。

（三）鉴别诊断

应包括：①一般的反应性滤泡增生。②滤泡性淋巴瘤。Castleman 病的滤泡较小，"葱皮样"构造在滤泡性淋巴瘤也不出现。③浆细胞型需与浆样淋巴细胞淋巴瘤鉴别（后者常有残留滤泡存在）。血管增生在浆细胞型 Castleman 病极明显而不见于浆样淋巴细胞淋巴瘤。必要时依靠显示浆细胞的单克隆性确定。

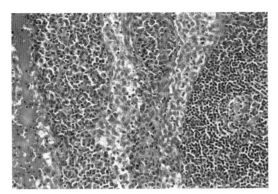

图 4-3 浆细胞型 Castleman 病（中倍）
淋巴窦仍开放，淋巴索内大量浆细胞浸润。

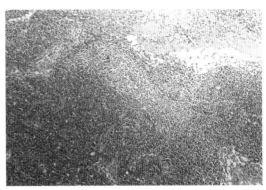

图 4-4 浆细胞型 Castleman 瘤（中倍）
图片下部为淋巴结被膜，边缘窦开放，边缘窦旁可见大片增生之单核样 B 细胞，它以核与核以等距离间隔为特征。

1956 年，Castleman 描述本病时认为它是一种良性疾病，并且常为一个孤立性肿块。20 世纪 70 年代后期开始注意到它可以多中心性发生——"多中心血管滤泡性增生"（multicentric angiofollicular hyperplasia，MAFH）。"多中心发生"者男性较多，年龄较大，平均年龄为 57 岁。多组淋巴结受累，还常有肝、脾大。伴有全身症状。红细胞沉降率（血沉）加快、贫血、血小板和白细胞减少、骨髓浆细胞增生、神经病学异常、肾功能异常、蛋白尿、低白蛋白血症、高丙球蛋白血症等。所以 MAFH 是一种重要的疾病。临床经过有四种状态：稳定—复发—侵袭—发生淋巴瘤（多数为 T 细胞淋巴瘤），卡波西肉瘤和癌等恶性肿瘤，约占 1/3。它还可伴发 POEMS 综合征（P—polyneuropathy 多发性神经病变，O—organomegaly 肝、脾肿大，E—endocrinopathy 内分泌腺病，M—monoclonal gammapathy 单克隆球蛋白病，S—skin abnormalities）、淀粉样变和肾病综合征等。病变大多为浆细胞型。浆细胞通常都是多克隆的，但曾有单克隆性的报道。DNA 分析曾在 4 例中有 3 例显示 Ig 基因克隆性重排。

第二节 血管免疫母细胞淋巴结病

20 世纪 70 年代开始报道血管免疫母细胞淋巴结病，又称血管免疫母细胞淋巴结病伴异常蛋白血症（Angioimmunoblastic lymphadenopathy with dysproteinaemia，AILD）。人们认为这是一种异常免疫反应，但是一部分病例可以演变成为肿瘤。经过后来的研究，特别是分子生物学方面的工作，现在愈来愈多的学者接受它本质上是一种 T 细胞淋巴瘤（详见第九章）。

（一）临床表现

它主要是老年疾病，几乎不见于儿童和青年。一般情况不良，呈重病状。以迅速发展伴有发热的淋巴结肿大为特征，有时肝、脾亦累及而肿大，常常伴有皮疹。发病与药物过敏具有密切关系。血液学异常往往亦颇突出，表现为溶血性贫血、嗜酸性粒细胞增多、淋巴细胞减少、血小板减少、多克隆性免疫球蛋白增高。病程急促，因并发感染或直接因淋巴瘤而死亡,死亡率高达 80%。

(二) 病理形态

淋巴结正常结构全部或大部被破坏,为多形性浸润所取代。淋巴细胞、嗜酸性粒细胞、浆细胞、浆母细胞、免疫母细胞、组织细胞等以不同的比例存在。恶性特征不明显。

与上述细胞成分增生相平行,毛细血管增生,数量增加,并有许多分支呈树枝状是本病的又一重要特点。在镀银染色及 PAS 染色中分外明显。细胞浸润间可能有嗜酸性无定形物质沉着,以前曾把它与免疫母细胞增生及毛细血管增生并列为本病的三大特征,现在认为并无重要价值。

第三节　Rosai-Dorfman 病

Rosai-Dorfman 病,又称窦组织细胞增生伴有大块淋巴结肿大(sinus histiocytosis with massive lymphadenophy, SHML),1961 年 Lennert 首先报道,后来 1969 年 Rosai 和 Dorfman 详细描述,并命名为 SHML。此后发现不少病例可发生于结外。结外淋巴组织根本不存在淋巴窦,所以用"窦"组织细胞增生症的名称就不太合适,故当前以"Rosai-Dorfman 病"的名称比较通用。

(一) 临床表现

年轻人比较多见,平均年龄 20.6 岁。1/4 病例伴随发热和全身不适。实验室检查可见低白蛋白、高丙球蛋白、红细胞沉降率(血沉)增高、轻度贫血、CD4+ 细胞和 CD8+ 细胞倒置。约 10% 病例可伴有免疫性疾病,如类风湿关节炎、溶血性贫血、肾炎等。主要特点为大块淋巴结肿大,最常发生于颈淋巴结,但各处均可发生。25%~40% 病例累及结外,其顺序为皮肤、上呼吸道、软组织、眼眶、骨、唾液腺、乳腺和中枢神经系统。

(二) 病理形态

淋巴结被膜增厚,窦扩张,大量浆细胞浸润(以髓索为主)。窦可以扩张到非常显著的程度,导致滤泡萎缩,淋巴结结构几乎消失。诊断的关键在于鉴别窦内一种富有特征性的组织细胞——胞体大,胞质丰富、粉染,核中心位、空泡状,核仁明显。S-100(+)。它们具有很强的吞噬能力。胞质中可见吞噬的淋巴细胞和其他的细胞成分,核排列在周围呈花环状。近来认为这种现象未必是"吞噬",而是淋巴细胞主动穿入组织细胞(图 4-5),"细胞穿入"(emperipolesis)。

结外病变可出现窦样图像。低倍下深染区为浆细胞和淋巴细胞,浅染区为组织细胞集中所在。诊断时如果没有想到本病,会出现相当困难,尤其当组织细胞表现为梭形,吞

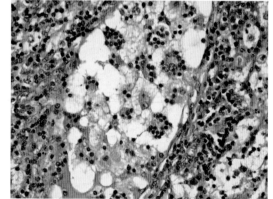

图 4-5　窦组织细胞增生伴有大块淋巴结肿大
左腹股沟淋巴结。(周小鸽医生提供)

噬又不明显时。慢性病变还可出现纤维化。

本病的组织细胞除 S-100（+）外，一些单核 - 巨噬细胞标记如 CD11c、CD14、CD33、CD68 也阳性，另一些如溶菌酶、α-AAT、α-ACT 和 Mac387 等则结果不恒定。所以它是一种巨噬细胞和指突细胞的杂交表型。它在电镜下看不到 Birbeck 颗粒，而且 CD1 阴性，所以它不是朗格汉斯细胞（Langerhans cell）。

病因至今不明，曾提出过 EBV 和 Klebsiella Sp。近年提出可能与人疱疹病毒 6 型（HHV- Ⅵ）有关。大多数病例经过一定时间可自发消退。经多年后可能局部或远处复发。少数因病变巨大并累及重要脏器，或因伴随免疫病和感染而死亡。除须手术切除者外无特殊治疗。激素、化疗、放疗等均效果不佳。

第四节　朗格汉斯细胞组织细胞增生症

朗格汉斯细胞组织细胞增生症（Langerhans cell histiocytosis, LCH）是一组原因不明，发病机制不清楚，病理过程相同但累及的范围不同，随之临床表现和器官受累带来的功能障碍各异，临床经过亦迥然不同的疾病。可自动缓解，保持稳定，或者进展复发。虽然总死亡率不高，但其致病性还是重要的。它究竟是一种真性的肿瘤，还是一种异常的免疫反应，至今还无定论。

早在 1941 年 Freber 就描述了嗜酸性肉芽肿、Hand-Schuller-Christian（H-S-C）病和 Latterer-Sewi 综合征三者具有相重叠的病理改变。1953 年 Lichtenstein 提出"组织细胞增生症 X"的名词来涵盖上述三种疾病。增生症表示一种炎症性增生反应，X 意味着原因不明，发病机制不清楚。这个概念提出以后获得普遍支持，虽对这些疾病的临床和组织学标准存在一些不同意见。

嗜酸性肉芽肿是组织细胞增生症 X 谱系中最轻的。50% 病例发生在 10 岁以下，主要见于 3 岁以上的儿童。极少数病例可以从孤立性病变发展为播散性病变。H-S-C 病主要累及颅骨（眼眶、下颌骨和乳突），以慢性进行性复发性的病变为特征，还可有皮肤、肺、视丘下部 - 垂体病变。经典的三联症——膜状骨缺损、突眼和尿崩只见于 10%~15%，多数为儿童。Letterer-Sewi 病见于婴儿和幼儿。以发热、中耳炎、肝脾及广泛淋巴结肿大、贫血、血小板和白细胞缺乏、皮肤病变、弥漫性间质性肺浸润等为特征。

一、分类

1953 年 Lichtenstein 将组织细胞增生症 X 分为：局限性组织细胞增生症 X、慢性播散性组织细胞增生症 X 和急性或亚急性播散性组织细胞增生症三类。Rappaport（1966）则分为：嗜酸性肉芽肿、慢性分化性组织细胞增生症和急性分化性进行性组织细胞增生症。加上"分化性"以有别于恶性组织细胞增生症和组织细胞淋巴瘤。上述这些类别都必须结合临床，单纯从病理改变不能肯定某种类别。1987 年组织细胞协会提出一种包含病变范围和累及部位的"朗格汉斯细胞组织细胞增生症"的病理分期系统，并且基于"组织细胞增生症

X"细胞和表皮"朗格汉斯细胞"的一致性建议把"组织细胞增生症"的名称改为"朗格汉斯组织细胞增生症"或"朗格汉斯细胞肉芽肿病"。这个新名称仍然没有表明该病的病因、发病和临床预后的多元性。

二、病变部位

由于各部位施行的活检的机会不同,实际的累及频率可能与上述数字有所不同(表 4-1)。

表 4-1　朗格汉斯细胞增生症在各器官的累及率(%)

器官	累及率(%)
骨	80
皮肤	60
肝脾淋巴结	30
骨髓	10~30
肺	25
眼眶	25
耳	20
中枢神经系统性	
不伴有尿崩症	10~20
伴有尿崩症	20~50
消化道	<5

1. **淋巴结**　它可是全身病变的一部分(特别是骨或皮肤病变的引流淋巴结),也可能是病变的唯一部位。这在镜下是不能区别的,因此不能从活检中推测是否同时存在结外病变或提示预后。在急性型,淋巴结虽然是全身性肿大,但往往只是中度肿大。在慢性型,有时可见局部的大块。大体无特殊。镜下早期表现为淋巴窦扩张,其中为增生的淋巴细胞和嗜酸性粒细胞浸润。后来淋巴结结构可完全破坏,只留下少数残存滤泡。增生淋巴细胞伴有嗜酸性粒细胞、中性粒细胞和浆细胞等弥漫浸润。嗜酸性粒细胞有时极多,形成嗜酸性脓肿。此外,还可见数量不等的多核巨细胞。

2. **骨**　骨是仅次于皮肤最常采取活检的部位。X 线片上在造血活跃的骨看到伴有疼痛的溶骨性病变是局灶性和慢性播散型朗格汉斯组织细胞增生症的特征。急性播散型在临床上骨病变常常不明显。

累及的频率以颅骨为首,依次为股骨、盆骨、胫骨、肩胛骨、脊椎和肋骨,手足的小骨是极少累及的。X 线片表现为一境界清晰的穿凿性溶骨性改变。一般主要位于髓腔,骨皮质内层也可累及。不引起骨膜反应。假若皮质受侵而且骨膜新骨形成则应除外骨髓炎和 Ewing 氏瘤。长骨病变位于骨干和干骺端,骨骺是很少累及的。

活检标本大体呈黄色,柔软伴有出血,其中可能杂有骨碴。镜下表现为炎性肉芽组织,其中朗格汉斯细胞多少不等。在数量稀少的标本应用 S-100 有助于发现。个别病例朗格汉斯细胞大量存在而其他炎症细胞数量稀少。广泛纤维化提示病变趋于愈合。本病与慢性/亚急性骨髓炎有时很难鉴别,在朗格汉斯细胞组织细胞增生症一般浆细胞比较少见。

3. **肺**　肺病变(单发或多发)大多单独存在,也可以作为全身性或多灶性疾病的一部分。后者在临床上常有急性症状,然而呼吸道症状往往并不明显。肺活检广泛开展以来,现已知肺的朗格汉斯细胞增生症比以前预想的要多,而且肺病变的存在并不像以前所认为的那样一定预后不良。

大体上表现为大小不等,有时伴有空洞形成的结节。分布在肺的中底部较多,肺尖部较少。镜下随阶段而异。早期活跃的病变主要在间质,进而累及肺泡间隔,破坏细支气管和血管,形成斑片状浸润。中央可出现坏死。急性播散型浸润比较弥漫,慢性播散型则比较局限。浸润与一般炎症无异,只是其中可见特征性的 S-100 阳性朗格汉斯细胞。然而,肺的许多疾病,尤其纤维性病变都可出现少数朗格汉斯细胞,因此在经支气管活检或灌洗液中如果只见少数朗格汉斯细胞存在时诊断本病就要分外谨慎。随着疾病进展慢性化,浸润的细胞减少,纤维组织增生,可形成星状瘢痕,以及肺气肿。支气管扩张以及胸膜下病变囊性化破裂而继发气胸。因此,朗格汉斯细胞组织细胞增生症和许多其他的肺疾病一样最后成为弥漫性非特异间质纤维化和"蜂窝肺"。

4. **皮肤**　皮肤病变容易活检,所以对早期诊断非常重要。临床上可见下列病变:①带鳞屑和渗出的皮疹,常见于头皮、面部和躯干。②紫斑,见于急性播散型,发生于手掌、足底和躯干。③丘疹黄瘤样病变,位于躯干、腋下和腹股沟。多见于慢性型。④黏膜皮肤溃疡,常见于会阴、口腔和喉,发生于局灶型和慢性型。

虽然大体表现不同,但组织病理学改变则是相同的,都累及真皮乳头和表皮。增生、浸润的细胞成分中有许多典型的朗格汉斯细胞,伴有其他的炎症细胞,嗜酸性粒细胞往往不如骨和淋巴结病变之多,浆细胞和巨细胞不常出现。表皮可广泛受侵,导致渗出、结痂、溃疡、出血等。口腔、食管等黏膜的病变与皮肤所见的相同。从皮肤活检诊断本病如果典型并不困难,但假若溃疡形成或并发感染则本病的组织学特点将被模糊。

5. **骨髓**　如果朗格汉斯细胞大片存在,诊断并不困难,但通常往往需要电镜和 CD1a 等帮助。

6. **其他**　肝、胸腺、颌骨、牙龈、眼眶、乳突、颞骨、中枢神经系统等都可累及。

三、鉴别诊断

由于病变从淋巴窦开始,所以下列疾病都需要鉴别:①恶性组织细胞增生症。本病的细胞常有恶性表现,而且呈现"噬血细胞现象"。当然后者可见于许多其他疾病。②转移瘤。尤其黑色素瘤,常侵犯淋巴窦,而且黑色素瘤 S-100 阳性,故要分外注意。③窦组织细胞增生症伴有大块淋巴结肿大。本病的组织细胞胞质很丰富,呈巨细胞,其中可见淋巴细胞穿入(emperiopolesis),偶还可见浆细胞、红细胞和中性粒细胞。核虽不小但呈良性形态。

④皮病性淋巴结炎。低倍下病变区的细胞可与朗格汉斯细胞相像,但本病主要累及副皮质区,而不是以窦为主。病变中包括三种细胞:巨噬细胞、指突网状细胞和朗格汉斯细胞。不出现嗜酸性脓肿。还可见少量黑色素。⑤噬血细胞性淋巴组织细胞增生症(hemophagocytic lymphohistiocytosis)。一部分为家族性,另一部分为非家族性、散发性。它是在免疫缺陷的基础上发生,伴随感染的一种噬血细胞综合征。病变与恶性组织细胞增生症和朗格汉斯细胞组织细胞增生症有某种程度相似。在多数器官(尤其肝、脾、淋巴结)组织细胞增生和浸润。皮肤很少累及是与朗格汉斯组织细胞增生症重要的不同点。如果累及皮肤的话,浸润位于真皮深层血管/附件的周围,比朗格汉斯细胞组织细胞增生症的浸润要深。淋巴结表现为结构破坏、淋巴细胞衰减、生发中心稀少或缺如,代之以弥漫性组织细胞浸润,其核往往不表现恶性特征,胞质内吞噬红细胞相当明显,它与嗜酸性粒细胞不明显构成了与朗格汉斯细胞组织细胞增生症相异的特点。

第五节　皮病性淋巴结炎

皮病性淋巴结炎(dermatopathic lymphadenitis),又称脂质黑色素性网状细胞增生症,是继发于皮肤疾病的淋巴结肿大。原发皮肤病包括炎症(如慢性皮炎、红皮病、抓痒症、天疱疮、苔藓等)及肿瘤(蕈样霉菌病及其他淋巴瘤)。其中尤其发生抓痒和脱屑者。

(一)临床表现

老年男性为多。发生于浅淋巴结,与皮肤病的部位相关,最常侵犯腹股沟淋巴结,其次为腋下淋巴结和颈部淋巴结。内脏淋巴结很少发生。

淋巴结肿大多于皮肤病后数周开始,个别几年甚至几十年后始发生。约5%患者末梢血嗜酸性粒细胞增高。

(二)病理形态

肉眼病变:淋巴结一般鸽卵大。切面灰白色,偶可见黑色素沉着而呈现灰褐色条纹(黑色素多量沉着部位)。

镜下病变:滤泡间区增生扩大。滤泡的改变不明显。滤泡间区占据淋巴结的一部或大部,其中的指突细胞和朗格汉斯细胞大量增生(所以在低倍下滤泡间区呈浅染区),伴有多数浆细胞和嗜酸性粒细胞浸润。组织细胞胞质中吞噬有黑色素和脂质空泡,前者量少时可用Fontana染色显示。黑色素也可游离于细胞间。

皮病性淋巴结炎可以理解为表皮的损害和破坏后,其产物(包括黑色素)经淋巴管引流到部属淋巴,刺激淋巴结而发生的一种以滤泡间区增生为主的炎症。

(三)鉴别诊断

一般困难不大。在滤泡间区占据广大区域,残存淋巴组织极少,而且因为细胞成分多样,个别免疫母细胞散在其中时可能误认为霍奇金淋巴瘤。此时搜索典型的R-S/H细胞和黑色素的存在,以及临床皮肤病史成为鉴别诊断的要点。

第六节 淋巴结噬脂性反应

由于摄入含有矿物油的食物或行淋巴结造影术，在淋巴窦内堆积大量吞噬脂类的泡沫细胞。Whipple 病亦属此范畴，详见第三章。

病理变化：淋巴窦明显扩张，充满泡沫细胞。实质内组织细胞、上皮样细胞和多核巨细胞浸润，形成类肉芽肿。此外还伴有浆细胞、嗜酸性粒细胞浸润。要注意与 Neimen-Pick 病和 Gaucher 病鉴别。

第七节 淋巴组织大量嗜酸性粒细胞浸润

这是一组淋巴结中大量嗜酸性粒细胞浸润（甚至嗜酸性粒细胞脓肿形成）的病变及疾病。它们大致可以分为反应性及肿瘤性两组。反应性嗜酸性粒细胞增多症可见于寄生虫感染、过敏性疾病、药物反应、结缔组织病等。肿瘤组包括多种造血组织肿瘤和特发性嗜酸细胞增多症（idiopathic hypereosinophilic syndrome，IHES）及慢性嗜酸性粒细胞白血病。

一、反应性嗜酸性粒细胞浸润

嗜酸性粒细胞作为某种疾病的伴随病变出现，表现为淋巴结实质内弥漫性大量嗜酸性粒细胞浸润。

1. **寄生虫性淋巴结炎** 在病变内一定能找到新鲜的、退变的或钙化的虫体和虫卵。

2. **伴随于过敏性疾病的淋巴结嗜酸性粒细胞浸润** 这是见于结节性动脉周围炎、过敏性肉芽肿、类风湿、哮喘等免疫性疾病的淋巴结改变。文献中的"变态反应性肉芽肿病""坏死性嗜酸性肉芽肿病"实属此类。

3. **淋巴结嗜酸性肉芽肿** 本病相当于"朗格汉斯细胞组织细胞增生症"中的骨嗜酸性肉芽肿，不过发生在淋巴结。除了嗜酸性粒细胞浸润外可见窦内大量增生的朗格汉斯细胞、浆细胞和巨细胞等。

4. **嗜酸性粒细胞增生性淋巴肉芽肿** 这是中国学者金显宅于 1937 年报道的疾病。具有鲜明的临床特点，病因不明。

（1）临床表现：大多数均为男性，青壮年。除累及淋巴结外，头部、四肢等软组织和腮腺区均可发生，形成结节。发展缓慢，无全身症状，不影响健康，良性经过。切除病变后切口往往奇痒。末梢血嗜酸性粒细胞增多，并血清 IgE 水平升高。

（2）病理形态：淋巴结结构保存，滤泡增生。各部分均可见大量嗜酸性粒细胞浸润。发生于软组织者淋巴组织增生，并可形成滤泡结构，伴有大量嗜酸性粒细胞浸润（图 4-6，图 4-7）。

木村病（Kimura's disease）是 1948 年日本学者 Kimura 所描述的。实际上就是金显宅等 1937 年所报道并于 1957 年再补充了 16 例发表的嗜酸性粒细胞增生性淋巴肉芽肿。所以，木村的报道晚于金氏11年,如以人名来命名的话,理应称为"金显宅病"更为确当。然而文献中Kimura病的名称已普遍采用,更名将会造成混乱。

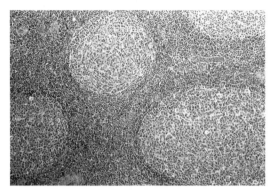

图4-6　嗜酸性粒细胞增生性淋巴肉芽肿(中倍)
淋巴滤泡高度增生,生发中心扩大,外套层完整,滤泡间淋巴细胞致密,其中可见嗜酸性粒细胞浸润。

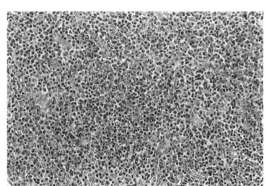

图4-7　嗜酸性粒细胞增生性淋巴肉芽肿(中倍)
滤泡间除小淋巴细胞外,可见大量嗜酸性粒细胞。

附:血管淋巴样增生伴有嗜酸性粒细胞增多症

　　血管淋巴样增生伴有嗜酸性粒细胞增多症(angiolymphoid hyperplasia with eosinophilia,ALHE),又称上皮样血管瘤(epitheliod hemangioma)。它是发生于软组织的另一种疾病,较嗜酸性粒细胞增生性淋巴肉芽肿少见,但是病变与本病相似。发病年龄较高(平均39岁,嗜酸性淋巴肉芽肿为26岁),并且并不限于男性。它也多见于面部和头皮,但病变较小(<2.0cm),不累及淋巴结及腮腺。表现为小结节或丘疹,易出血。

　　病变为血管不规则增生,和不等量的淋巴细胞浸润。鉴别两者的要点有:①嗜酸性粒细胞增生性淋巴肉芽肿的增生毛细血管为薄壁毛细血管,而ALHE的毛细血管内皮细胞肿胀,呈上皮样或组织细胞样。②在ALHE不常见滤泡形成。③ALHE病变里主要为T细胞,而嗜酸性粒细胞增生性淋巴肉芽肿为B细胞。

　　5. **肿瘤性嗜酸性粒细胞浸润**　伴随肿瘤的淋巴结嗜酸性粒细胞浸润。众多淋巴/造血组织肿瘤都可伴随反应性嗜酸性粒细胞增生并随之在淋巴结内大量嗜酸性粒细胞浸润,甚至形成"嗜酸性脓肿",嗜酸性粒细胞作为反应性成分存在,包括T细胞淋巴瘤、霍奇金淋巴瘤、急性粒细胞白血病、急性淋巴母细胞性白血病、慢性粒细胞白血病、真性红细胞增生、系统性肥大细胞增生症等。它们都存在IL-2、IL-3、IL-5以及GM-CSF等刺激嗜酸性粒细胞增生作用因子的释放。一般B细胞淋巴瘤是很少伴有嗜酸性粒细胞浸润的,但也有例外。

　　6. **非特异性嗜酸性粒细胞淋巴结炎**　在除外了上述各种疾病以及特发性嗜酸性粒细胞增多症外,少数病例无特殊病史,也缺乏显著的形态特征,则可诊断为非特异性嗜酸性粒细胞淋巴结炎。

二、特发性嗜酸性粒细胞增多症及慢性嗜酸性白血病

　　特发性嗜酸性粒细胞增多症的诊断标准为:①持续性原因不明的嗜酸性粒细胞增高

$(1.5 \times 10^9/L)$ 达 6 个月；②无前述导致嗜酸性粒细胞增多症的疾病；③各器官嗜酸性粒细胞浸润。如果符合这些标准，而且末梢血中母细胞>2% 或骨髓中占 5%~19%，外加形态学、细胞化学、细胞遗传学等支持肿瘤的异常则可诊断为"嗜酸性粒细胞白血病"。其形态学特征为骨髓中嗜酸性粒细胞及其前身显著增生，并其他细胞系列增生不良。嗜酸性粒细胞表现为核 / 浆比失调、核分叶过度或不分叶、颗粒过大或过少等。细胞化学特征为 PAS 及萘酚氯乙酸酯酶（CAE）阳性（正常的嗜酸性粒细胞都是阴性的）。细胞遗传方面显示克隆性染色体异常，还曾报道染色体 8 和 21 呈三体型。

特发性嗜酸性粒细胞增多症及慢性嗜酸性白血病两者都可以在淋巴结里大量弥漫浸润。它们的区别有时十分困难，发生率不详。男性较多。任何年龄均有发病，以 40~50 岁居多。本病累及多系统，在各器官（包括心、肺、中枢神经系统、皮肤、胃肠、肝脾等）大量嗜酸性粒细胞浸润并其颗粒释放细胞因子导致组织破坏。约 10% 病例无症状而意外发现。其他病例可能有发热、疲倦、咳嗽、血管性水肿、肌肉疼痛、瘙痒、腹泻。心内膜纤维化可导致缩窄性心肌病。

第八节　药物过敏性淋巴结炎

药物可以引起淋巴结的各种明显改变。有一些药物引起淋巴组织的萎缩，如抗淋巴细胞血清、细胞毒药物及肾上腺皮质激素等。还有一些药物诱导淋巴组织增生，呈现淋巴瘤样改变，在诊断病理方面甚为重要。其中最为重要的药物是抗惊厥类药物（hyantoin 族）。

（一）临床表现

发热、无力、皮疹、溶血性贫血、淋巴细胞减少、嗜酸性粒细胞增高，有时中性粒细胞也增高。nirvanol 是其中第一个药物，20 世纪 20 年代用来镇静和催眠，在抑制风湿性舞蹈病不自主运动方面有一定作用。它可引起与免疫母细胞性淋巴结肿大相似的表现，后来由于它的副作用不再使用了。20 世纪 30 年代后期 phentoin 开始用作抗惊厥药，至今还是最为常用的。发生副作用的比例非常高，其中淋巴结肿大和牙龈增生是最常见的表现。淋巴结肿大可在治疗两周后出现，也可在几个月以后。所有淋巴结都可受累，但以颈淋巴结为最常见。

（二）病理变化

hyantoin 族的药物引起的淋巴结病变均相似。初期表现为淋巴结结构保存，髓质多形性增生（免疫母细胞、浆细胞、嗜酸性粒细胞、中性粒细胞、双 / 多核细胞等），常可见核分裂。随病变进展多形性增生更强，部分取代淋巴结结构，并浸润包膜和小梁。可有灶性或融合的坏死。停药后可恢复正常。

（三）鉴别诊断

诊断中需要注意与霍奇金淋巴瘤鉴别。临床上观察撤去药物后的发展及牙龈的改变对诊断有助。

第九节　种痘后淋巴结炎

（一）临床表现

牛痘接种后其接种部位淋巴结稍稍肿大并伴有疼痛，见于接种部位变为水疱（约第5天）时。等到水疱结痂并愈合后，淋巴结继续肿大、疼痛，持续2~4周后消退，一般不做淋巴结活检。在诊断病理中比较重要的是接种后淋巴结肿大部分消退后又肿大（虽然疼痛已消退），并且又达到相当程度，导致临床上怀疑为淋巴瘤者，即"种痘后淋巴结炎"或"种痘后持续性淋巴结炎"。

（二）病理形态

接种后不久即淋巴结肿大者，从个别因其他疾病死亡而获得观察材料看，表现为滤泡显著增生、生发中心扩大、滤泡间免疫母细胞显著增生。个别病例其中可能找见嗜酸性的Guarnieri小体。种痘后淋巴结炎基本上与上述改变相似，但包涵体未曾在此描述过。如果没有深入地了解有接种史，而且淋巴结肿大，不位于接种部位的引流区（如接种在三角肌而淋巴结肿大，不位于腋下而出现在颈淋巴结）则不容易想到种痘后淋巴结炎，而容易误诊为霍奇金淋巴瘤。

第十节　伴随于结缔组织疾病的淋巴结炎

一、系统性红斑狼疮

（一）临床表现

约50%的患者淋巴结受累。有时淋巴结活检成为首先诊断本病的证据。颈淋巴结肿大成为本病首发临床症状者约为1.7%，全身淋巴结肿大为首发临床症状者为1%。临床上以颈淋巴结受累最常见，其次为腋下淋巴结。尸解中腹部淋巴结及纵隔淋巴结也常受累。

（二）病理形态

大多数病例的淋巴结改变是非特异的。早期表现为滤泡增生。后来出现纤维素样坏死和具有诊断意义的"苏木素小体"，并伴有广泛浆细胞浸润。纤维素样坏死常见于滤泡中心，后来则可见于淋巴结的任何部分。急性病例可出现广泛液化性坏死伴有水肿及细胞碎屑。有时坏死还波及淋巴结的血管，发生坏死性小动脉炎，后来在小动脉周围形成同心性纤维化。见于其他组织的苏木素小体亦可见于淋巴结。小体直径5~12μm，圆形或卵圆形。紫红至深蓝色，体积越大嗜苏木素性愈强。存在于坏死灶周围及淋巴窦中。偶可见苏木素小体被一个巨噬细胞或中性粒细胞吞噬，相当于体内的"红斑狼疮细胞"。苏木素小体偶可见于其他疾病，如类风湿关节炎。

二、类风湿关节炎

(一) 临床要点

本病时伴随全身性淋巴结肿大的比例很高,尤其在 Felty 综合征(类风湿关节炎、脾肿大和白细胞缺乏症)及发生于儿童相当于 Felty 综合征的 "Chauffard-Ramon-Still 综合征" 分外显著。某些年轻的女性患者腋下及腹股沟淋巴结肿大到相当的程度使临床医生怀疑是否为淋巴瘤。

(二) 病理形态

滤泡增生,增多并增大,生发中心里大量着色吞噬小体。淋巴窦显示窦性 "卡他",其中可见白细胞浸润,少数窦内皮细胞可以多核。浆细胞增生并广泛浸润。

三、淋巴结 Wegener 肉芽肿

Wegener 肉芽肿主要累及上呼吸道和肺,后期则累及肾。虽然在尸解里常能看到淋巴结的病变,但在临床上并不突出。本病的性质不明,多认为属于一种免疫性疾病。

(一) 临床表现

在鼻和上颌窦受累的病例,颈上深淋巴结和颌下淋巴结往往累及。肺有广泛病变者则常可见纵隔淋巴结累及。极个别病例在未注意到上呼吸道或肺的病变前,因淋巴结肿大而作活检看到 Wegener 肉芽肿的证据而获得诊断。

(二) 病理形态

本病最突出的改变为肉芽肿、坏死性血管炎及被膜 / 小梁的纤维素样坏死。坏死灶的大小自小结节至融合的大片。坏死与结核的干酪坏死相似,但常常散布着嗜苏木素的蓝色小点。坏死灶周围为上皮样细胞及巨噬细胞构成的窄带。巨细胞的核极其深染,似 "固缩" 状。坏死性血管炎见于淋巴结的门部和包膜。血管壁和血管邻近可见相似于肉芽肿的巨细胞。

第十一节　黏膜 - 皮肤 - 淋巴结综合征

黏膜 - 皮肤 - 淋巴结综合征(mucocutaneous lymph node syndrome,MLNS), 又称 Kawasaki 病(川崎病),于 1967 年由川崎(Kawasaki)等报道,1974 年首次见于英文文献。绝大多数是见于婴儿和儿童的急性发热性疾病,平均年龄 4.2 岁,后来发现在青年亦有发生,年龄自 7 个月至 27 岁。最早报道于日本,随后在美国、英国、韩国、希腊等国都先后发现。

(一) 临床表现

溃疡性牙龈炎、鼻炎、结合膜炎、咽炎、广泛性红斑 / 斑丘疹、手掌及脚掌水肿、手指 / 脚趾蜕皮及颈淋巴结肿大。

(二) 病理形态

淋巴结呈非化脓性炎。滤泡间区和滤泡内多灶不规则坏死。小血管壁内淋巴细胞 / 组

织细胞浸润,伴有血栓形成。MLNS 的病因不明。它是一良性自限性疾病,但有 1%~2% 病例发生致死性合并症,死于冠状动脉炎、心肌炎、心包炎、心肌梗死等。发生于疾病恢复期,发病后 3~4 周。冠状动脉全层炎症浸润并伴有坏死,相当于儿童的结节性多动脉炎。

第十二节　炎性假瘤

炎性假瘤本质上属于一种炎症。

(一) 临床表现

淋巴结肿大和发热。

(二) 病理变化

沿淋巴结被膜和小梁梭形细胞增生,呈灶状或卷涡状,常扩展到周围的软组织。小血管增生。纤维化或黏液区程度不等,伴有大量浆细胞、嗜酸性粒细胞、中性粒细胞、组织细胞等。免疫组化显示其主要成分为 T 细胞和肌特异性 actin 阳性、vim 阳性、desmin 阴性的肌纤维母细胞。

极个别细胞成分稀少的间变性大细胞淋巴瘤可呈现淋巴结炎性假瘤的形态,两者需要郑重地鉴别。前者表现为由小细胞或混合细胞构成为主要成分,疏松地分布在水肿的黏液纤维间质中,看来很像肉芽组织,包膜和小梁明显增宽。所以很像炎性假瘤。CD30+、ALK+、细胞核间变的大细胞仅偶可见,分散或成团,这是确立诊断的依据。较大的瘤细胞常常分布在小静脉周围,这个特点和患者年龄较轻常成为诊断的提示(图 4-8~ 图 4-10)。

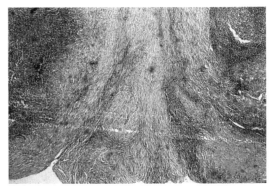

图 4-8　淋巴结炎性假瘤(低倍)

淋巴结被膜纤维组织增生高度增厚,并伸入窦质,图片左侧可见坏死灶。

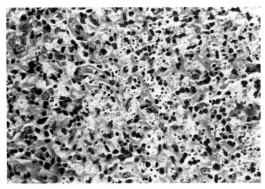

图 4-9　淋巴结炎性假瘤(高倍)

坏死区内大量核碎屑。

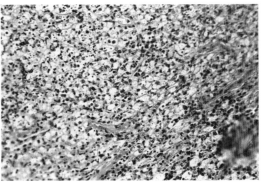

图 4-10　淋巴结炎性假瘤(中倍)

坏死内除核碎屑外,大量泡沫细胞。

第十三节　大关节置换术后引流 淋巴结窦组织细胞增生症

（一）临床表现

关节置换植入的金属人工关节在使用一定时期（1~2 年后），金属等（铬、钛、钴及聚酯）细颗粒引流至部属淋巴结会引起淋巴结窦组织细胞增生。随着关节置换术愈来愈普遍开展，此种疾病将愈趋常见。

（二）病理形态

因髋关节置换而引起的盆腔淋巴结病变一般仅 1~2cm。淋巴窦高度扩张，并扩展至滤泡间区。少数情况下淋巴结实质结构被组织细胞破坏，仅残存少数滤泡。组织细胞具有丰富泡沫状 / 细颗粒状胞质，其中可见细小之黑色颗粒。细胞膜境界清楚，圆形空泡状核，少数多核。无异型性及核分裂象。可混有少数浆细胞、嗜酸性粒细胞及中性粒细胞。

（三）鉴别诊断

要除外：①转移癌。②窦组织细胞增生症伴有大块淋巴结肿大。本病组织细胞可见特征性的"细胞穿入"现象，并且组织细胞胞质中不见并发于关节置换术的组织细胞胞质中的黑色金属颗粒。③朗格汉斯组织细胞增生症 X。本病的组织细胞可见核沟。胞质不是泡沫状而是嗜酸性。还混有嗜酸性粒细胞。S-100+。电镜下可见 Birbeck 颗粒。

参考文献 ••

1. CASTLEMAN B, IVERSON I, MEDENDEZ VP. Localized mediatinal lymph node hyperplasia resembling thymoma. Cancer, 1956, 9: 822-830.
2. WEISENBERGER DD, NATHWANI BN, WINBERG CD, et al. Multicentric angiofollicular lymph node hyperplasia: A clinicopathological study of 16 cases [J]. Hum Pathol, 1985, 16: 162-172.
3. LACHANT NA, SUN NC, LEONG LA, et al. Multicentric angiofollicular lymph node hyperplasia (Castleman's disease) followed by Kaposi's sarcoma in two homosexual men with AIDS [J]. Am J Clin Pathol, 1985, 83: 27-34.
4. HANSON CA, FRIZZERA G, PATTON DF, et al. Clonal rearrangement for immunoglobulin and T-cell receptor genes in systemic Castleman's disease: Association with Epstein-Barr virus [J]. Am J Parhol, 1988, 131: 84-91.
5. BITTER MA, KOMAIKOW, FRANKLIN WA. Giant lymph node hyperplasia with osteoblastic bone lesions and the POEMS (Takatsuki's) syndrome [J]. Cancer, 1985, 56: 188-194.
6. LUPPI M, BAROZZI P, MAIORANA A, et al. Human herpes virus 8 DNA sequences in human immunodeficiency virus-negative angioimmunoblastic lymphadenopathy and benign lymphadenopathy with giant germinal center: Hyperplasia and increased vascularity [J]. Blood, 1996, 87: 3903-3915.
7. KUNG ITM, CHAN JKC. Kimura's disease or Kimm's disease？ [J]. Am J Surg Pathol, 1988, 12: 804-805.
8. KUO TT. Kimura's disease [J]. Am J Surg Pathol, 1988, 12: 843-854.
9. URABE A, TSUNEYOSHI M, ENJOJI M. Hemangioma versus Kimura's disease: a comparative clinopatho-

logic study [J]. Am J Surg Pathol, 1987, 11: 758-766.

10. ALBORES-SAAVEDRA J, VUITCH F, DELGADO R, et al. Sinus histiocytosis of pelvic lymph nodes after hip replacement: A histiocytic proliferation induced by cobalt-chromium and titanium [J]. Am J Surg Pathol, 1994, 18: 83-90.

11. GUERRERS-MEDRANO J, DELGADO R, ALBORES-SAAVEDRA J. Signet ring histiocytoses: A disorder that mimics metastatic adenocarcinoma [J]. Cancer, 1997, 80: 277-285.

第五章

恶性淋巴瘤概述

恶性淋巴瘤严格的定义仅指淋巴细胞发生的肿瘤，但习惯上泛指淋巴网状组织发生的肿瘤，除淋巴细胞的肿瘤外还包括组织细胞及肥大细胞发生的肿瘤。

在我国它的发生率排在肺癌、乳腺癌、胃癌、肝癌、鼻咽癌、宫颈癌等之后。但随着社会经济状况的进步，其排序会发生变化。一些肿瘤的发生率降低，如宫颈癌和胃癌。另一些会上升，如肺癌。从发达国家的统计看来，恶性淋巴瘤的发病似有上升的趋势。在美国1975—2000 年增加 71%，平均每年增加 2.8%。目前为因各种肿瘤而死亡的第六位。在发病率增长最快的肿瘤中占第二位。每年新增 61 000 病例，其中 7 600 例为霍奇金淋巴瘤，53 400 例为非霍奇金淋巴瘤。按照 2014 年的《世界癌症报道》（World Cancer Report 2014），2012 年全球有 566 000 例新的淋巴瘤病例。其中 305 000 例死亡。

发病率增加的原因还不清楚，虽然一些种类淋巴瘤的病因近年来有所认识，但是不能解释发病的增加。

恶性淋巴瘤种类繁多。各种类型不但病理形态迥异，临床表现、发展经过、治疗反应和预后都有很大差别，所以实际上恶性淋巴瘤是一组肿瘤而不是一种肿瘤。其异质性表现在：①细胞来源分别来自 B 细胞、T 细胞和自然杀伤细胞、组织细胞。②各种淋巴瘤相当于 B、T 细胞不同的分化阶段。③各类别可能有不同的病因，如伯基特淋巴瘤与 EB 病毒有关、胃低度恶性黏膜淋巴瘤和幽门螺杆菌有关、成人 T 细胞淋巴瘤 / 白血病与 HTLV-I 有关。还有某些 B 细胞淋巴瘤与口眼干燥综合征等自身免疫病有关。④不同种类有其特征性分子遗传学改变。

第一节 历 史

淋巴（lymph）二字源于希腊文 "lympha"，意为 "清水"。医学领域中应用此名词始于 17 世纪的解剖学家 Bartholin，由于这种液体清澈如水故称 "淋巴"。淋巴细胞是由希腊字 "lympha"（淋巴）加 "kytos"（细胞）组合而成。1853 年 Bruche 首先描述了此细胞并应用了此名称，后来为 Paul Ehrlich 所推广。

淋巴瘤从什么年代开始出现无从查考，但以文字记载而言，普遍公认 1832 年英国伦敦 Guy 医院的内科医生 Hodgkin（霍奇金）对 7 例脾和淋巴结肿大的描述是淋巴瘤最早的记载。然而细细查阅文献,可以追溯到 1806 年法国皮肤病学家 Jean Louis Alibert 就对蕈样霉菌病作了描述,所以淋巴瘤迄今为止已有二百多年历史。姑且不论其历史价值,霍奇金的贡献是值得敬佩的。在还没有显微镜的年代,仅靠尸体解剖和肉眼观察能够作出如此详细的记录、归纳出一种疾病的特点,总结提出一个疾病单元,是医学发展长河中的一块重要的里程碑。近代对仍保存在博物馆里他所描述的 4 例材料进行研究,表明其中的 2 例为毫无疑问的霍奇金淋巴瘤,另一例为非霍奇金淋巴瘤,还有一例为炎症,可能为结核。他的同伴 Carswell 画的该病尸解所见水彩画是一幅科学与艺术完美结合的不朽佳作。霍奇金的成就也给后人树立了临床和病理相结合的典范。

在霍奇金淋巴瘤病被描述 13 年之后,1845 年 Virchow(德国)报道了第 1 例“白血病”,甚至分出“白血性”和“非白血性”两型。1863 年 Virchow 在他的著作中首先出现“淋巴肉瘤”的名词。1865 年 Wilks(英国)总共收集了 15 例发表的论文“淋巴结和脾肿大”中正式启用了“霍奇金病”一词。“恶性淋巴瘤”一词是 1871 年 Billroth 创立的。1892 年 Dreschfeld 和 1893 年 Kundrat 分别从非白血性白血病中分出一组肿瘤性淋巴细胞在相当时间里局限于淋巴系统的病例,Kundrat 称它为“淋巴肉瘤”,而且明确地把霍奇金病从非霍奇金淋巴瘤及非白血性白血病中分出来。1930 年 Roulet 等把一些大细胞并有明显核仁的淋巴瘤独立出来,并认为这种细胞与网状纤维的形成有关,称为“网织肉瘤(Retothelsarkom)”以别于淋巴肉瘤。Rappaport 等则不着重于网状纤维的生成,而认为这些大细胞实为组织细胞,故而命名为“组织细胞性淋巴瘤”。淋巴瘤家族中最后进入的重要成员是 1958 年 Burkitt 描述的 38 例累及非洲儿童颌骨肿瘤的临床、放射学和组织学所见,而如今被大家公认的“Burkitt 淋巴瘤”。它激起了广大病毒学家、流行病学家、病理学家和临床学家的兴趣。

对于 R-S 细胞,早在 1867 年 Oliver 和 Ranvier 就描述了一种“双核及多核的巨细胞”。1898 年 Sternberg 误把这种细胞归为结核病。1902 年 Reed 首先强调此巨细胞和霍奇金病的关系。

至于淋巴瘤的分类,首推 1893 年 Dreschfeld 和 Kuntrat 明确地指出淋巴肉瘤要和霍奇金病相鉴别。1941 年至 1942 年间 Gall 和 Mallory 提出了一个分类。他们将霍奇金病分为两型,非霍奇金淋巴瘤分为四型,并分出了独立的滤泡性淋巴瘤。比较成熟的分类应是 1957 年 Gall 和 Rappaport 在第 23 届美国临床病理学家协会(ASCP)的淋巴结和脾脏疾病学术讲座中提出的带有诊断标准的分类,这就是 1966 年 Rappaport 在美国武装部队病理研究所(AFIP)出版的“造血系统肿瘤”卷里 Rappaport 分类的雏形。所以直到 20 世纪五六十年代病理学教科书中淋巴瘤只有霍奇金病、淋巴肉瘤、网织细胞肉瘤和巨滤泡淋巴瘤等四种。

20 世纪 60 年代后期免疫学的进展给淋巴网状组织病理学注入了新血液,这反映在 70 年代初的大量研究成果和基于此而提出的众多“淋巴瘤分类”,出现了“万马奔腾”的局面。方法学和技术手段的革命必然会引发各门学科的飞跃。1975 年研制单克隆抗体的成功和随之大量单克隆抗体的诞生与商品化,以及标记技术的革命(酶标取代荧光标记),把 20 世纪 40 年代 Coons 所创始的荧光抗体技术大大推进了一步。免疫组化给淋巴瘤的病理诊断和研究插上了强有力的翅膀。如果说 20 世纪 70 年代以后淋巴瘤的病理学研究从形态提升到免疫学分类的水平,二三十年来主要在“分类”和认识新类型上作努力,并且在应用新分类的基础上与临床密切相联系从而获得认识补充和修正。20 世纪 90 年代开始遗传学的知识大量渗透进来,已经初露头角,不仅成为研究的重要手段,而且在诊断领域显示了它的优势。2017 年出版的《世界卫生组织造血和淋巴组织肿瘤分类》修订第四版中,一部分肿瘤已经根据其遗传学特征分类。如前 B 细胞淋巴瘤、急性髓性白血病等。

第二节　恶性淋巴瘤的分类

淋巴瘤的分类和分期是两个不同的概念。前者指病变的不同类型,后者是指某一特定类型在某一时相疾病累及的范围。某种低恶类型若已经进入晚期,仍是一个严重的临床问题,反之某种高恶类型若处于早期仍旧还有治愈的机会。

淋巴瘤分类实际上反映了对各种淋巴瘤的认识,是淋巴瘤病理学中人们历来集中研究的议题。将淋巴瘤分为霍奇金淋巴瘤(HL)和非霍奇金淋巴瘤(NHL)两类是没有异议的,因为 HL 和 NHL 有比较明显的不同。不但在组织病理学方面,HL 病变中出现形态十分鲜明的 R-S 细胞;而且往往顺序地沿着淋巴管一组一组地向淋巴结扩展,很少出现跳跃式转移;而 NHL 则不具有此特点。HL 从不出现白血病。在预后上两者也有显著的区别。

对 HL 分类目前已经比较成熟,1966 年 Rye 分类问世 60 多年来,虽有若干补充但没有重大的更改,只是对结节硬化型作了补充。1994 年"修订欧美淋巴瘤分类(REAL)"中又加入一个亚型"富于淋巴细胞的经典霍奇金淋巴瘤"。NHL 的分类则变化较大,发展也较快,经历了一条比较曲折的道路。20 世纪 70 年代以前分类的基础是 HE 染色形态学,而 20 世纪 70 年代开始在分类中引进了免疫学的概念,提出了所谓"功能性分类"。前者以 Rappaport 分类为典型代表(表 5-1)。

表 5-1　非霍奇金淋巴瘤 Rappaport 分类

结节性
淋巴细胞型,高分化
淋巴细胞型,低分化
混合细胞型(淋巴细胞和组织细胞)
组织细胞型
弥漫性
淋巴细胞型,高分化(伴随或不伴随浆样现象)
淋巴细胞型,低分化(伴随或不伴随浆样现象)
淋巴母细胞型,曲核
淋巴母细胞型,非曲核
混合细胞型(淋巴细胞和组织细胞)
组织细胞型(伴随或不伴随硬化)
伯基特淋巴瘤
未分化
不能分类
复合型

从历史上看这个分类有其进步的一面,它不仅从瘤细胞的形态而且从组织结构来分类,区别结节性和弥漫性比识别细胞的形态要容易,由此他提出了"结节性"的概念。

Rappaport 所提出的结节性淋巴瘤并非 Brill(1925)和 Symmers(1927)所描写的"巨滤泡性淋巴瘤"。他们认为"巨滤泡性淋巴瘤"是一种独立类型,当时对它的本质是肿瘤性抑滤泡性增生还不清楚。

Rappaport 没有认识到结节性淋巴瘤和滤泡中心细胞的关系,并且认为弥漫性淋巴瘤的细胞形态与相应的结节性淋巴瘤相似,所以考虑弥漫性淋巴瘤是由结节性变来的。现知并没有充分证据可证明所有的弥漫性淋巴瘤先前都有结节性阶段,而且,一些种类如高分化淋巴细胞淋巴瘤从来没有碰到过"结节性"阶段。结节性淋巴瘤在某些病人可以经过好几年,甚至最后死亡仍保留结节性的结构。结节性多见于老年(很少发生在 20 岁以下)。即使诊断时已累及多组淋巴结,预后往往仍比弥漫性好得多。按照早年统计,中位生存时间分别为 67 个月和 8 个月。

Rappaport 把免疫母细胞淋巴瘤等大细胞淋巴瘤认为来自组织细胞也是一项不足。早在 1960 年 Hungerford 及 Nowell 就已发现植物血凝素可在体外刺激淋巴细胞转化。这个事实没有被病理学家所重视。目前已经广泛接受过去的所谓"网状细胞淋巴瘤"或"组织细胞淋巴瘤"实为大细胞淋巴瘤。然而毕竟 Rappaport 分类比较简明,容易掌握,重复性高,病理类型和预后之间也反映了一定的关系,多年来受到临床学家的欢迎,20 世纪七八十年代一些国家广为采用。

20 世纪 70 年代初在免疫学取得重大进展的基础上 Lukes 和 Collins 提出了"淋巴瘤免疫功能分类"。该分类注意到淋巴细胞分为 T 细胞和 B 细胞,联想到淋巴瘤也应有 T/B 细胞之分,深化了对各类淋巴瘤的认识。现在看来该分类过于简单,许多病例不能纳入,品种不够齐全。尤其在我国 T 细胞淋巴瘤发病率高,种类繁多,Lukes 和 Collins 分类是远远不足应用的,然而它却为后来认识许多新种类提供了一个雏形(表 5-2)。

表 5-2　非霍奇金淋巴瘤 Lukes 和 Collins 分类(1974)

B 细胞	小淋巴细胞(B)
	滤泡中心细胞
	小核裂
	大核裂
	小无裂
	大无裂
	免疫母细胞(B)
	浆样淋巴细胞
T 细胞	小淋巴细胞(T)
	曲核淋巴细胞
	皮肤 T 细胞淋巴瘤(蕈样霉菌病/Sezary 综合征)
	免疫母细胞(T)
组织细胞型	
未定型细胞	

与"Lukes 和 Collins 分类"发表的同时期,德国的 Lennert 等自 20 世纪五六十年代以来长期工作的基础上提出了"Kiel 分类",在欧洲被广泛推崇和普遍应用(表 5-3)。

表 5-3　非霍奇金淋巴瘤 Kiel 分类(1974)

低度恶性
　　淋巴细胞型,慢性淋巴性白血病
　　淋巴浆细胞性 / 样(免疫母细胞瘤)
　　中心细胞型
　　中心母细胞 - 中心细胞型,滤泡性(伴随或不伴随硬化)
　　中心母细胞 - 中心细胞型,滤泡和弥漫性(伴随或不伴随硬化)
　　中心母细胞 - 中心细胞型,弥漫性
　　低度恶性淋巴瘤,不能分类

高度恶性
　　中心母细胞型
　　淋巴母细胞型
　　　　伯基特(Burkitt)型
　　　　曲核细胞型
　　　　其他(不能分类)
　　免疫母细胞型
　　高度恶性淋巴瘤,不能分类

恶性淋巴瘤,不能分类(不能分为"高度"或"低度")

复合性淋巴瘤

Kiel 分类将淋巴瘤分为低度恶性和高度恶性两大组。低恶组主要由某种"细胞"所组成(少数带有一些"母细胞")。高恶组则由某种"母细胞"所组成。概念上清晰合理。

淋巴瘤病理发展迅猛,随着"Lukes 和 Collins 分类"以及"Kiel 分类"等的相继问世,同时临床肿瘤学又日渐形成一门独立学科的情况下,就出现了哪个分类更科学、临床上更适用的问题。因此,寻求一种不仅病理上并且临床治疗及预后方面都利于交流及比较研究,并普遍都能接受和应用的分类的要求日益迫切。20 世纪 80 年代初美国国立癌症研究所组织了最著名的六种非霍奇金淋巴瘤分类的创始人举行会议,集中复习了从美国和意大利共四家医院收集的临床和随诊资料都完整的 1 175 例进行诊断比较和分析,于 1982 年形成了"非霍奇金淋巴瘤病理分类——供临床应用的工作程式"。它主要根据临床指标和 HE 形态,按各种淋巴瘤的自然进程,对治疗的反应和总体生存而综合分类(表 5-4)。

人们对此分类的评价褒贬不一。一些学者认为它未能反映从免疫学进展方面对非霍奇金淋巴瘤分为 T、B 细胞来源的重要进步,并且可能将不同细胞来源而生物行为迥异的淋巴瘤归入一类,因此是个倒退。而且制订该分类的都是西方国家,自然不能反映我国及其他亚洲国家 T 细胞淋巴瘤品种众多的事实。但是从另一方面来看,该分类沟通了几种分类所采用的名称,为交流资料和评估治疗效果提供了方便,起到了淋巴瘤世界语(lymphoma esperanto)的作用(表 5-4)。

表 5-4　非霍奇金淋巴瘤病理分类——供临床应用的工作程式

低度恶性

A　恶性淋巴瘤,小淋巴细胞

　　　　　　　　相当于慢性淋巴细胞性白血病

　　　　　浆细胞

B　恶性淋巴瘤,滤泡性,小核裂细胞为主

　　　　　　伴有弥漫区域

　　　　　　伴有硬化

C　恶性淋巴瘤,滤泡性,混合性,小核裂和大细胞

　　　　　　伴有弥漫区域

　　　　　　伴有硬化

中度恶性

D　恶性淋巴瘤,滤泡性,大细胞为主

　　　　　　伴有弥漫区域

　　　　　　伴有硬化

E　恶性淋巴瘤,弥漫性,小核裂细胞

　　　　　　伴有硬化

F　恶性淋巴瘤,弥漫性,混合性,小和大细胞

　　　　　　伴有硬化

　　　　　　伴有上皮样细胞成分

G　恶性淋巴瘤,弥漫性,大细胞

　　　　　裂细胞

　　　　　无裂细胞

　　　　　伴有硬化

高度恶性

H　恶性淋巴瘤,大细胞,免疫母细胞型

　　　　　　浆细胞样

　　　　　　透明细胞

　　　　　　多形性

　　　　　　伴有上皮样成分

I　恶性淋巴瘤,淋巴母细胞

　　　　　曲核细胞

　　　　　非曲核细胞

J　恶性淋巴瘤,小无裂细胞

　　　　　伯基特型

　　　　　伴有滤泡性区域

杂类

复合性

蕈样霉菌病

组织细胞性

髓外浆细胞瘤

不能分类

其他

随着对淋巴瘤认识的逐渐深化,免疫学和分子生物学的进展,并相继报道了许多新品种,认识到从纯形态角度的分类不完全正确;不同的淋巴瘤表现为相似的组织学改变;而且淋巴瘤中占相对比例的"结外淋巴瘤"在这些分类中也都没有包括进去。

20世纪90年代初由19位欧美血液病理学家组成的国际淋巴瘤研究组认为制定一个新分类的时机已经成熟。特别在当今新的战略性治疗措施逐渐发展和兴起的时代,如针对某些种淋巴瘤抗原表达的免疫治疗、克服分化阻滞的药物(如用于急性前髓细胞白血病的全反式视黄酸治疗)和去除驱动某些淋巴瘤生长的抗原性刺激(如胃低恶B细胞黏膜淋巴瘤采用抗幽门螺杆菌治疗)等,制定一个新的分类尤为必要。

将各种淋巴瘤与正常免疫系统的组成细胞和其分化阶段相对应地去研究分类本是最理想的方法,但是即使经过了多年的工作现在对免疫系统的认识还不足以成为淋巴瘤分类的坚实基础。因此在目前以正常淋巴细胞分化和成熟为基础的非霍奇金淋巴瘤分类还难以实现,如果勉强地去分析和归类,既不完全科学而且在实际工作中也不必要。1994年制定的欧美淋巴瘤分类(Revised European-American Classification of Lymphoid Neoplasms),简称"REAL分类",实际上是把当前形态学、免疫学和基因技术已经确立的淋巴瘤品种简单地罗列。首先将淋巴瘤分为T细胞来源、B细胞来源和霍奇金淋巴瘤三大类。T细胞和B细胞来源的非霍奇金淋巴瘤各自分为前身细胞淋巴瘤/白血病和外周细胞淋巴瘤/白血病。每大类又进一步分为"明确的"(definite)、"暂定的"(provisional)和"不能分类的"(unclassifiable)三组。其中包括"淋巴瘤"和"白血病",把白血病也包括进来的理由是不少淋巴瘤具有实体瘤和白血病两个时相。"暂定组"指那些归不进去的品种,暂不作分类。另外一些虽文献中已作了一些描述,但还缺乏足够的资料令人确信它们是明确的疾病单元,留待积累了更多资料后决定取舍,不适合于"明确组"和"暂定组"中任何一型者归为"不能分类组"(表5-5)。

REAL分类和既往的各种淋巴瘤分类一样,都反映了科学发展水平的一定历史阶段,从认识演进的长河来看REAL分类也是一个"过渡"。虽然"工作模式—WF"和"Keil分类"都各有它的局限性,但是不容忽视它容易被临床所接受并广泛被采用的事实。只要根据某种组织病理学改变就可知道属于低、中、高度而推断其临床病理经过,指导治疗方针。相对来看,REAL分类没有临床组别的划分是个缺陷,因此从临床预后和治疗上加以组合分组作补充实有必要。

有鉴于此,从1994年起召开了多次会议进行讨论。在此基础上制定"恶性淋巴瘤临床归类草案"(表5-6)。它遵循REAL中非霍奇金淋巴瘤分为B细胞和T细胞系列的原则,再将每一系列分为惰性淋巴瘤(低危)、侵袭性淋巴瘤(中危)、极度侵袭性淋巴瘤(高危)3类。此临床归类只用来大致地推断临床病程和指导治疗,并不意味必须统一的治疗策略;相反,应该在不同的种类尽量采用不同的治疗方案。

惰性淋巴瘤诊断时多在Ⅲ期或Ⅳ期,以缓慢进行的临床经过为特征,其中可能发生自发性退化,对化疗的敏感性中等,但现在的化疗水平不能达到治愈。侵袭性淋巴瘤临床上进展极快,对化疗反应中度或良好,相当比例的患者治疗后可长期无瘤生存。极度侵袭性淋巴瘤增长迅速,危及生命,但大多数病例却治疗有效,相当部分可获治愈。

表 5-5   修订欧美淋巴瘤分类（REAL,1994）

B 细胞肿瘤
　（1）前身 B 细胞肿瘤
　　　　B 淋巴母细胞白血病 / 淋巴瘤
　（2）外周 B 细胞肿瘤
　　　1. B 淋巴细胞性白血病 / 前淋巴细胞性白血病 / 小淋巴细胞淋巴瘤
　　　2. 淋巴浆细胞样淋巴瘤 / 免疫母细胞瘤
　　　3. 外套细胞淋巴瘤
　　　4. 滤泡中心细胞淋巴瘤,滤泡性
　　　　暂定细胞学分级：一级 - 小细胞,二级 - 小和大细胞混合,三级 - 大细胞
　　　　暂定亚型：弥漫性,主要小细胞
　　　5. 边缘带 B 细胞淋巴瘤
　　　　结外（黏膜相关淋巴瘤 +/– 单核样 B 细胞）
　　　　暂定亚型：结内（+/– 单核样 B 细胞）
　　　6. 暂定型：脾边缘带淋巴瘤（+/– 绒毛状淋巴细胞）
　　　7. 毛细胞白血病
　　　8. 浆细胞瘤 / 浆细胞骨髓瘤
　　　9. 弥漫性大 B 细胞淋巴瘤[*]
　　　　亚型：原发性纵隔（胸腺）B 细胞淋巴瘤
　　　10. 伯基特淋巴瘤
　　　11. 暂定型：高恶 B 细胞淋巴瘤,伯基特样
T 细胞和假设 NK 细胞肿瘤
　（1）前身 T 细胞肿瘤
　　　　T 淋巴母细胞淋巴瘤 / 白血病
　（2）外周 T 细胞和 NK 细胞肿瘤
　　　1. T 细胞慢性淋巴细胞性白血病 / 前淋巴细胞白血病
　　　2. 大颗粒淋巴细胞白血病（LGL）
　　　　　T 细胞型
　　　　　NK 细胞型
　　　3. 蕈样霉菌病 /Sazary 综合征
　　　4. 外周 T 细胞淋巴瘤,非特异性[*]
　　　　暂定细胞学类别：中细胞
　　　　　　　　　　　中大细胞混合
　　　　　　　　　　　大细胞
　　　　　　　　　　　淋巴上皮细胞
　　　　暂定亚型：肝脾 γδT 细胞淋巴瘤
　　　　　　　　　皮下脂膜炎性 T 细胞淋巴瘤
　　　5. 血管免疫母细胞性 T 细胞淋巴瘤（AILD）
　　　6. 血管中心性淋巴瘤
　　　7. 肠 T 细胞淋巴瘤（+/– 伴随肠病）
　　　8. 成人 T 细胞淋巴瘤 / 白血病（ATL/L）
　　　9. 间变性大细胞淋巴瘤（ALCL）,CD30+
　　　　　T 细胞型
　　　　　NK 细胞型

续表

      10. 暂定型:间变性大细胞淋巴瘤,霍奇金淋巴瘤样

霍奇金淋巴瘤

    (1) 淋巴细胞为主型

    (2) 结节硬化型

    (3) 混合细胞型

    (4) 淋巴细胞衰减型

    (5) 暂定型:富于淋巴细胞的经典霍奇金病

注:* 弥漫性大 B 细胞淋巴瘤及非特异外周 T 细胞淋巴瘤可能为一组肿瘤

表 5-6　恶性淋巴瘤临床归类草案(1996)

B 细胞	T 细胞
惰性淋巴瘤(低危)	惰性淋巴瘤(低危)
慢性淋巴细胞性白血病 / 小淋巴细胞淋巴瘤	大颗粒淋巴细胞白血病,T 细胞
淋巴浆细胞性淋巴瘤 / 免疫母	NK 细胞 *
细胞瘤或 Waldenstrom 巨球蛋白血症	蕈样霉菌病 /Sazary 综合征
毛细胞白血病	冒烟性和慢性成人 T 细胞白血病 / 淋巴瘤 (HTLV1+)
脾边缘带淋巴瘤	
边缘带 B 细胞淋巴瘤	
结外(MALT-B 细胞淋巴瘤)	
结内(单核细胞样)	
滤泡中心细胞淋巴瘤,滤泡性(小细胞 - Ⅰ级)	
滤泡性(大小细胞混合 - Ⅱ级)	
侵袭性淋巴瘤(中危)	侵袭性淋巴瘤(中危)
前 B 淋巴细胞白血病	前 T 淋巴细胞白血病
浆细胞瘤 / 多发性骨髓瘤	外周 T 细胞淋巴瘤,非特异性
套细胞淋巴瘤	血管免疫母细胞性淋巴瘤
弥漫性大 B 细胞淋巴瘤	血管中心性淋巴瘤
原发性纵隔(胸腺)大 B 细胞淋巴瘤	肠 T 细胞淋巴瘤
高度恶性 B 细胞淋巴瘤,伯基特样	间变性大细胞淋巴瘤
滤泡中心细胞淋巴瘤,滤泡性(大细胞 - Ⅲ级)	
极度侵袭性淋巴瘤(高危)	极度侵袭性淋巴瘤(高危)
前身 B 淋巴母细胞淋巴瘤 / 白血病	前身 T 淋巴母细胞淋巴瘤 / 白血病

续表

B 细胞	T 细胞
伯基特淋巴瘤或 B 细胞急性白血病	成人 T 细胞淋巴瘤或白血病
浆细胞白血病	

对于"REAL 分类"1997 年国际上组织了一次合作研究,收集了 1988—1990 年八国九地共 1 378 例非霍奇金淋巴瘤进行评估。结论认为在当前 REAL 分类是可以达到重复性高,分型与临床比较一致的一个分类。资料表明可将非霍奇金淋巴瘤按五年生存率分为四组。A 组:>70%,其中有滤泡性淋巴瘤、黏膜相关淋巴瘤、边缘带 B 细胞淋巴瘤和间变性大细胞淋巴瘤。B 组:50%~70%,其中有小淋巴细胞淋巴瘤、淋巴浆样细胞淋巴瘤和淋巴结边缘带 B 细胞淋巴瘤。C 组:30%~49%,其中有弥漫性大 B 细胞淋巴瘤、原发性纵隔大 B 细胞淋巴瘤、高恶 Burkitt 样 B 细胞淋巴瘤和 Burkitt 淋巴瘤。D 组:<30%,其中有 T 淋巴母细胞淋巴瘤、外周 T 细胞淋巴瘤和套细胞淋巴瘤。

结合我国实际,外周 T 细胞淋巴瘤在我国发病率明显高于西方国家,品种繁多,远非简单地划分为特殊型和非特殊型所能体现它们的个别特征。我国相当常见的鼻腔、鼻窦、咽部的 T 细胞 /NK 细胞淋巴瘤在 REAL 分类中也没有独立的地位。同时,在我国滤泡性淋巴瘤并非如此多见。所以我们在诊断工作中还应在 REAL 分类的基础上加以补充。

1994 年发表的 REAL 分类经过几年的实践以后专家们认为它是基本可行的。在征求更大范围的意见,特别是组织了有关的临床学家参与讨论后形成了"世界卫生组织的造血及淋巴组织肿瘤病理学和遗传学分类"(WHO 分类),于 2001 年正式公布。它强调应该运用所有的手段,包括形态、免疫表型、遗传特征和临床表现来进行分类。对具体某一特定肿瘤侧重某种方法,不存在一种可以泛用于各种淋巴瘤都有效的所谓"金标准"。形态总是处在关键的地位。一些疑难的病例需要免疫表型来做后盾。有些肿瘤具有特殊的免疫学特征,如果没有免疫表型的研究就不能确立诊断。还有一部分肿瘤已知伴有某种遗传学异常。虽然大多数肿瘤还不清楚,2001 年的 WHO 分类将"遗传学"一词首次写入了此分类的书名。2001 年 WHO 分类除淋巴瘤以外还应用相同的原则对髓细胞肿瘤、组织细胞 / 树突状细胞肿瘤和肥大细胞增生症作了分类(表 5-7)。

表 5-7　2001 年 WHO 造血和淋巴组织肿瘤病理学和遗传学分类

淋巴瘤及组织细胞 / 树突状细胞肿瘤	
B 细胞	T 细胞及 NK 细胞
前身细胞	前身细胞
前身 B 淋巴母细胞白血病 / 淋巴瘤	前身 T 淋巴母细胞白血病 / 淋巴瘤
成熟细胞	
慢性淋巴细胞性白血病 / 小淋巴细胞淋巴瘤	T 前淋巴细胞白血病
B 前淋巴细胞白血病	T 大颗粒淋巴细胞白血病
淋巴浆细胞性淋巴瘤	侵袭性 NK 细胞白血病
脾边缘带淋巴瘤	成人 T 细胞白血病 / 淋巴瘤

续表

毛细胞白血病	皮肤
浆细胞骨髓瘤	蕈样霉菌病
意义不明的单克隆丙球蛋白病	Sezary 综合征
骨孤立性浆细胞瘤	原发性皮肤间变性大细胞淋巴瘤
骨外浆细胞瘤	淋巴瘤样丘疹病
原发性淀粉样变	
重链病	其他结外
黏膜淋巴组织结外边缘带 B 细胞淋巴瘤	结外 NK/T 细胞淋巴瘤,鼻型
淋巴结边缘带 B 细胞淋巴瘤	肠病型 T 细胞淋巴瘤
滤泡性淋巴瘤	肝脾 T 细胞淋巴瘤
套细胞淋巴瘤	皮下脂膜炎样 T 细胞淋巴瘤
弥漫性大 B 细胞淋巴瘤	
纵隔(胸腺)大 B 细胞淋巴瘤	
血管内大 B 细胞淋巴瘤	结内
原发性体腔积液淋巴瘤	血管免疫母细胞性 T 细胞淋巴瘤
Burkitt 淋巴瘤 / 白血病	外周 T 细胞淋巴瘤,非特异性间变性大细胞淋巴瘤
恶性潜能不定的 B 细胞增生	细胞系列及分化阶段不明的肿瘤
淋巴瘤样肉芽肿病	母细胞性 NK 细胞淋巴瘤
移植后淋巴增生性疾病,多形性	

霍奇金淋巴瘤
结节性淋巴细胞为主型
经典型霍奇金淋巴瘤
结节性硬化经典霍奇金淋巴瘤
混合细胞性经典霍奇金淋巴瘤
富于淋巴细胞的经典霍奇金淋巴瘤
淋巴细胞衰减型经典霍奇金淋巴瘤

组织细胞 / 树突状细胞肿瘤
组织细胞肉瘤
朗格汉斯细胞组织细胞增生症
朗格汉斯细胞肉瘤
指状突细胞肉瘤 / 肿瘤
滤泡树突细胞肉瘤
树状突细胞肉瘤,无特殊

在这个分类中对一些诊断中的具体问题作了界定,在今后的工作便于大家遵循和统一。如霍奇金病的命名问题,在 REAL 分类中提出本病是 B 细胞的克隆性增生,因此建议更名为"霍奇金淋巴瘤"。新分类认为用"病"一词使一些患者对自己患有"淋巴瘤"概念模糊,但从传统的观点上又反对"不必要"的更改,决定两者都能应用。

经过长达 17 年以后 2017 年出版了第四版修订版,进一步加以补充(表 5-8)。

表 5-8　2017 年"世界卫生组织造血和淋巴组织肿瘤分类"第四版修订版的淋巴瘤分类

前体细胞淋巴瘤
B 淋巴母细胞白血病 / 淋巴瘤,NOS
伴有 t(9∶22)(q34.1q11..2)BCL-ABL1
伴有 t(v;11,q23.3)KMT2A 重排
伴有 t(12;21)(p13.2;q22..1)ETV6-RUNX1
伴有高二倍体
伴有低二倍体(低二倍体性 ALL)
伴有 t(5;14)(q31.1;q32.1),IGH/IL3
伴有 t(1;19)(q23;p13.3);TCF3-PBX1
BCR-ABL1 样
伴有 iAMP21
T 淋巴母细胞白血病 / 淋巴瘤
早 T 前体细胞淋巴母细胞白血病
NK 淋巴母细胞白血病 / 淋巴瘤 #

成熟 B 细胞淋巴瘤
慢性淋巴细胞白血病(CLL)/ 小淋巴细胞淋巴瘤
单克隆 B 淋巴细胞增生症,CLL 型
非 CLL 型
B 前淋巴细胞白血病
脾边缘带淋巴瘤
毛细胞白血病
脾 B 细胞淋巴瘤 / 白血病,不能分类 #
脾弥漫红髓小 B 细胞淋巴瘤 #
毛细胞白血病型 #
淋巴浆细胞淋巴瘤,Waldentrom 巨球蛋白血症
IgM 单克隆球蛋白病,意义不明
重链病
μ 重链病
γ 重链病
α 重链病
浆细胞瘤
非 IgM 单克隆球蛋白病,意义不明
浆细胞骨髓瘤
骨孤立性浆细胞瘤
骨外浆细胞瘤
单克隆免疫球蛋白沉着病
原发性淀粉样变
轻链和重链沉着病
黏膜相关淋巴组织的结外边缘带淋巴瘤(MALT 淋巴瘤)
淋巴结边缘带淋巴瘤
儿童淋巴结边缘带淋巴瘤 #
滤泡性淋巴瘤
原位滤泡淋巴瘤

续表

十二指肠型滤泡性增生

睾丸滤泡性淋巴瘤

儿童型滤泡性淋巴瘤

大 B 细胞淋巴瘤伴有 IRF4 重排 #

原发性皮肤滤泡中心淋巴瘤

套细胞淋巴瘤

原位套细胞淋巴瘤

弥漫性大 B 细胞淋巴瘤（DLBCL）,NOS

生发中心 B 细胞亚型

活化 B 细胞亚型

富于 T 细胞 / 组织细胞大 B 细胞淋巴瘤

中枢神经系统原发性 DLBCL

原发性皮肤 DLBCL,腿型

EBV 阳性 DLBCL,NOS

EBV 阳性黏膜皮肤溃疡 #

DLBCL 伴有慢性炎症

伴有纤维素弥漫性大 B 细胞淋巴瘤

淋巴瘤样粒细胞瘤病。1,2 级

淋巴瘤样粒细胞瘤病,3 级

原发性纵隔（胸腺）大 B 细胞淋巴瘤

血管内大 B 细胞淋巴瘤

ALK 阳性大 B 细胞淋巴瘤

浆母细胞淋巴瘤

原发性体腔积液淋巴瘤

多中心 Castleman 病

HHV8 阳性 DLBCL,NOS

HHV8 阳性嗜生发中心淋巴增生性疾病

Burkitt 淋巴瘤

Burkitt 样淋巴瘤伴有 11q 畸变 #

高级别 B 细胞淋巴瘤

高级别 B 细胞淋巴瘤伴有 myc、Bcl-2 和 / 或 Bcl-6 重排

高级别 B 细胞淋巴瘤,NOS

B 细胞淋巴瘤,不能分类,介于 DLBCL 和经典霍奇金淋巴瘤之间的特点

成熟 T 和 NK 细胞淋巴瘤

T 前淋巴细胞白血病

T 大颗粒淋巴细胞白血病

NK 细胞慢性淋巴细胞增生性疾病 #

侵袭性 NK 细胞白血病

儿童系统性 EBV 阳性 T 细胞淋巴瘤

T 和 NK 细胞慢性活动性 EBV 感染,系统型

种痘水泡病样淋巴增生性疾病

严重蚊子叮咬过敏

成人 T 细胞白血病 / 淋巴瘤

结外 NK/T 细胞淋巴瘤,鼻型

肠病伴随 T 细胞淋巴瘤

单形性嗜上皮性肠道 T 细胞淋巴瘤

肠病伴随 T 细胞淋巴瘤,NOS

胃肠道惰性 T 细胞淋巴增生性疾病 #

肝脾 T 细胞淋巴瘤

皮下脂膜炎样 T 细胞淋巴瘤

蕈样霉菌病

Sezary 综合征

原发性皮肤 CD30 阳性 T 细胞淋巴增生性疾病

　　淋巴瘤样丘疹病

　　原发性皮肤间变性大细胞淋巴瘤

原发性皮肤 γδT 细胞淋巴瘤

原发性皮肤 CD8 阳性侵袭性嗜上皮性细胞毒性 T 细胞淋巴瘤

原发性皮肤肢端 CD8 阳性 T 细胞淋巴瘤 #

原发性皮肤 CD4 阳性小 / 中 T 细胞淋巴增生性疾病 #

外周 T 细胞淋巴瘤,NOS

血管免疫母细胞 T 细胞淋巴瘤

滤泡性 T 细胞淋巴瘤

淋巴结外周 T 细胞淋巴瘤伴有 T 滤泡性辅助细胞表型

间变性大细胞淋巴瘤,ALK 阳性

间变性大细胞淋巴瘤,ALK 阴性

　　乳房植入伴随大细胞淋巴瘤 #

霍奇金淋巴瘤

　　结节性淋巴细胞为主型霍奇金淋巴瘤

　　经典型霍奇金淋巴瘤

　　　　结节性硬化经典型霍奇金淋巴瘤

　　　　富于淋巴细胞经典型霍奇金淋巴瘤

　　　　混合细胞型经典型霍奇金淋巴瘤

　　　　淋巴细胞衰减型经典型霍奇金淋巴瘤

伴随于免疫缺陷淋巴增生性疾病

　　移植后淋巴增生疾病(PTLD)

　　　非破坏性 PTLD

　　　　浆细胞增生性 PTLD

　　　　传染性单核细胞增生症 PTLD

　　　　花彩状滤泡增生

　　　多形性 PTLD

　　　单形性 PTLD

　　　经典型霍奇金淋巴瘤 PTLD

　　　其他医源性免疫缺陷伴随淋巴增生性疾病

组织细胞和齿突细胞肿瘤

　　组织细胞肉瘤

　　朗格汉斯细胞组织细胞增生症,NOS

　　　　　　　　播散性

续表

朗格汉斯细胞肉瘤

中间型齿突细胞肿瘤

交指状齿突细胞肉瘤

滤泡性齿突细胞肉瘤

纤维母细胞性网状细胞肿瘤

播散性幼年黄色肉芽肿

Erdheim-Chester 病

注:# 暂定之肿瘤单元

这个 2017 年 WHO 分类大大扩充了淋巴瘤的品种,总共列出了 124 种淋巴瘤,对淋巴瘤专业研究人员也许是必要的,然而,显而易见对一位从事外科病理诊断的医生是难以掌握的。其实其中大量品种是很少见的。本书将按照常见类型和罕见类型分别叙述。这样将有助于学习和掌握,并在实际工作中应用。

第三节　恶性淋巴瘤的分期

淋巴瘤在体内的累及范围无疑对治疗方案的选择、疗效的判断和比较各研究组的相关资料都是极其重要的。1971 年在美国 Ann Arbor 制定了霍奇金病的分期标准。它同样也适用于非霍奇金淋巴瘤。Ann Arbor 分期对霍奇金淋巴瘤已经显示了它的重要价值,而对后者的意义则比较小,因为非霍奇金淋巴瘤的预后主要取决于病理类型(表 5-9)。

表 5-9　Ann Arbor 分期标准

| Ⅰ期: 累及一区淋巴结——(Ⅰ),或单一淋巴结外器官——(ⅠE) |
| Ⅱ期: 累及两区或两区以上淋巴结,限于横膈一侧——(Ⅱ) |
| 　　　或单一淋巴结外器官加一区或二区以上淋巴结,限于横膈一侧——(ⅡE) |
| Ⅲ期: 累及横膈两侧的淋巴结——(Ⅲ) |
| 　　　伴脾累及——(ⅢS) |
| 　　　伴一个淋巴结外器官或部位——(ⅢE) |
| 　　　或后两者——(ⅢSE) |
| Ⅳ期: 弥漫累及淋巴结外部位,淋巴结肿大或不肿大——(Ⅳ) |

根据有无全身症状(共 3 项: 发热,反复超过 38.3C,盗汗和体重在 6 个月内减轻 10% 以上),再进一步分 "A"(无三项症状)和 "B"(有三项症状)。

确切的临床分期有赖于详细的临床病史、体格检查(全身淋巴结、肝、脾、睾丸、鼻咽等)、胸片、腹部 B 超和 CT、血细胞计数、血沉和骨髓检查等。如果剖腹探查作了肝及后腹膜淋巴结活检、骨髓活检和脾切除则可作出 "病理分期"。近年来由于 CT、B 超、和 MRI 等影像技术的日益普及,认为剖腹探查已不再为常规分期所必需,但在历史上曾对霍奇金淋巴瘤扩展规律的认识作出过重大的贡献;归纳起来包括下列三点:①剖腹探查发现霍奇金病时,脾往往是血行转移最早的部位。肝的转移都继发于脾的病变,没有脾的病变而出现肝转移的病例是很少的。②在腹腔淋巴结中,脾门淋巴结和腹腔淋巴结最常累及,而肠系膜淋巴结则很少累及。③脾的病变为灶性分布,因此大体检查时必须切成很薄的薄片以免遗漏。每见一处肉眼检查有怀疑的部位都应取材作切片检查。脾内病灶的数目与预后有关。一般脾重超过 400g 者几乎都有累及,但在 400g 以下者也不排除阳性的可能。

Ann Arbor 分期没有体现病变的大小,也未表明病变部位的数目;这些却又和治疗方案及预后都有密切的关系。有鉴于此,1989 年在英国 Cotwolds 召开会议,对 Ann Arbor 分期作修改补充(表 5-10)。

表 5-10 Cotswolds 会议(1989)修订 Ann Arbor 分期

Ⅰ	累及一个淋巴结区或结外某淋巴结构(如脾、胸腺、韦氏环等)	
Ⅱ	累及横膈一侧的两个或两个以上淋巴结区。累及的部位数用附缀表明(如Ⅱ-3)	
Ⅲ	累及横膈两侧的淋巴结区或结外淋巴结构	
	Ⅲ-1	伴随或不伴随脾、肺门、腹腔或肝门淋巴结累及
	Ⅲ-2	伴有主动脉旁、髂、肠系膜淋巴结累及
Ⅳ	累及超越Ⅰ期中某一结外淋巴结构的结外部位	

注:* 巨大病变以"X"表示;X:单个淋巴结或互相融合的数个淋巴结最大直径大于 10cm;纵隔肿块(在 T5-6 水平)大于胸腔内径的 1/3。

虽然应用了联合化疗不少中恶和高恶的病例被治愈,但是有些病例还是最终死亡。看来 Ann Arbor 分期对疾病程度的全面估计,病史、组织学诊断和分期可以反映一部分临床特征和经过,但是还不能完全反映长期的预后。1993 年国际非霍奇金淋巴瘤预后因素(研究)计划(The International Non-Hodgkin's Lymphoma Prognostic Factors Project)收集了美国、欧洲和加拿大 1982—1987 年间总共 2 031 例的生存统计,分析得出所谓的预后指数,它比 Ann Arbor 分期对长期预后的判断更有意义。

"国际预后指数"(IPI International Prognosis Index)来考虑。IPI 是根据临床上反映三大方面的七项指数制订和计算的。该七项标准大致如下:

1. **反映机体对强化治疗的耐受**

A 年龄。

B 骨髓累及。

2. **反映肿瘤的生长及其侵犯潜能**

A 血清乳酸脱氢酶(LDH)、血清白蛋白、β 微球蛋白水平。

B 肿瘤 Ann Arbor 分期。

C 肿瘤侵犯的部位数目(包括结内 / 外)。

3. **反映患者对肿瘤的反应**

A 有无"B"症状。

B 机体一般状态。0- 无症状;1- 有症状,但仍可走动;2- 卧床,少于半天;3- 卧床,半天或多于半天;4- 卧床,日常生活不能自理。

　　在决定淋巴瘤的分期时一定根据肿瘤存在的数目,但是需要注意有些淋巴瘤并不形成瘤块,如嗜血管性原发性大细胞淋巴瘤、原发性体腔积液淋巴瘤和肝脾 γδT 细胞淋巴瘤。

第四节　恶性淋巴瘤的病理诊断

　　在显微镜下进行病理诊断需要遵循严格的观察顺序,否则难免发生错误。第一,先看低倍,后看高倍。由外及里从淋巴结的被膜看起。被膜是否增厚,是否存在浸润,甚至被膜外是否浸润。然后再看淋巴结的实质。它的正常结构是否保存,是否部分保存,是否部分已经破坏。如果已经破坏,那么破坏区和正常区的交界结构如何,是否存有何种细胞反应。低倍下滤泡、副皮质区、淋巴窦、分别发生了什么改变。第二,观察高倍下瘤细胞形态。特别注意核染色质结构,必要时用油镜观察。

　　年龄、性别、病史是诊断十分重要的参考,然而要养成习惯,在看切片之前是不允许先看这些资料的。因为这样容易被 "先入为主" 所误导。同样在看会诊病例时不能先看前面的诊断。只有自己看切片以后,已经有了初步意见后才看上述资料,修正或肯定自己的诊断。

参考文献 ●

1. STEWART BW, WILD CP. World Cancer Report 2014, Lyon; IARC. 2015.
2. LUKES R, COLLINS R. Immunologic characterization of human malignant lymphomas [J]. Cancer, 1974, 34: 1488.
3. GERARD-MERCHANT R, HAMLIN I, LENERT K, et al. Classification of non-Hodgkin's lymphoma [J]. Lancet, 1974, 2: 406.
4. HARRIS NL, JAFFE ES, STEIN H, et al. A revised European-American classification of lymphoid neoplasms: A proposal from the International Lymphoma Study Group [J]. Blood, 1994, 84: 1361-1392.
5. HIDDEMANN W, LONGO DL, COIFFIER B, et al. Lymphoma classification-The gap between biology and clinical management is closing [J]. Blood, 1996, 88: 4085-4089.
6. ANDERSON J, ARMITAGE JO, BERGER F, et al. A clinical evaluation of the International Lymphoma Study Group Classification of Non-Hodgkin's Lymphoma: a report of the Non-Hodgkin's lymphoma classification project [J]. Blood, 1997, 89: 3909-3918.
7. HARRIS NL, JAFFE ES, DIEBOLD J, et al. Conference Report: The World Health Organization classification of neoplastic diseases of the hematopoietic and lymphoid tissues: report of the Clinical Advisory Committee Meeting, Airlid House, Virginia, November 1997. Histopathology, 2000, 36: 69-87.
8. HARRIS NL, JAFFE ES, STEIN H, et al. World Health Organization Classification of Tumours. Pathology and Genetics Tomours of Haematopoietic and Lymphoid Tissues [M]. Lyon: IARC Press, 2001.
9. SWERDLOW SH, CAMPO E, HARRIS NL, et al. World Health Organization Classification of Tumours of Haematopoietic and Lymphoid Tissues [M]. Lyon: IARC press, 2017.
10. The International NHL Prognosis Factors Project. A predictive model for aggressive non-Hodgkin's lymphoma [J]. N Engl J Med. 1993, 329 (14): 987-994.
11. KOBRICH U, FALK S, KARIHOFF M, et al. Primary large cell lymphoma of the splenic sinuses: Avariant of angiotrophic B-cell lymphoma (neoplastic angioendotheliomatosis)？ [J]. Human Pathol, 1992, 23: 1184-1187.

第六章

霍奇金淋巴瘤

霍奇金淋巴瘤,即霍奇金病。1997 年 WHO 造血和淋巴组织肿瘤分类说明中认为近年的研究已经确定本病的瘤细胞属淋巴细胞性质,故更名为"霍奇金淋巴瘤"。然而"霍奇金病"已经沿用一百余年,因此 1997 年的 WHO Airlie House 会议决定两个名称均可通用。

本瘤虽然是 1832 年英国医生 Hodgkin 所描述(图 6-1),但此病的名称 Hodgkin's Disease 却是由 Hodgkin 的学生 Samuel Wilks 为怀念他的老师于 1865 年提出的,随后为世界学者所接受。Langhans(1872)和 Greenfield(1878)首先描写了本病的组织病理学。但是详细地描写本病者公认是 Sternberg(1898)及 Reed(1902),尤其是 Reed 绘制了巨细胞的精美图画,因此现在称这种巨细胞为 Reed-Sternberg(R-S)细胞,而不称为 Langhans 和 Greenfield 细胞。

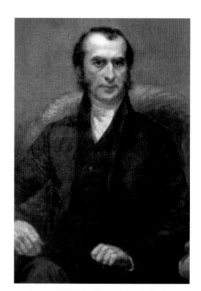

图 6-1　霍奇金(Hodgkin)像(1798 年 8 月 17 日—1866 年 4 月 5 日)

自 1832 年英国 Lee 医生代表伦敦 Guy 医院的内科医生 Hodgkin(霍奇金)以"吸收腺和脾的某些病变"(On some morbid appearances of the absorbent glands and spleen)为题的论文在内外科学会报告以来,人们对这种疾病始终怀着强烈的兴趣。首先,它的病变中出现形态非常特异的 R-S 细胞。它与全身任何细胞都毫无相同之处。其次,霍奇金淋巴瘤的病变组织中瘤细胞的数目只占整个肿瘤的百分之几,甚至千分之几,而瘤块里的其他细胞都是分化良好的小淋巴细胞、组织细胞、嗜酸性粒细胞、浆细胞等所谓"反应性成分";这在肿瘤学中成为十分奇特的现象。第三,霍奇金淋巴瘤在淋巴系统中严格地沿淋巴管路径蔓延扩散,以及从不发展为白血病等都构成了它与其他淋巴瘤不同的特点。

本病比非霍奇金淋巴瘤少得多,在淋巴瘤中约占 1/10。

第一节　霍奇金淋巴瘤的临床病理特点

一、临床

患者男性多于女性,两性之比为 2.6:1。发病年龄从幼年至老年(平均年龄为 30 岁)。往往以无痛性淋巴结肿大为首发症状,后来出现乏力、发热、盗汗、体重减轻、抓痒、贫血等全身症状。有些病例先有 1 周左右的"咽痛发热"上呼吸道感染史,随之颈(最常见)淋巴结"突然"肿大,往往还略有疼痛,因此临床上常诊断为"淋巴结炎""淋巴结结核"等而施以抗感染或抗结核治疗。经过一定时日不奏效才做活检而获诊断。少数病人起病阶段还有肿大淋巴结自动缩小的病史,使人对其肿瘤本质难以接受。

霍奇金淋巴瘤一般都从淋巴结开始,从颈淋巴结肿大为首发者约占 75%。其他依次为纵隔、腋下、腹股沟淋巴结等。从肠系膜、滑车淋巴结等发生者极少。以颈淋巴结首发并结合上呼吸道感染症状的特点,应该考虑霍奇金淋巴瘤是否与以呼吸道为侵入门户的病毒(如 EB 病毒)感染之间存在一定的关系。肿大淋巴结质地较硬、橡皮样、无痛、切面鱼肉样。

从结外(如消化道、呼吸道)淋巴组织原发的霍奇金淋巴瘤是极其罕见的;通过对过去病例的复习,发现这些结外霍奇金淋巴瘤病诊断不尽正确,其中不少实际上是非霍奇金淋巴瘤。这是因为 20 世纪 80 年代以前人们对黏膜相关淋巴组织还缺乏认识,不知道黏膜相关淋巴瘤可以出现 R-S 样的巨细胞。其他如原发于脑、骨、膀胱、卵巢等的霍奇金淋巴瘤虽文献中有个别病例报道,但其可靠性值得怀疑,尤其早期的报道病例。皮肤的霍奇金淋巴瘤需要排除那个部位皮肤的引流淋巴结是否曾经罹患霍奇金淋巴瘤,而沿淋巴管发生的逆流性扩散。

二、常规病理

病变中最具特征性者乃可见 R-S 细胞及其变异型。识别 R-S 细胞极其重要;因为众多淋巴结的炎症、反应性病变以及某些非霍奇金淋巴瘤,甚至转移癌等都可见与 R-S 细胞相似的大细胞,需要与之鉴别。实际工作中淋巴结传染性单核细胞增多症和颈部淋巴结的"大泡状核鼻咽癌转移"被误诊为霍奇金淋巴瘤者不在少数。

肿瘤细胞:

1. **诊断性 R-S 细胞**　它是一个直径 15~45μm 的巨细胞。胞质较丰富,嗜双染性。具有两个形态相同状如鹰眼的"镜影核"。核形圆或椭圆,染色质稀少。最突出者为每个核各有一巨大红染的包涵体样核仁,其边界清楚,周围有空晕围绕,有时可见核仁的两端为平头状(图 6-2)。

2. **非诊断性 R-S 细胞(R-S 细胞变异型)**

(1)多倍型(polyploid cell):细胞体积比免疫母细胞稍大。多个核膜极薄、核仁小、染色质稀少的核互相重叠。胞质透明。俗称"爆米花细胞(popcorn cell)"。主要见于淋巴细胞为主型(图 6-3)。

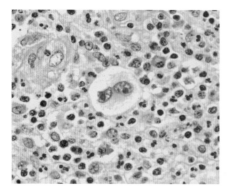

图 6-2 R-S 细胞

一个多倍体大细胞,核分为两叶,镜影样对称,核膜甚厚,巨大核仁,嗜酸性,核仁周围有一透明晕,故形容如包涵体样,胞浆嗜酸性或双染性。(周小鸽医生提供)

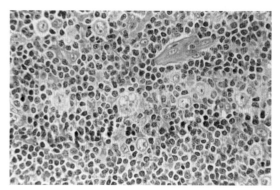

图 6-3 霍奇金淋巴瘤,多倍型 R-S 细胞

核,扭曲,折叠,染色质非常稀疏,核仁小或不明显,胞浆中等量,见于淋巴细胞和组织细胞型霍奇金淋巴瘤。多倍型 R-S 细胞和陷窝型 R-S 细胞在一定程度上比较相似。其不同点在于多倍型 RS 细胞体积较小,胞浆不若陷窝型 R-S 细胞那样丰富,核较大,但不像陷窝型 R-S 细胞那样过度分叶。

(2)陷窝型(lacunar cell):此型细胞体积比多倍型大、圆形。低倍下它在淋巴细胞为主的背景中如同骨小梁的陷窝而得名。胞质丰富,在 B-5 固定 HE 染色的切片标本中呈极浅的淡粉色,但在甲醛溶液固定标本中则因胞质收缩而成为"胞质透明"。核 1~2 个或更多、成串排列、核膜与染色质均与多倍型相似,核仁较明显。本型主要见于结节硬化型(图 6-4,图 6-5)。

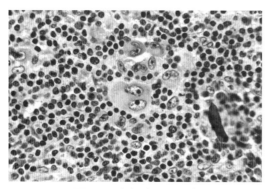

图 6-4 陷窝型 R-S 细胞

见于结节硬化型霍奇金病,此细胞具有 2 个特点:①丰富的水样透明胞浆,细胞境界清楚;②多叶的小核,核仁小至中等大。低倍镜下陷窝细胞在小淋巴细胞的背景中十分显著。犹如骨小梁中的陷窝,因而定名为陷窝细胞(Lacunar Cell)。

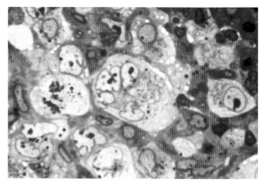

图 6-5 霍奇金淋巴瘤,陷窝细胞

树脂包埋切片。核多叶,核仁小,胞浆丰富,含少量脂质。

(3)单核型(霍奇金细胞):其形态相当于典型 R-S 细胞的一半。单个核,核的特点与典型的 R-S 细胞相同,可见于各亚型霍奇金淋巴瘤(图 6-6)。

(4)肉瘤型:细胞明显间变,大小形态不一,故称"肉瘤型"。核仁可能还保留一些 R-S

细胞的特点——较突出、红染。有时和 R-S 细胞系列的形态已相距甚远,易误认为黑色素瘤细胞。此型主要见于淋巴细胞衰减型(图 6-7)。

(5)干尸细胞(mummy cell):它是上述瘤细胞发生凋亡的结果。单个散在分布,胞质和核都收缩深染,结构不清,在低倍镜下十分注目。干尸细胞和普通的坏死细胞不同点除核浆轮廓仍可辨外,它不与周围相脱离,而且从不成片或成群出现。虽然它不是霍奇金淋巴瘤所特有的细胞,但在其他病变确很少见,因此正确地鉴认它对霍奇金淋巴瘤诊断具有相当参考价值。(图 6-8~ 图 6-10)。

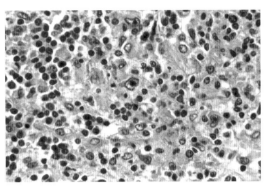

图 6-6 单核型 R-S 细胞(又称霍奇金细胞)

核空泡状而带有大的包涵体样核仁,与诊断性 R-S 细胞的不同者,只有一个核而不是互相呈镜影样对称的两个核,在各型霍奇金淋巴瘤均可出现。

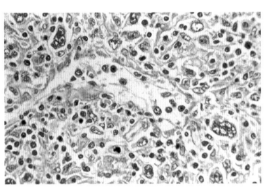

图 6-7 霍奇金淋巴瘤,肉瘤型 R-S 细胞

细胞显著异型性,核的大小,数目不一致,形状不规则,染色质也较粗糙,核仁大,见于淋巴细胞衰减型霍奇金淋巴瘤。

图 6-8 干尸细胞(低倍)

它是上述瘤细胞凋亡的结果。单个散在分布。胞浆和核都收缩深染,结构不清,在低倍下十分注目。

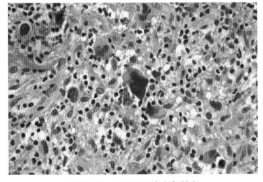

图 6-9 干尸细胞(高倍)

和普通的坏死细胞不同点除核浆轮廓仍可辨外,它不与周围相脱离,而且从不成片或成群出现。

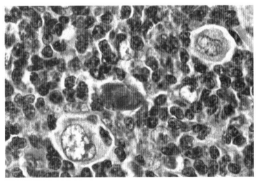

图 6-10 干尸细胞(高倍)

中间一个干尸细胞尚可见核仁。

背景成分：与肿瘤细胞相对而言的背景成分在任何肿瘤中都存在，但是霍奇金淋巴瘤的背景所占的比例及其构成的多样是全身肿瘤中所独一无二的。它可以占到肿瘤中所有细胞的绝大部分（＞99%）。其构成包括淋巴细胞、组织细胞、嗜酸性粒细胞、中性粒细胞、浆细胞和间质。淋巴细胞中大多数为小 T 细胞，其中少数活化。嗜酸性粒细胞数量可达到相当的程度。中性粒细胞大量存在和"坏死"两者一起与临床上的"B"症状相对应。浆细胞在病变里大量出现和临床上溶血性贫血相关。间质如果以无细胞性胶原为主者比细胞性非胶原的纤维化为主的预后要好。

三、免疫组化

除多倍形 R-S 细胞外，诊断性 R-S 细胞及其变异型都 CD30（＋）、CD15（＋/－），CD68（－）。由 PAX5 基因编码的产物 -B 细胞特异性活化蛋白（B cell activator protein，BSAP）阳性见于约 95% 的病例。CD20 和 CD79a 只见于少数肿瘤细胞。EMA 及 BSAP 两者阴性不同于 Ki-1（＋）大细胞间变性淋巴瘤，因此可用于霍奇金淋巴瘤和间变性大细胞淋巴瘤相鉴别。CD45（－）并且 T 细胞和 B 细胞相关抗原都阴性，这是与非霍奇金淋巴瘤的重要区别。

多倍型 R-S 细胞的表型比较特殊，CD30（＋/－），CD15（－），EMA（＋/－），并表达 B 细胞的特点，CD45（＋），CD19、CD20、CD22、CD79a 等 B 细胞相关抗原也阳性。结节性淋巴细胞为主型的背景小淋巴细胞中 B 细胞多于 T 细胞，尤其在结节里。在多倍型 R-S 细胞的周围围绕着一圈 CD57（＋）T 细胞。

EB 病毒所编码的潜伏膜蛋白（latent membrane protein，LMP）在部分病例呈阳性，其阳性率随各亚型和发病地区而异。

就总体而言霍奇金淋巴瘤的诊断主要根据 HE 切片形态；免疫组化作为辅助手段，特别在鉴别诊断中可发挥重要作用。

第二节　霍奇金淋巴瘤分类和各亚型的病理特点

虽然霍奇金淋巴瘤的组织发生还未完全肯定，但其自然发展经过，扩散方式都已非常清楚，所以对它的分类大家认识比较统一。在现代通行的 Rye 分类以前，1947 年 Jackson 和 Parker 基于认识到病变里淋巴细胞和 R-S 细胞的数量与预后的关系，把霍奇金淋巴瘤分为"副肉芽肿""肉芽肿"和"肉瘤"三型。20 世纪 60 年代初 Lukes 在复习了大量病例的基础上意识到这种经典分类的"肉芽肿型"包容的范围太大，需要进一步加以分解。他观察和描述了既往没有注意到的"陷窝细胞""L/P"细胞（即多倍型 R-S 细胞，俗称"爆米花细胞"）和间质的双折光性等镜下形态特点，从 Jackson 和 Parker 分类中分出了预后较好的"结节硬化型"和"淋巴细胞为主型"。这样修改后所剩病例成了真正的"中间型"霍奇金淋巴瘤。

1965 年在美国纽约州的 Rye 召开会议，制订了霍奇金淋巴瘤的"Rye"分类。在 Lukes 提出的分类基础上加以修改，把原来 Lukes 和 Butler 分类中的六型（淋巴细胞和 / 或组织细胞弥漫型、淋巴细胞和／或组织细胞结节型、混合细胞型、结节硬化型、弥漫纤维化型、网织细胞型）改为四型（淋巴细胞为主型、结节硬化型、混合细胞型和淋巴细胞衰减型）。Rye 分类简单明了，重复性强，临床上比较适用，得到广泛公认。但是有时对一些交界病例和一些特殊类型存在分歧与争议，还须采用 Lukes 分类中六型的提法，Rye 分类的四型还不能完全包容霍奇金淋巴瘤病理组织学的高度多样性。

病变中反应性小淋巴细胞和肿瘤性成分的不同比例是划分亚型的基础，它与疾病的发生发展有着重要的联系。小淋巴细胞多而瘤细胞少者预后好——淋巴细胞为主型。反之预后不良——淋巴细胞衰减型。介于两者之间者称为混合细胞型。除此以外，结节硬化型则在发病年龄、性别、部位和病理改变等方面都有一些独特的特点。

近二十年来生物学和临床方面的研究显示霍奇金淋巴瘤中包括两个疾病单元——结节性淋巴细胞为主型（nodular lymphocyte predominant，NLP）HL 和经典型（classical，C）HL。

两者临床表现、生物行为、组织形态、细胞背景的组成、免疫表型等都有所不同。前者的瘤细胞为多倍型 R-S 细胞，而诊断性 R-S 细胞在病变中很少或缺如；后者的瘤细胞为诊断性 R-S 细胞、单核型 R-S 细胞及陷窝细胞。NLPHL 的瘤细胞 CD15 阴性，CHL 的瘤细胞 CD15 常阳性。EMA 和 CD20 在 NLPHL 往往阳性，而 CHL 的瘤细胞则阴性；CD45 亦然。EBV 在两者也有所不同；NLPHL 常阴性，CHL 的阳性率在不同类型为 20%~70%。背景细胞成分在 NLPHL 以小淋巴细胞为主，伴有一些上皮样组织细胞；嗜酸性粒细胞、中性粒细胞都很少见，浆细胞也不常见。进行性转化生发中心可见于病变淋巴结或其他淋巴结，CHD 中不存在。

1994 年 REAL 分类中将 HD 分为结节性淋巴细胞为主型（又称副肉芽肿，NLPHL）和经典型（CHL）。经典型中再分为结节硬化型、混合细胞型、淋巴细胞衰减型和"富于淋巴细胞的经典 HD"四型。这四型虽然累及部位、临床特点、镜下有无纤维化、细胞背景的组成、肿瘤细胞的数量和非典型性程度，以及 EB 病毒的检出频率都不同，但是瘤细胞的免疫表型都是相同的（表 6-1）。

表 6-1　霍奇金淋巴瘤分类的演变

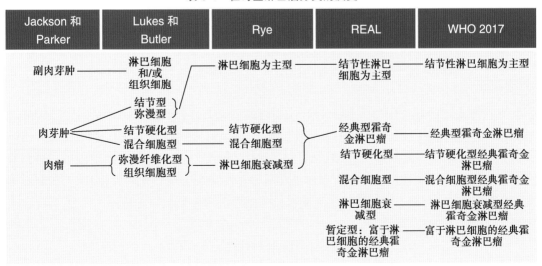

一、结节性淋巴细胞为主型霍奇金淋巴瘤

结节性淋巴细胞为主型霍奇金淋巴瘤（nodular lymphocyte predominant，NLPHL）约占霍奇金淋巴瘤的 5%。它是来自相当于滤泡中心母细胞阶段的单克隆性的 B 细胞肿瘤。过去曾将 NLPHL 分为结节性、结节性伴有弥漫性和弥漫性三类。将形成结节的面积较小而弥漫性的病变范围大于 70% 者诊断为弥漫性结节性淋巴细胞为主型霍奇金淋巴瘤。现在认为是否存在有纯的"弥漫性"病变目前尚存有疑问。看来可能是"富于 T 细胞的大 B 细胞淋巴瘤"或"富于淋巴细胞的经典霍奇金淋巴瘤"。

早在 1936 年 Rosenthal 就正确地注意到霍奇金病的预后直接和病变中淋巴细胞丰富的程度以及假结节形成的倾向相关。

（一）临床表现

男性居多，平均年龄<35 岁。很少出现全身症状，绝大多数为 I 期 A 或 II 期 A，淋巴结肿大进展缓慢，因此缺乏经验的病理医生在诊断时常常发生怀疑，尤其在病变中找不到诊断性 R-S 细胞和多倍型 R-S 细胞十分稀少时。

主要部位在颈淋巴结。其次为腋下和腹股沟淋巴结。纵隔淋巴结、脾和骨髓很少累及。预后极好，I 期和 II 期的病例 10 年生存率高达 80%。对于这些病例是否需要采取治疗尚有不同意见；可稳定在一组淋巴结多年，对治疗又有效，故很少死亡。只有 3%~5% 病例可能进展为大 B 细胞淋巴瘤及演变为弥漫性淋巴细胞为主型、混合细胞型或淋巴细胞衰减型。

（二）病理形态

淋巴结结构部分或完全破坏。淋巴结结构部分破坏时残留淋巴组织（包括淋巴滤泡及淋巴窦）被压迫至病变边缘，存在于被膜下。正常淋巴组织与病变组织之间可见一条弧形分界具有相当特征性。在 HE 染色低倍下病变结节区呈红蓝斑片状区域，相应于淋巴细胞和组织细胞比较集中的部位（淋巴细胞多的部位低倍下呈蓝色，反之组织细胞多的部位低倍下呈红色）。其结节比反应性滤泡增生及滤泡性淋巴瘤中的结节都大。淋巴细胞或组织细胞都可成为主要成分，两者都分化良好。除此以外其中可见散在分布、数量有限的多倍型 R-S 细胞。诊断性典型 R-S 细胞极难找见，可能在多达十余张切片，甚至更多，方能找到，现在已经一致认为即使找不到仍可诊断。单核型 R-S 细胞可少数存在。嗜酸性粒细胞、中性粒细胞和纤维化一般不出现。此外还可出现见于麻疹前驱期时的 Wartin-Finkeldey 细胞（图 6-11，图 6-12）。

生发中心进行性转化（progressive transformed germinal center，PTGC）是一种增大的滤泡，主要由外套层细胞构成，生发中心变小或不明显，它和本型霍奇金淋巴瘤（NLPHL）之间具有一定的关系。它可能存在于 NLPHL 的病变中，也可以出现在 NLPHL 之前或之后。其性质是否为肿瘤尚未肯定。所以当在淋巴结活检里发现进行性转化生发中心时，就要谨慎地除外 NLPHL 的存在。如果还有肿大淋巴结的话再次活检是必要的，同时密切随诊。

（三）免疫组化

CD21/CD35 显示结节为滤泡树突构成的球状网络，其中绝大部分为 B 细胞，还有少数 CD57+T 细胞。在 HE 染色切片看来弥漫性病变作 B 细胞免疫组化可以显示结节性构造。

多倍型 R-S 细胞呈 CD20 强膜阳性。J 链和 EMA 约见于 50% 病例。与经典型 R-S 细胞不同,CD15 和 CD30 阴性。大多数多倍型 R-S 细胞围绕着 CD3+T 细胞,CD57+ 的 T 细胞比较少。近来注意到 Oct2 和 BOB.1 对此细胞具有特异性,并可用于它与经典型霍奇金淋巴瘤相鉴别(经典型霍奇金淋巴瘤的 H 细胞和 R-S 细胞阴性)(图 6-13,6-14)。

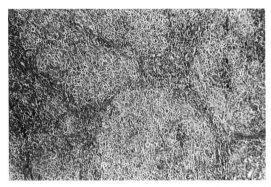

图 6-11　霍奇金淋巴瘤,结节性淋巴细胞为主型(中倍)
本型的主要特点为:①病变在低倍呈结节状;②以淋巴细胞为主;③高倍下可找见多倍型 R-S 细胞。本片中病变的结节性比较清楚,但并不都是如此,有时结节比较模糊。

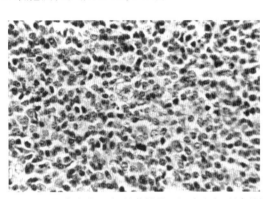

图 6-12　霍奇金淋巴瘤,结节性淋巴细胞为主型(高倍)
病变以小淋巴细胞为主,图片中央可见一个多倍型 R-S 细胞,另外,尚可见一些组织细胞。浆细胞、嗜酸性粒细胞和纤维化都不明显。

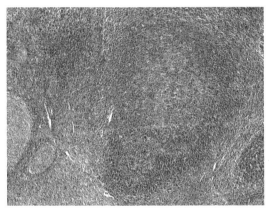

图 6-13　进行性转化生发中心
滤泡体积大大增大,其境界尚清晰可辨,其中的细胞成分都为分化的淋巴细胞和组织细胞。

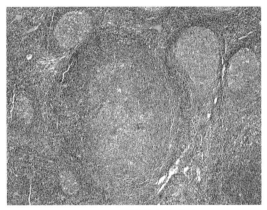

图 6-14　进行性转化生发中心
滤泡明显增大,外套层也存在。(周小鸽医生提供)

(四) 遗传学

从单个多倍型 R-S 细胞的 DNA 分析可见 Ig 基因重排。潜伏性 EB 病毒感染可能见于淋巴细胞,而不见于多倍型 R-S 细胞。

(五) 鉴别诊断

1. 高分化淋巴细胞淋巴瘤　大片小淋巴细胞与 NLPHL 的背景相像,并也可出现 R-S 样细胞。但是高分化淋巴细胞淋巴瘤没有干尸细胞,也没有多倍型 R-S 细胞。此外须参考年龄、结外是否累及、骨髓有无淋巴细胞增生并免疫组化呈 B 细胞表型。

2. **富于 T 细胞的大 B 细胞淋巴瘤（TRLBL）**   相同者都表现为在小淋巴细胞的背景中散在少数大细胞。但 TRLBL 无结节性构造。只要看到典型的 NLPHL 的结节，即使只有一个，就可以除外 TRLBL。免疫组化表明 TRLBL 的小淋巴细胞是 T 细胞而不是 B 细胞。

3. **传染性单核细胞增多症**   它和本型霍奇金淋巴瘤都有 R-S 样细胞。但是传染性单核细胞增生症的大细胞是 T 免疫母细胞，散在于滤泡间区，因此在低倍下此区呈虫蚀状图像；无多倍型 R-S 细胞；临床上传单是全身性疾病，全身淋巴结肿大、肝脾大、末梢血淋巴细胞增高并可见 Downey 细胞；血清学检查可呈冷凝集溶血阳性。

4. **其他淋巴结免疫母细胞性反应性增生**   多倍型和典型 R-S 细胞的发现对 NLPHL 的诊断有重大意义。

二、经典型霍奇金淋巴瘤

绝大多数病例（达 98%）都来自生发中心阶段的成熟 B 细胞，只有极其少数来自外周 T 细胞。根据单核霍奇金淋巴瘤细胞及多核 R-S 细胞的形态和反应性浸润的特征分为四种组织学亚型：富于淋巴细胞的经典霍奇金淋巴瘤、结节硬化型经典霍奇金淋巴瘤、混合细胞型经典霍奇金淋巴瘤及淋巴细胞衰减型经典霍奇金淋巴瘤。这四亚型中的单核霍奇金淋巴瘤细胞和多核 R-S 细胞的免疫表型及遗传特征都相同，但其临床现象和 EB 病毒的伴随情况有所差别。

（一）结节硬化型（nodular sclerosis，NS）经典霍奇金淋巴瘤

本型是 1966 年 Lukes 所提出的，他认为根据本类型存在硬化 / 胶原带、陷窝型 R-S 细胞和特征性 R-S 细胞三大特点，应该把它作为一独立类型。这是霍奇金淋巴瘤病理的一个重大进展，因在西方国家本型占霍奇金淋巴瘤相当大的比例。在 Lukes 提出以前 Smetana 和 Cohen（1956）已经注意到"肉芽肿伴有硬化"，但是没有明确地把它归在预后较好的类型中，这可能因为没有区分一般的纤维化和规则的胶原化。在本型病变里的胶原束排列整齐，从淋巴结被膜伸向实质，呈"C"形，而且具有双折光性，不同于无双折光性不规则紊乱的纤维组织。即使发展到终期（淋巴细胞衰减的结节硬化型）仍保持其双折光性而有别于淋巴细胞衰减型。双折光性胶原组织多少不等，稀少者并且含有丰富陷窝型 R-S 细胞时称"细胞期结节硬化型"。病变结节里如还有不规则排列的纤维组织存在则预后不良。

临床上本型的特点十分鲜明。好发于女性青年（20~40 岁）；并且累及纵隔的比例特别高（达 80%），而且往往肿块体积极大。就诊时多为 I 期 A 和 II 期 A，个别病例为 II 期 B 或 III 期 B。出现"B"症状者约占 40%。

病变以被膜结缔组织增生，高度增厚，并伸入实质形成宽阔的纤维细胞成分极少的胶原带将病变组织分割成结节构造，以及陷窝型 R-S 细胞的存在为两大特征。后者可单个散在；亦可多数成团，有时甚至连接成片，称为"合体细胞型结节硬化型"。此时可伴有坏死区，此类型并无特殊的临床特点和预后经过，只是在诊断中需要与转移癌、黑色素瘤、生殖细胞瘤（不少可以发生在纵隔）等相鉴别。病变结节里的肿瘤细胞数及反应性细胞的成分各例不同（图 6-15~ 图 6-19）。

在西方发达国家，结节硬化型占霍奇金淋巴瘤总数的 50%，甚至 70%。为了进一步提

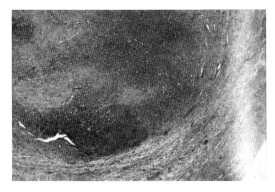

图 6-15　霍奇金淋巴瘤,结节硬化型,锁骨上淋巴结(低倍)
被膜高度增厚,由平行排列的胶原束构成,(在偏光下观察胶原束呈现双折光性),胶原带还伸入淋巴结,而将其分割为岛状结节,内部也可见胶原化的硬化区提示已经进入晚期。

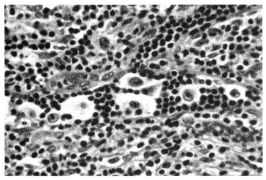

图 6-16　霍奇金淋巴瘤,结节硬化型(高倍)
图示比较密集的一堆凹陷细胞,胞浆宽广,浅染,核相对比较小,核仁显著。

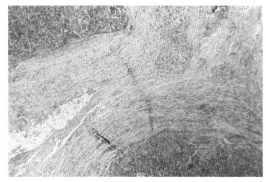

图 6-17　霍奇金淋巴瘤,结节硬化型(低倍)
宽阔的胶原束带将淋巴组织分割成岛状结节,体现本病“硬化”的特点。胶原束间可见细胞浸润。

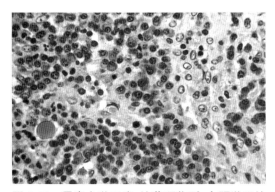

图 6-18　霍奇金淋巴瘤,结节硬化型,右颈淋巴结(高倍)
除图片中央可见典型的陷窝型 R-S 细胞外,底部可见数量甚众的浆细胞及一个巨大的 Russel 小体。霍奇金病变中大量浆细胞的存在往往合并有溶血性贫血。

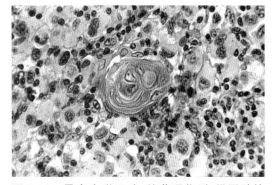

图 6-19　霍奇金淋巴瘤,结节硬化型,纵隔肿块(高倍)
大量集中的陷窝型细胞,中央可见一个 Hassall 小体,提示病变起源于胸腺。

高其疗效,英国学者根据病变结节的细胞成分将结节硬化型分成 20 种亚型。为避免过于复杂作了简化,归并成七种亚型,分别为 LP、LP-MC(有些结节为 LP,另一些结节为 MC)、MC、MC 伴有纤维化、MC 伴有瘤细胞多形性、MC-LD(病变里有两种结节,MC 和 LD)及 LD。

后来为了在实际工作中更加简明,提高重复性,将前四种合为Ⅰ级(Grade Ⅰ),后三种合为Ⅱ级(Grade Ⅱ)。更为简化的界线定为 75% 或以上的结节为散在肿瘤细胞存在于"富于淋巴细胞""混合细胞"或"纤维组织细胞"的背景中为 GⅠ;至少 25% 的结节具有成片的 R-S 细胞为 GⅡ。GⅠ和 GⅡ在治愈率和预后方面都有一定的差别。因此作结节硬化型霍奇金淋巴瘤的诊断时最好进一步注明 GⅠ和 GⅡ,但是否把它作为常规要求还没有统一的意见。有人认为 LD 的结节硬化型的预后比淋巴细胞衰减型霍奇金淋巴瘤还差(图 6-20,图 6-21)。

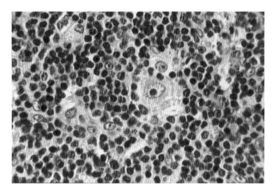

图 6-20   霍奇金淋巴瘤,结节硬化型(高倍)
此区域可见淋巴细胞占优势,中部为一单核型 R-S 细胞,核仁巨大,周围并可见空晕。

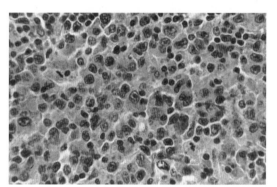

图 6-21   霍奇金淋巴瘤,结节硬化型(高倍)
病变内主要为组织细胞和淋巴细胞。图片中央可见单核型 R-S 细胞。

有的教科书提到结节硬化型霍奇金淋巴瘤中有两种变异型(或"亚型"):全面硬化和细胞期。这两种称为变异型,还不如认为它们是结节硬化型的两个时相。全面硬化(obliterative total sclerosis),淋巴结不仅被胶原带分割成结节,而且瘤结节亦广泛纤维化,剩余的细胞成分极稀少。它可以归在 GⅡ里(LD)。它和淋巴细胞衰减型霍奇金淋巴瘤的区别在于后者肉瘤型 R-S 细胞很突出,"全面硬化"只是硬化和细胞成分减少。"细胞期"(cellular phase)指陷窝型 R-S 细胞存在甚至很多成片,但是胶原带很少以致不明显。"细胞期"还可表现为结节的形式,即陷窝型 R-S 细胞、淋巴细胞等形成模糊的结节状。它和"结节性淋巴细胞为主型霍奇金淋巴瘤"要注意区别,后者没有陷窝型 R-S 细胞。"细胞期"的预后比经典的"结节硬化"差。

鉴别诊断:

1. **外周 T 细胞淋巴瘤**   其中的瘤细胞从小至大都呈非典型性,这种"多形性"是霍奇金淋巴瘤所看不到的。它也没有陷窝型 R-S 细胞。临床上如果多处累及但不连续,或者广泛结外累及都不支持霍奇金淋巴瘤(HL 要到晚期血管扩散才广泛结外累及)。

2. **原因不明性髓性化生**(Agnogenic myeloid metaplasia,AMM)   这是一种少见的骨髓增生性疾病,其形态和临床都可和霍奇金淋巴瘤相似。不过 AMM 细胞成分有许多髓细胞系列和巨核细胞。此外骨髓显示骨硬化及髓系列增生。末梢血白 / 红系母细胞增生,并有很多泪滴形红细胞。

3. **鼻咽癌**   尤其当原发灶隐匿而未被发现时。

本型 LMP 的阳性率低于其他类型。预后方面除纵隔大瘤块外一般较混合细胞型和淋巴细胞衰减型稍好。

(二) 混合细胞型(mixed cellularity,MC)经典霍奇金淋巴瘤

本型是介于惰性 LP 和侵袭性 LD 之间的"中间型",实际上它常包容着所有不具备 LP、NS 和 LD 典型特点的病例。它的病变成分也介于 LP 和 LD 两个极端之间,以多种细胞成分的组成为特征。小淋巴细胞、组织细胞、嗜酸性粒细胞、浆细胞、中性粒细胞等都易找见。单核型 R-S 细胞数量多少不等,一般不难看到,典型 R-S 细胞也总能发现,小坏死灶可有可无,纤维化区亦然。有些病例嗜酸性粒细胞可以极多,甚至形成"嗜酸性脓肿"。残留反应性淋巴滤泡的存在并不除外霍奇金淋巴瘤。组织细胞数量可以很多,并可上皮样分化,形成肉芽肿样构造;此时可能误诊为 Lennert 淋巴瘤和淋巴为主型霍奇金淋巴瘤(此时根据多倍型 R-S 细胞和 R-S/H 细胞的数量来区分)(图 6-22,6-23)。

EB 病毒感染的证据——LMP1 的检出率比其他类型高,约 75% 左右。平均年龄为 37 岁。"B"症状、Ⅲ期及Ⅳ期都很常见。脾累及约见于 30%,骨髓累及见于 10%。

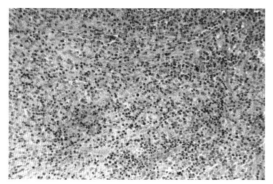

图 6-22　霍奇金淋巴瘤,混合细胞型(中倍)
病变内淋巴细胞比较少,可见多数嗜酸性粒细胞。

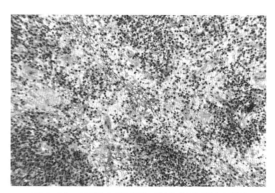

图 6-23　霍奇金淋巴瘤,混合细胞型(中倍)
淋巴结结构消失,大部分区域细胞稀疏,有些区域有无定形蛋白性物质或"前胶原"沉着。

(三) 富于淋巴细胞的经典霍奇金淋巴瘤

本型以散在 H/R-S 细胞于结节或弥漫的富于大量淋巴细胞而缺乏中性粒细胞和嗜酸性粒细胞的背景为特征。1994 年 REAL 分类中首次出现这个诊断,作为"暂定型"提出。2001 年 WHO 分类中明确列为独立类型。

本型和结节性淋巴细胞为主型霍奇金淋巴瘤(NLPHL)有不少相似之处,譬如发病率约 5%,大多数病人为Ⅰ期及Ⅱ期,"B"症状少见,男性占 70%,预后好等;唯反复复发比 NLPHL 为少(如果复发则其预后比复发的 NLPHL 差)。

病变呈现结节性者较多,弥漫性者较少。其中的肿瘤细胞不仅数目多,而且它的形态及免疫表型都为经典型的 R-S 细胞,因此它有别于 NLPHL。镜下形态与 NLPHL、NS、MC 都有所重叠。病变结节以小淋巴细胞为主,其中可能还有退化的生发中心。中性粒细胞、嗜酸性粒细胞和浆细胞都很少(因此不同于 MC 和 NS),并且不难找到典型的 R-S 细胞(所以有别于 NLPHL),常位于扩展的外套层中。弥漫性病变的小淋巴细胞(几乎都是 T 细胞)背景里可能混杂有多数组织细胞。

（四）淋巴细胞衰减型（lymphocyte depletion，LD）经典霍奇金淋巴瘤

本型具有三个特点，淋巴细胞稀少、R-S 细胞丰富而间变以及不同程度的纤维化。它很容易和间变性大细胞淋巴瘤及淋巴细胞衰减的结节硬化型经典霍奇金淋巴瘤相混淆。有人认为称它为"R-S 细胞为主型霍奇金淋巴瘤"或"晚期纤维化霍奇金淋巴瘤"亦可。Lukes和 Butler 分类中 LD 又进一步分为"网状型"和"弥漫纤维化"也就是根据这两方面提出的。"网状型"者多形性的肉瘤型 R-S 细胞非常突出，纤维细胞也可明显间变像肉瘤状。"弥漫纤维化"的病变里 R-S 细胞数量和淋巴细胞衰减的程度都可以差别很大，故以"纤维化"命名。纤维组织弥漫增生，不成规则排列的胶原束而且无双折光性而与 NS 相区别。纤维细胞成分从少到多，表现为细胞贫乏的无定型纤维化至富于细胞的增生性纤维化。它要与霍奇金淋巴瘤治疗后的纤维疤痕相区别。"网状型"和"弥漫纤维化"两者临床经过有所不同，前者多死于广泛的大瘤块增生。后者则常死于消耗、淋巴细胞缺乏和感染，提示机体存在严重的免疫缺陷。淋巴细胞数量显著减少，故在低倍下病变淋巴结细胞成分疏松而呈"荒芜"图像。瘤细胞与各种反应性成分之比相对较多。瘤细胞间变显著，单核或多核，有时与典型 R-S 细胞和单核型相距甚远，"肉瘤型 R-S 细胞"。坏死和纤维化均不少见。坏死区表现为红染的蛋白性纤维状物质（图 6-24）。

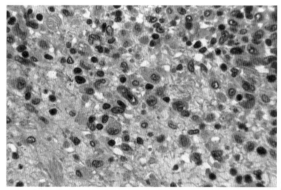

图 6-24　霍奇金淋巴瘤，淋巴细胞衰减型（高倍）
细胞数更形稀少，间质内蛋白质无定形物质沉着，中央为一单核型 R-S 细胞。

本型最为少见。男性占 75%，平均年龄 37 岁。主要发生于腹腔及腹膜后淋巴结，骨髓也常累及，外周淋巴结比较少见。临床上多数为Ⅲ或Ⅳ期，常伴有"B"症状。过去本型病程侵袭，但是应用了现代治疗以后其预后和临床分期相同的其他经典型相似。

上述四型的发病率的分布在各国家有非常明显的差别。在发达国家结节硬化型居四型之首，美国、德国、英国、法国等的统计高达 50%~60%，发展中国家 NS 只占 20% 左右。与之相反，LD 所占比例在发展中国家远比发达国家为高。这种差别很可能与社会经济发展的状态有关。随着经济的发展，生活水平的提高，发病的病理类型会有所变化。我国九十年代初对国内大数量既往病例的回顾性研究表明，我国 20 世纪七八十年代霍奇金淋巴瘤病例四型的分布与发展中国家比较接近。各型的比例分别为：LP—25.3%、NS—13.3%、MC—47.1%、

LD—12.4%、UC（不能分类）—1.7%。与西方发达国家相比 LD 和 MC 的发病率明显为高，而 NS 发病率显著为低。

第三节　霍奇金淋巴瘤累及结外

一、骨髓

骨髓没有淋巴管，所以骨髓中肿瘤浸润即意味着血液播散（Ⅳ期）。转移性霍奇金淋巴瘤病变表现为纤维性病灶，其周围可有少量出血，R-S 细胞往往不容易找见，所以常常成为诊断难题。一般骨小梁无病变，因此在 X 线片上可以看不到改变。偶骨质增生硬化，极度时在 X 线片上表现为"象牙骨"。由于其病变的局限性，经常需要多数活检才能获得诊断。

二、脾

约见于 20%。凡脾累及者播散到结外的发生率高。病变在白髓而不累及红髓是霍奇金淋巴瘤的特点。这种分布特点是由于病变侵犯血管还是通过淋巴管的逆流性扩散还不肯定，但是从脾的输入 / 输出淋巴管都很少并且病变位于脾细动脉周围来看，在大多数病例以前者的可能性较大。脾的大小正常并不能排除脾的累及，甚至小于正常的脾也可能存在有病变，所谓"隐性霍奇金淋巴瘤"。脾的病变可以很小，所以必须巨检时切成 2~3mm 的薄片，而且多处取材，才不至于遗漏。脾病变的程度似与预后之间存在一定关系，有人认为结节在四个以上者意味着预后不良。

三、胸腺

多种肿瘤，其中包括霍奇金淋巴瘤，累及胸腺时常常发生"囊性变"，而且发生显著的上皮样肉芽肿反应，因此容易误诊为"肉芽肿性胸腺瘤"。所以当看到胸腺的囊肿病变时要仔细地进行大体检查，谨慎地做出诊断。

四、其他结外部位

其组织学常常表现很不充分，故经常不能界定它的亚类。

第四节　霍奇金淋巴瘤的鉴别诊断

霍奇金淋巴瘤病变多样，始终是病理诊断中的一大难点，即使具有相当经验的专家也都有过误诊的教训。据文献记载，本病的误诊率高达 30%。最常与之相混淆和误诊的疾病有：反应性增生（其中包括非特异性淋巴结炎）、传染性单核细胞增多症、抗惊厥药物淋巴结病、异常免疫反应、血管免疫母细胞性淋巴结病、颈淋巴结鼻咽癌转移等。1988 年 Fellbaum 还报道了一种"相似于霍奇金病的淋巴结炎"。早期及冒烟型成人 T 细胞淋巴瘤 / 白血病在淋巴结可以和霍奇金淋巴瘤非常相似,其大细胞甚至 CD30+、CD15+,详见第九章。其次,误诊为非霍奇金淋巴瘤者也不在少数,尤其是间变性大细胞淋巴瘤及包括 Lennert 淋巴瘤在内的其他外周 T 细胞淋巴瘤。对黏膜相关淋巴组织和其他结外器官发生的结外淋巴瘤病变之变化幅度的生疏可将结外淋巴瘤误诊为霍奇金淋巴瘤。鉴于各亚型都有各自的形态特点,故更深入的鉴别诊断见各亚型的病理改变。

第五节 霍奇金淋巴瘤的扩散方式

有连续扩散和断续扩散两种方式。根据大量深入的分期研究表明前者占 96%~98%,所以连续扩散是主要方式。连续扩散可通过:①经由输出淋巴管从一组淋巴结扩展到下一组"下游淋巴结"。②直接扩展到邻近软组织,再侵犯结外器官。这两方面是设计早期霍奇金淋巴瘤放射治疗野的理论基础。断续扩散有经淋巴管逆流性扩散和经血管扩散两种方式。在组织切片上可以观察到淋巴结的输入 / 输出淋巴管和淋巴窦内存在包括 R-S 细胞等的霍奇金淋巴瘤病变,以及淋巴结旁软组织的动脉腔内和动脉壁霍奇金淋巴瘤病变浸润。淋巴管扩散阶段比血管扩散阶段要早若干年。淋巴管扩散的范围可以估计,对局部治疗常可奏效。到了血管扩散阶段进展就极迅速,犹如一般肉瘤。淋巴细胞为主型和结节硬化型常常连续性扩散,而淋巴细胞衰退型和侵袭性强的混合细胞型发生血管扩散的比较多。循血管扩散到脑膜、胃肠、肌肉的病例毕竟极为少见,仅见于广泛进行性致死性病例和并发 HIV 感染的病例,因此不要在上述部位轻易作霍奇金淋巴瘤的诊断。

第六节 治疗对病理组织学的影响

霍奇金淋巴瘤经过治疗后病理组织学可发生重大的改变,以至于病变特点趋于模糊而难以作出正确的诊断。在尸解标本往往 R-S 细胞很难找到而只可见一些不典型的单核霍奇金淋巴瘤细胞,所以有时和非霍奇金淋巴瘤相混淆。治疗后可形成"局灶性玻璃样变的瘢痕",其中没有剩留的 R-S/H 细胞,它可以不消散而持续存在,临床上误认为疾病没有治愈。应用化疗和放疗的长期生存者少数病例后来出现白血病等造血系统肿瘤,这种情况往往对治疗极不敏感,因而预后不良。出现继发肿瘤(大多为 Burkitt 样淋巴瘤)的高峰时间尚不清楚,在首次治疗后 10 年还有陆续出现的报道。

既往病理亚型与预后有很大关系,近年来高能 X 线片等治疗手段的进步部分地抹杀了四种亚型预后的差异。临床分期对预后的影响更大。Ⅰ期和Ⅱ期 A 在目前五年生存几乎达到百分之百。Ⅲ期和Ⅳ期患者 50% 可达长期无瘤生存。由于各国治疗手段的差别以及社会经济状况和收治病人对象的不同治愈率和生存率有一定的差距。

第七节 R-S 细胞的来源

R-S 细胞及其变异型的来源历来有组织细胞源和淋巴细胞源两种学说。Rappaport (1966) 基于一般染色切片的光镜形态观察,认为 R-S 细胞是非典型组织细胞。Mori 和 Lennert (1969) 从电镜观察认为它是异常的网状细胞。Kaplan (1977) 根据体外培养和异位移植的观察认为 R-S 细胞是肿瘤性巨噬细胞。Lukes 通过对传染性单核细胞增多症的研究看到从免疫母细胞转化为 R-S 细胞的形态,因此认为 R-S 细胞来自 B 细胞。Leech (1973) 用人抗免疫球蛋白发现 R-S 细胞呈点状的膜荧光和 / 或胞质内斑点荧光而证实具有合成免疫球蛋白的能力,这是 R-S 细胞来自 B 细胞的有力证据。然而,进一步观察发现大多数 R-S 细胞的胞质免疫球蛋白是多克隆性的,似乎表明 R-S 细胞的胞质免疫球蛋白并非自身所合成,而是从环境中吸收免疫球蛋白的结果。

1980 年 Schaadt 等通过单克隆抗体研究证明 R-S 细胞来自淋巴组织中一种以前未被认识的细胞群 Ki-1 阳性细胞。他们发现几乎所有的霍奇金淋巴瘤病例免疫组化切片中的 R-S 细胞均呈 Ki-1 阳性。同时,R-S 细胞对其他各种已知针对 T 细胞、B 细胞、巨噬细胞、树突网状细胞、指突网状细胞、红细胞、血小板的抗体皆阴性,说明 Ki-1(+) 细胞不属于上述各种细胞,而是一种新的细胞。他们又用 Ki-1 抗体标记了正常人淋巴结、扁桃体、脾等,发现这些淋巴组织里都有少数阳性细胞存在,不过这种细胞在 HE 切片里不容易识别,因为它不具有突出的形态特征。他们的结论认为霍奇金淋巴瘤来自 Ki-1(+) 细胞。现知 Ki-1(CD30) 是存在于高度活化淋巴细胞的抗原,Ki-1(+) 细胞实质上也是一种淋巴细胞,所以霍奇金病也是一种淋巴细胞来源的肿瘤。

第八节 霍奇金淋巴瘤的分期和预后

临床分期和病理分期约 30% 不符合。分期对治疗和预后都至为重要。对局限病变采用扩大放射或全淋巴结放射,对播散病例则采用联合化疗。

与预后有关的因素有:① "A" 或 "B",即有无三大症状。②有大块病变预后不良(尤在纵隔)。③广泛脾脏累及者(多于四个结节)、肝累及者和骨髓累及者预后不良。④年龄大于六十岁者预后不良。这些因素不仅影响预后而且还决定治疗方法的选择;如有 "B" 症状、纵隔有大块等就要用放疗结合化疗。

参考文献 ••

1. MARCONIS J T. Primary Hodgkin's (paragranulomatous type) disease of the bladder [J]. J Urol, 1959, 81: 275-281.
2. BARE WW, MCCLOSKEY JF. Primary Hodgkin's disease of the ovary: report of a case [J]. Obstet Gynecol,

1961, 17: 4477-4480.

3. LONG JP, PATCHEFSKY AS. Primary Hodgkin's disease of the ovary: a case report [J]. Obstet Gynecol, 1971, 38: 680-682.

4. LUKES RJ, TINDLE BH, PARKER JW. R-S like cells in infectious mononucleosis [J]. Lancet, 1969, 2: 1003-1004.

5. STRUM SB, PARK JK, RAPPAPORT H. Observation of cells resembling Sternberg-Reed cells in conditions other than Hodgkin's disease [J]. Cancer, 1970, 26: 176-190.

6. 严庆汉, 王莉, 王玲娟, 等. 干化细胞在何杰金氏病诊断中的意义 [J]. 中华病理学杂志, 1989, 18 (2): 143.

7. 周小鸽, 严庆汉, 张小平. EB 病毒编码的 RNA 及 EB 病毒潜在膜蛋白在中线 T 细胞淋巴瘤中的表达 [J]. 中华病理学杂志, 1995, 24: 69-71.

8. 周小鸽, 张劲松, 严庆汉, 等. B 细胞淋巴瘤与 EB 病毒关系之观察 [J]. 中华病理学杂志, 1996, 25 (2): 2.

9. LUKES RJ, BUTLER JJ, HICKE EB. Natural history of Hodgkin's disease as related to its pathologic picture [J]. Cancer, 1966, 19: 317-344.

10. LUKES RJ, BUTLER JJ. The pathology and nomenclature of Hodgkin's disease [J]. Cancer Res, 1966, 26: 1063-1081.

11. STEIN H, MARAFIOTI T, FOSS HD, et al. Down regulation of BOB. 1/OBF. 1 and Oct2 in classical Hodgkin's disease but not in lymphocyte predominant Hodgkin's disease correlates with immunoglobulin transcription [J]. Blood, 2001, 97: 946-501.

12. POPPEMA S, KAISERLING E, LENNERT K. Hodgkin's disease with lymphocyte predominent, nodular type (nodular paragranuloma) and progressive transformed germinal centers: A cytohistologic study [J]. Histopathology, 1979, 3: 295-308.

13. BENNETT MH, MACLENNAN KA, EASTERLING MJ, et al. The prognostic significance of cellular subtypes in nodular sclerosing Hodgkin's disease: an analysis of 271 non-laparotomised cases (BNLI report no. 22) [J]. Clin Radiol, 1983, 34: 497-501.

14. FELLBEU CH, HANOMAN L, LENNERT K. Lymphadenitis mimicking Hodgkin's disease [J]. Histopathology, 1988, 12: 253-262.

15. SCHAADT M, DIEHL V, STEIN H, et al. Two neoplastic cell lines with unique features derived from Hodgkin's disease [J]. Int J Cancer, 1980, 26: 723-731.

16. LISTER TA, CROWTHER D, SUTCLIFFE SB, et al. Report of a committee convened to discuss the evaluation and staging of patients with Hodgkin's disease: Cotswolds meeting [J]. J Clin Oncol, 1989, 7: 1630-1636.

第七章

前体 B 细胞、前体 T 细胞和前体 NK 细胞肿瘤

前体细胞（或称母细胞）是与成熟细胞（或称外周细胞）相对而言的对应细胞。淋巴母细胞瘤的名称最早见于 1942 年 Gall 和 Mallory 的恶性淋巴瘤分类。1966 年的 Rappaport 分类里把这类肿瘤放到"低分化淋巴细胞性淋巴瘤"或"不分化淋巴瘤"中，没有单独列出这类肿瘤，随之淡化了对它的研究。Lukes 及 Barcos 在 20 世纪 70 年代注意到它和儿童 T 细胞淋巴瘤、低分化淋巴细胞淋巴瘤及伯基特淋巴瘤的区别，而且认识到瘤细胞核的所谓"曲折"的特点是诊断它的形态学标准，重新强调了这一类肿瘤，列入了 1974 年的 Lukes 和 Collins 分类里。

"淋巴母细胞"是一个沿用已久的血液学中的习惯用词。它并没有表明它在淋巴细胞分化发育中的地位，更没有体现 T、B 细胞属性。通过免疫学对淋巴细胞转化的认识，小淋巴细胞经过抗原刺激可以发生"母细胞转化"，"母"与"子"的关系已经不是原先所想象的那样简单。而且，淋巴母细胞的概念也较混乱，狭义上仅指 T 细胞的部分，所以既往诊断的淋巴母细胞淋巴瘤即意味着 T 淋巴母细胞瘤。

近年来淋巴瘤和白血病治疗方面的重大进展之一就体现在前体 B 和前体 T 淋巴母细胞淋巴瘤及白血病方面。某些类型前体 B 淋巴母细胞白血病的治愈率已接近 80%，但另一些类型还很低。通过细胞遗传学、免疫表型的研究可对预后分级，并识别低危和高危人群。这种划分可指导更特异的治疗方案，从而获得更高的缓解率。

REAL 分类中明确提出"淋巴母细胞"有 T、B 细胞之分。所以除了 T 淋巴母细胞瘤以外还有 B 淋巴母细胞瘤，不过要少得多。这里的"B 淋巴母细胞瘤"并非"Burkitt 淋巴瘤"（Lennert 将淋巴母细胞瘤分为 T 细胞源者—曲核细胞淋巴瘤、B 细胞源者—Burkitt 淋巴瘤、不能分类者），而且形态上与 T 淋巴母细胞瘤不能区别，必须依靠免疫组化。

"淋巴母细胞淋巴瘤"的共同特点：①来自"淋巴母细胞"，即在成人淋巴组织中没有相应的一种细胞，这也是和其他某些淋巴瘤不同的特点。②瘤细胞皆中等大，胞质少，核染色质纤细分散，形容如"粉尘样"。核仁不显著，核分裂象甚多，非常容易找见。由于瘤细胞的高转换率，病变中往往出见"满天星现象"，（瘤细胞的背景中大量噬有细胞碎片的巨噬细胞，状如"满天星"）。③常侵犯末梢血而成为白血病。

　　瘤细胞在被膜内和被膜外脂肪结缔组织中广泛浸润，有时在纤维间形成犹如乳腺癌中所见的单行"印度兵"排列，成为低倍下本肿瘤的一个突出特点。淋巴结结构完全破坏，滤泡和淋巴窦不复存在。精心制备的切片可见瘤细胞大小差异较大，相当于 1~4 个淋巴细胞大。只有很少量非嗜派洛宁性胞质。原始的染色质呈细网状，形容为"尘埃样"，甚至毛玻璃样是本瘤最重要的形态特征，也是和其他淋巴瘤区别的关键。核仁小，不显著。核的轮廓呈卵圆形。细胞化学表明粒细胞过氧化物酶及苏丹黑阴性，非特异性酯酶可呈多灶穿凿状阳性及高尔基氏区阳性。

　　绝大多数"淋巴母细胞淋巴瘤"瘤组织的细胞成分是十分单纯的，但少数可以伴有嗜酸性粒细胞浸润。

第一节　前体 B 细胞（B 淋巴母细胞）淋巴瘤 / 白血病

　　大多数累及骨髓和血液而表现为白血病；偶首先累及淋巴结或结外某部位。当以肿块为主，而骨髓及血液没有累及或累及极微时诊断为"淋巴瘤"。反之，骨髓和血液广泛累及时则应用"白血病"的诊断。假若病人具有肿块，同时骨髓里淋巴母细胞 ≤25%，仍以"淋巴瘤"更适合。

　　（一）临床表现

　　主要见于儿童及青年，少数发生于壮年，75% 患者发生在 18 岁以下。以白血病为主者，髓外累及常见，尤以中枢神经系统、淋巴结、脾、肝及生殖腺为著。以淋巴瘤为主要表现者，最常累及的部位是皮肤（表现为多发结节）、骨、软组织及淋巴结。与 T 淋巴母细胞淋巴瘤不同，纵隔肿块不常见。

　　由于骨髓衰竭导致红细胞、血小板、中性粒细胞减少。白细胞总数可高、可低、可正常。淋巴结和肝脾肿大。骨、关节疼痛可成为突出症状。总体而言，预后较好，儿童病例完全缓解率可达 95%。从细胞遗传学、年龄、性别、白细胞数和对首次治疗的反应可以推断预后。如年龄在 4~10 岁、高二倍体核型（尤其 54~62 条染色体伴有 4 和 / 或 10 和 / 或 17 三体型）、t(12；21)(p13；q22) 和诊断时白细胞数正常或降低者生存期长。反之，年龄小于一岁、t(9；22)(q34；q11.2) 和 t(4；11)(q21；q23) 者预后不良。成人病例细胞遗传学改变和预后的关系还不太肯定。

　　（二）病理形态

　　肿瘤细胞呈典型的淋巴母细胞形态。它与成熟 B 细胞淋巴瘤的区别在于前者 TdT 阳性，而免疫球蛋白阴性。B 细胞标志如 CD19、CD20、CD22 等都可能阴性，但 CD79a 阳性（胞质）。CD79a 还可用于石蜡，所以 CD79a 对 B 淋巴母细胞瘤的诊断非常重要。CD45 可阴性。上述标志的表达与分化阶段有关：最幼稚阶段——"早前体（early pre）B-ALL"CD19+、CD79a 胞质 +。中间阶段——"共同 ALL"CD10+。最成熟阶段——"前（pre）B-ALL"胞质可表达 μ 链。CD13 及 CD33 粒细胞相关抗原可能阳性，但并不排除 B

急性淋巴母细胞性白血病的诊断。免疫球蛋白轻/重链可能重排,少数病例 TCR 基因也重排,因此对鉴别 T 淋巴母细胞瘤可能没有帮助。

细胞遗传学分析对指导治疗和预后都有意义。染色体在 51~65 条之间的高二倍体和 t(12;21)(p12;q22) 的病人预后好。T(9;22)(q34;q11.2)、t(4;11)、t(1;19) 和低二倍体的病人预后差。染色体少于 51 个的高二倍体、近三倍体、近四倍体及 del6q、del9p、del12p 等异常预后居中。

(三)鉴别诊断

前体 B 细胞白血病需与 T 急性淋巴性白血病,急性粒细胞白血病及反应性外周血原始细胞增生之骨髓象鉴别。淋巴结和结外的肿瘤,在儿童主要和 Burkitt 淋巴瘤鉴别,在成人还应包括和母细胞型套细胞淋巴瘤鉴别。

第二节 前体 T 细胞(T 淋巴母细胞) 淋巴瘤/白血病

(一)临床表现

T 淋巴母细胞淋巴瘤远比 B 淋巴母细胞淋巴瘤多,占淋巴母细胞淋巴瘤的 85%~90%。多见于青少年(平均年龄 20 岁),约占儿童急性淋巴性白血病的 15%。成人偶有发生。男性较多,两性之比约为 3:1。绝大多数累及横膈以上的淋巴结,2/3 病例具有纵隔肿块(增长迅速,往往导致上腔静脉综合征,并伴有胸腔积液),其他累及部位有皮肤、肝、脾、韦氏环、中枢神经系统和生殖腺。一般发病时末梢血仅轻度贫血,无白血病。骨髓检查个别病例可发现少量异常淋巴细胞。瘤细胞相当于胸腺细胞阶段。

(二)病理形态

与 B 淋巴母细胞淋巴瘤基本相同。淋巴结结构为弥漫性肿瘤浸润所取代。可能残存个别滤泡。结周脂肪组织及淋巴结门部常常广泛浸润(图 7-1)。瘤细胞大小形态一致,直径 8~16μm,少量胞质。最突出的特点是核染色质纤细分散,如尘埃状。核仁小,1~2 个。核分裂多见,常出现"天星现象"(图 7-2)。瘤细胞核比组织细胞核略小。有时 T 淋巴母细胞淋巴瘤仔细观察可见线状沟纹将核分割为 2~3 个分叶,多见于大的瘤细胞。在厚 1μm 的树脂包埋 Giemsa 染色切片中尤为明显(图 7-3)。文献中描述的核如"鸡脚印"或"拳击手套"者即此,曲核细胞淋巴瘤亦由此而得名(实际上并非核有所弯曲,而是核表面有沟纹)。瘤组织中具有上述特征的瘤细胞多少不等,超过 50% 者为"曲核细胞淋巴瘤"。另一些 T 淋巴母细胞淋巴瘤找不到上述曲核细胞,故 T 淋巴母细胞淋巴瘤可分为"曲核"和"非曲核"两组。然而两组在性别、年龄、纵隔累及、预后和白血病的出现等方面都差异不大。瘤组织内间质较少,常可见不同分化阶段的嗜酸性粒细胞浸润。

免疫组化呈现中枢 T 细胞(胸腺细胞)的特点,除总 T 细胞的标记阳性外,一些幼稚 T 细胞标记也阳性。CD3(胞质)、CD7 恒定阳性。CD4 和 CD8 常同时表达。曾有 CD79a 阳性的个别报道。髓细胞相关抗原——CD13、CD33,甚至 CD117 常常存在,这并不除外 T 淋

巴母细胞白血病 / 淋巴瘤。酸性磷酸酶在部分病例的部分细胞呈胞质内穿凿状阳性或在胞质中呈弥漫性或颗粒状阳性(图 7-4)。体现母细胞特点的 TdT 在本瘤呈核阳性,无一例外。

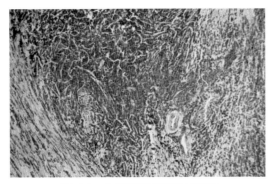

图 7-1   曲核细胞淋巴瘤(低倍)

淋巴结弥漫浸润。瘤细胞的染色质十分原始,纤细而呈尘埃样。核仁不明显。结缔组织内广泛浸润如条索状,所谓"印度兵"。

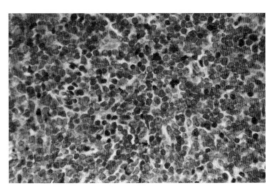

图 7-2   曲核细胞淋巴瘤(高倍)

瘤细胞染色质颗粒分布均匀,纤细如尘。核有沟纹,油镜观察就更明显。胞质少。核分裂多,可高达每高倍下 10 个之多。

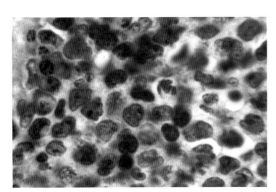

图 7-3   曲核细胞淋巴瘤(油镜)

核形不甚规则,有的可见深的沟纹陷入核内。

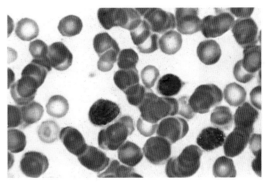

图 7-4   曲核细胞淋巴瘤

酸性磷酸酶(ACP)染色。三个细胞呈不同程度的阳性反应。其中一个呈典型的 T 细胞所常出现的核旁穿凿状阳性。

根据抗原表达可对 T 淋巴母细胞淋巴瘤 / 白血病的分化程度分级。首先出现胞质 CD3、CD2 和 CD7,随后出现 CD5,CD1a,最后出现细胞膜 CD3。但它和存活之间的关系还有待进一步肯定。细胞遗传学分析可见多种易位和缺失等异常,但还没有看出明显的临床意义。

TCR 基因变化不定,偶尔还出现 IgH 基因重排。

T 淋巴母细胞瘤预后极差,大多死于白血病及累及中枢神经系统。平均存活仅 8 个月 (4~20 个月)。

(三) 鉴别诊断

需要鉴别者和 B 淋巴母细胞淋巴瘤 / 白血病相同。本瘤 TdT 呈核阳性是淋巴瘤中独一无二的特征,所以用它可与其他淋巴瘤相区分。氯乙酸酯酶、抗髓过氧化酶和溶菌酶可用于髓母细胞的浸润相鉴别。

第三节　NK 母细胞淋巴瘤 / 白血病

从 NK 母细胞发生的淋巴瘤 / 白血病究竟如何界定文献中存在着混乱。既往报道的病例(CD56+)现在看来可能是"浆细胞样齿突母细胞肿瘤"(blastic plasmacytoid dendritic cell neoplasms)。

NK 前体细胞发育的早期没有特异性的标记,和 T 急性淋巴性白血病所表达的 CD7、CD2 甚至 CD5 相重叠,所以很难区别两者。

目前将 NK 母细胞淋巴瘤 / 白血病视为一种"暂定型"为宜。

参考文献 ••

1. BARCOS MP, LUKES RJ. Malignant lymphoma of convoluted lymphocytes: A new entity of possible T-cell type.//SINKS LF, GODDEN JE. Conflicts in childhood cancer: An evaluation of current management. New York: Alan R Liss Inc, 1975: 147-178.
2. ABRUZZO LV, JAFFE ES, COTELINGAM JD, et al. T-cell lymphoblastic lymphoma with eosinophilia associated with subsequent myeloid malignancy [J]. Am J Surg Pathol, 1992, 16: 236-245.
3. LUKES RJ, COLLINS RD. Immunologic characterization of human malignant lymphomas [J]. Cancer, 1974, 34 (Suppl 4): 1488-1503.
4. LONG JC, MCCAFFREY RP, AISENBERG AC, et al. Terminal deoxynucleotidyl transferase positive lymphoblastic lymphoma: A study of 15 cases [J]. Cancer, 1979, 44: 2127-2139.
5. SWERDLOW SH, CAMPO E, HARRIS NL, et al. WHO Classification of Tumours of Haematopoietic and Lymphoid Tissues Revised. 4th ed. Lyon 2017.

第八章

成熟 B 细胞非霍奇金淋巴瘤的常见类型

众多的成熟 B 细胞非霍奇金淋巴瘤如何按合理的次序排列叙述至今还没有一个十分理想的方案。按照 B 细胞的分化成熟阶段来认识 B 细胞淋巴瘤当然是最可取的设想,然而有些 B 细胞淋巴瘤还不完全清楚相应于它的正常 B 细胞,如毛细胞白血病及伯基特淋巴瘤。另一些 B 细胞淋巴瘤的正常对应细胞有所考虑但不完全明确,如淋巴浆细胞淋巴瘤。因此目前还只能按照比较通行的分类叙述(表 8-1)。

表 8-1　B 细胞淋巴瘤和 B 细胞分化阶段的 "假设" 对应关系

骨髓	外周淋巴组织(淋巴结、结外淋巴组织)		
	入滤泡前	滤泡	出滤泡后
B 淋巴母细胞瘤 / 白血病	套细胞淋巴瘤	滤泡中心细胞淋巴瘤	边缘带和黏膜相关淋巴瘤
		伯基特淋巴瘤	淋巴浆细胞淋巴瘤
		弥漫性大 B 细胞淋巴瘤	弥漫性大 B 细胞淋巴瘤
		霍奇金淋巴瘤	小淋巴细胞淋巴瘤 / 恶性淋巴细胞白血病
			浆细胞瘤

总体而言,B 细胞淋巴瘤的细胞成分十分单纯,这是和 T 细胞淋巴瘤和霍奇金淋巴瘤的一个重要区别,也是淋巴瘤病理诊断中一条非常可靠的鉴别诊断标准。当然,此项镜下形态特征不具有 "绝对性","富于 T 细胞之 B 细胞淋巴瘤" 中具有大量反应性 T 细胞就是典型的例子。1994 年学者们报道了 5 例 "B 细胞淋巴瘤伴有瘤组织内大量嗜酸性粒细胞"。所以再不能坚持传统的概念,看到瘤组织中大量嗜酸性粒细胞存在就放弃 B 细胞淋巴瘤的可能。

第一节　B 小淋巴细胞淋巴瘤 / 白血病

B 小淋巴细胞淋巴瘤 / 白血病(chronic lymphocytic leukemia,CLL-B)根据病变累及的最先部位(淋巴结、骨髓、末梢血)而采用不同的名称：淋巴瘤或白血病。从淋巴结的病变看，小淋巴细胞淋巴瘤和慢性淋巴细胞白血病(CLL)累及淋巴结是不能区别的，必须结合末梢血象，若末梢血淋巴细胞增多，则为 CLL。CLL 的诊断标准很不一致，有人认为凡末梢血中淋巴细胞计数>4 000/μl 和骨髓中淋巴细胞>50%，即可诊断为小淋巴细胞白血病。

B 细胞小淋巴细胞淋巴瘤 / 慢性淋巴细胞白血病，现在认为是来自经受抗原刺激前的 B1 细胞所发生，没有任何产生免疫球蛋白的功能，因此在病变中看不到浆细胞样分化，也看不到任何 PAS 阳性包涵体。血清中不出现单克隆副蛋白血症，相反往往免疫球蛋白水平降低。

(一) 临床表现

一般均为老年,30 岁以下极少见。男性较多。如果淋巴结全身性肿大，而且大小相近则 CLL 的可能性较大。反之，如果某一个或某一组淋巴结肿大，则小淋巴细胞淋巴瘤的可能性更大一些。无论哪一种情况下，检查末梢血白细胞是必不可少的。约 1/4 患者临床上无症状，其他则表现为发热、体重下降、肝、脾、淋巴结肿大，因贫血而气短、头晕等。其临床经过也有很大的不同，有的在 1~2 年内死亡，有的则可稳定几十年。Rai 等(1975)提出临床分期，随病变器官的累及而定，五期的分期标准及存活时间见表 8-2。

表 8-2　"Rai" CLL 临床分期及存活时间

期别	诊断标准	存活时间
0 期	末梢血淋巴细胞绝对数>15 000/μl+ 骨髓中淋巴细胞>40%	150 个月
1 期	末梢血淋巴细胞绝对数>15 000/μl+ 淋巴结肿大	101 个月
2 期	末梢血淋巴细胞绝对数>15 000/μl+ 肝和 / 或脾肿大	71 个月
3 期	末梢血淋巴细胞绝对数>15 000/μl+ 贫血(Hb<110g/L 或血细胞比容<0.33)	19 个月
4 期	末梢血淋巴细胞绝对数>15 000/μl+ 血小板减少(血小板计数<100×10^9/L)	19 个月

(二) 病理形态

淋巴结周围脂肪组织及被膜内可见浸润。淋巴结结构完全破坏，窦和滤泡都不复存在，偶尔还可看见少量残留淋巴组织散在于病变中。残留的淋巴细胞比肿瘤性淋巴细胞小，且染色较深。肿瘤呈完全弥漫，细胞大小一致，核圆，染色质较粗，无核仁，胞质少，核分裂少。体积较大，胞质较多，染色质较松的 "前淋巴细胞"；体积更大，具有核仁，含中等量胞质的副免疫母细胞(因胞质染色比免疫母细胞浅,故称副免疫母细胞),有时可以少量存在。此时低倍镜小,往往不被注意。假若上述前淋巴细胞和副免疫母细胞聚集成团,则在低倍镜下表现为浅染区域,称为增生中心(proliferating center)或假滤泡。增生中心只见于这一型淋巴瘤(B 小淋巴细胞淋巴瘤),因此具有很重要的特征性。增生中心需要和滤泡性淋巴瘤的滤泡相鉴别。前者为比小淋巴细胞稍大的细胞构成,与周围的小淋巴细胞背景境界不明显,周围的网状纤维也不受压。极少数情况下范围较大,形成在小淋巴细胞的背景中境界清晰的区域,称为成瘤亚型(tumor forming subtype)。

很少一部分病例可发生大细胞转化,发展为 B 免疫母细胞淋巴瘤(Richter 综合征),则生存期明显缩短。小淋巴细胞淋巴瘤病变中嗜酸性粒细胞几乎不存在;偶尔可见少数浆细胞,它们是多克隆的反应性成分。因其他疾病而行淋巴结活检的亚临床 CLL 患者和淋巴结肿大不明显的患者,淋巴结只是部分受累,淋巴结结构并没有破坏,窦还开放,而只是淋巴索内小淋巴细胞大量充塞的病例,诊断具有相当的难度。结外的小淋巴细胞淋巴瘤可见于韦氏环,皮肤等。如果累及浆膜腔,因瘤细胞并无明显异形性,故从胸水、腹水诊断本瘤相当困难。

(三) 免疫组化

绝大多数 CLL 是 B 细胞,故 SIg(表面免疫球蛋白)+,但比正常淋巴细胞量要少得多。轻链呈单克隆性,即所谓 "轻链限制性"。重链常为 μ 和 δ。

第二节　淋巴浆细胞或浆样淋巴细胞淋巴瘤(免疫细胞瘤)

当 B 小淋巴细胞淋巴瘤细胞中相当数量具有浆样分化时则称为淋巴浆细胞或浆样淋巴细胞淋巴瘤。关于数量的要求,Lennert 认为每高倍视野至少不少于一个 CIg(胞质免疫球蛋白)+ 细胞。浆样分化包括从小淋巴细胞的核出现少量嗜碱性胞质,至偏心核中等量胞质,直至典型浆细胞的一系列形态谱系。前者又可称淋巴浆样细胞淋巴瘤,后者又可称淋巴浆细胞淋巴瘤。它与 B 小淋巴细胞淋巴瘤/白血病的区别在于它相当于经受了抗原刺激以后的小 B 细胞(B2),而不是未受抗原刺激前的 B1 细胞,虽然两者形态相似,但它已经具备了或多或少形成 CIg 的能力。

(一) 临床表现

本类型与 B-CLL 相似,多见于老年。单克隆性免疫球蛋白血症见于 1/3~1/2 的病例,多为 IgM,其次为 IgG。13.5% 患者出现 Coombs 阳性溶血性贫血,这在 B-CLL 则极少见。本瘤发生于结外如肝、脾、皮肤、眼、消化道、韦氏环、肺等,相当常见,但习惯上不把这些肿瘤作浆样淋巴细胞淋巴瘤的诊断,而诊断为低度恶性 B 细胞黏膜相关淋巴瘤。

(二) 病理形态

淋巴结被一致的小淋巴细胞浸润所取代,正常淋巴结结构不复存在,但是残留个别反应性滤泡者并不少见。如果考虑到它是从 B2 细胞所发生,则不难理解残留滤泡的可能(一般认为从生发中心细胞来源的肿瘤在同一个淋巴结内所有的滤泡都同时变为肿瘤,因此,病变内很少看到残留滤泡)(图 8-1,图 8-2)。部分瘤细胞可见有少量的嗜碱性胞质,在 HE 切片上不容易观察,往往需要吉姆萨或 MGP 染色来显示。

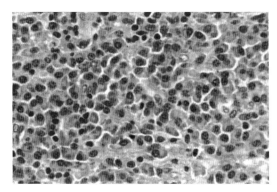

图 8-1　浆细胞样淋巴细胞(高倍)

瘤细胞中等大,胞质宽广而双染性为其突出的特点,核染色质虽粗糙但不若浆细胞之车轮状,部分胞质深染者则呈典型的车轮状染色质。

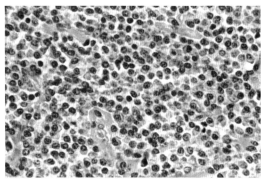

图 8-2　浆样淋巴细胞淋巴瘤(高倍)

肿瘤细胞成分甚为一致,中等大,核偏位,圆,染色质较粗,可见集结点。个别核酷似浆细胞之车轮状。胞质普遍比较丰富,嗜碱性。有的尚可见明确的核周晕(hof),核分裂少。

在印片上观察这一点比切片优越,因为印片上细胞没有收缩(窄圈胞质容易看到),故印片在诊断本病上具有重要的作用。有的病例浆样分化比较明显,这些细胞的嗜碱性胞质比较丰富,甚至接近典型的浆细胞。核内和 / 或胞质内 PAS(+)球状包涵体和游离的 Russell 小体是诊断本瘤中有价值的发现,也是与 B-CLL 鉴别的重要依据,约见于 50% 的病例(图 8-3~ 图 8-5)。这种包涵体数目一般较少,需要多张切片仔细寻找。个别则数量较多,往往集中分布。在电镜下核内包涵体(Dutcher 小体)实际上存于两层核膜之间,胞质内的包涵体则有粗面内质网(RER)包绕。

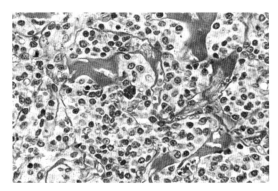

图 8-3　浆样淋巴细胞淋巴瘤(高倍)

PAS 染色。位于图片中央的瘤细胞质内有多数 PAS(+)的小球状 Russell 小体。这些浆细胞样淋巴细胞淋巴肉瘤比较容易找见。

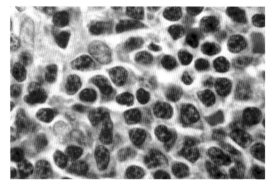

图 8-4　浆样淋巴细胞淋巴瘤(油镜)

细胞体积小至中等大。该细胞同时体现淋巴细胞和浆细胞的特点,胞核像小淋巴细胞而具有浆细胞的胞质故称为浆细胞样淋巴细胞。核圆或椭圆形,染色质粗,胞质量一般不多,少至中等量,有时可见核周晕。

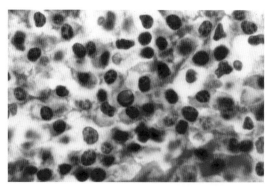

图 8-5 浆样淋巴细胞淋巴瘤（油镜）
PAS 染色。瘤细胞形态介于淋巴细胞和浆细胞之间，图片中央
的细胞内有一圆形小滴，呈 PAS（+）——Dutcher 小体。

约 40% 的病例后来转化为 B- 免疫母细胞肉瘤（B-IBS）。在 HE 切片中可疑的病例，通过免疫组化发现和证实瘤细胞的 CIg 是非常必要的。通过免疫组化并可证实轻链的单克隆性，以此除外病变中的浆样 / 浆细胞是反应性成分（图 8-6~ 图 8-10）。

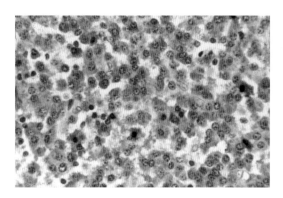

图 8-6 浆细胞样淋巴细胞（高倍）
抗重链 γ 染色，瘤细胞抗 γ 阳性。

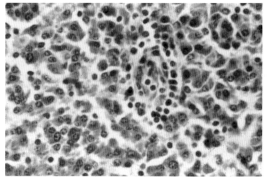

图 8-7 浆细胞样淋巴细胞（高倍）
抗轻链 κ 染色，瘤细胞抗 κ 阳性。

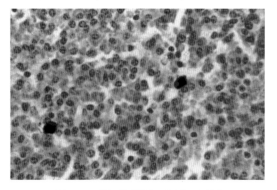

图 8-8 浆细胞样淋巴细胞（高倍）
（抗轻链 lamda 染色）。瘤细胞抗 lamda 阴性。图片中部 2 个细胞呈深棕色，右侧 2 个细胞呈浅棕色可能为反应性成分。绝大部分的瘤细胞皆阴性。该肿瘤经免疫组化染色证明为单克隆 IgG，Kappa。

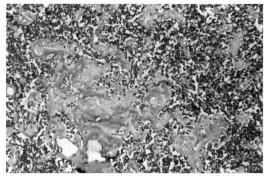

图 8-9 浆样淋巴细胞淋巴瘤
刚果红染色（Congo Red）。中瘤间质可见成片的无定形物质沉着，Congo Red 染色（+）呈红色，提示为淀粉样物。

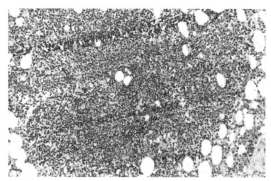

图 8-10　浆样淋巴细胞淋巴瘤(骨髓活检,低倍)
骨髓内造血组织增多,脂肪组织液取代。右下角为残存的正常
造血组织,其他区域几乎全为弥漫增生的淋巴组织所充满。

在 REAL 分类中淋巴浆样细胞淋巴瘤仅指不具备任何其他形态特征的小淋巴细胞(B)淋巴瘤,相当于大多数 Waldenstrom 巨球蛋白血症。因为在 B-CLL、外套细胞淋巴瘤、生发中心细胞淋巴瘤和边缘带细胞淋巴瘤都可见部分细胞质样分化,这些肿瘤都应按照它的主要特征分类而不称为"淋巴浆样细胞淋巴瘤"。

附 1 : Walderstrom 巨球蛋白血症

本病为淋巴 / 浆细胞白血病样弥漫性地浸润于骨髓、淋巴结、肝、脾和其他器官。在淋巴结中的表现与淋巴浆细胞或浆样细胞淋巴瘤相同。它不像多发性骨髓瘤那样在骨髓内形成局灶性的肿块,并因吸收骨质而在 X 线片上表现出骨骼的特征性穿凿样改变;同时它也不像白血病在骨髓中弥漫浸润那样致密。根据骨髓所见以及血清中发现的单克隆免疫球蛋白血症(M 尖峰)可作出诊断。Bence-Jones 蛋白尿见于 20%~30% 的病例,但不知什么原因肾损害比骨髓瘤少得多。

本病患者均为老年,70 岁以前非常少见。由于血液中大量大分子异常免疫球蛋白的存在并形成聚合物,因此血液黏稠,所谓"高黏滞综合征",从而带来眼和中枢神经系统损害等严重的并发症。

附 2 : 重链病

在血和尿中出现某种重链升高是一种少见的单克隆球蛋白病,包括有 α 链病、γ 链病和 μ 链病三种,其中以 α 链为最常见。γ 链病和 μ 链病的潜在病理基础是淋巴浆细胞淋巴瘤或浆细胞淋巴瘤。μ 链病属 CLL 的一个亚型,γ 链病常伴随于结外黏膜相关淋巴瘤。

α 链病见于年轻人,有两种临床类型,一类发生于小肠。肠黏膜和腹腔淋巴结中大量淋巴细胞,浆细胞等重度浸润引起绒毛萎缩。导致吸收不良、腹泻、脂肪泻、低血钙,又称免疫增生性小肠病(IPSID)。多见于地中海区域。后来可发展为 B 免疫母细胞性淋巴瘤。另一类浸润限于呼吸道,较前者少得多。

第三节　浆细胞性淋巴瘤

在此仅指原发于淋巴组织及软组织(如鼻窦、上呼吸道、肺等)的髓外浆细胞瘤。本瘤比较少见,本质上和骨髓瘤没有区别,诊断时需要通过骨 X 线片及骨髓检查以除外骨髓瘤。血和尿中 M 蛋白的出现仅见于 1/4 病例,即使出现也不像骨髓瘤那样高。大多数孤立性骨浆细胞瘤后来都发展为多发性骨髓瘤,但骨外的孤立性浆细胞性淋巴瘤演变成多发性骨髓瘤的只有 10%~20%。

(一)临床表现

发病年龄为 30~70 岁。男性较多。

(二)病理形态

主要侵犯颈淋巴结和腋下淋巴结,其他部位都很少见。肿瘤由成熟的和不同分化程度的浆细胞构成。免疫母细胞及小淋巴细胞很少出现。可能有些残存滤泡存在。肿瘤组织中以及血管壁可见淀粉样物质沉着。

(三)鉴别诊断

1. 反应性浆细胞增生　病变里可见到免疫母细胞、前浆细胞,以及浆细胞等多种成分而与本瘤不同。

2. 淋巴结的骨髓瘤转移　原发性者一般分化要比转移性骨髓瘤高。细胞较小,比较规则。而骨髓瘤转移到淋巴结均已趋晚期,因此瘤细胞明显间变。

3. 浆细胞性白血病　往往包膜及其周围组织的浸润更明显。极少见的一种发生在皮下,软组织等结外部位的"髓外浆细胞瘤"可呈现一种很特殊的形态,相似于"血管瘤"。其镜下表现为大小形状不一的海绵状血管瘤那样的间隙,腔内充满红细胞,肿瘤性浆细胞被覆在腔隙表面,银染色看不到基底膜。这种特殊类型需要与血管瘤鉴别。瘤细胞免疫组化显示各种内皮细胞标记(Factor Ⅷ、UEA、CD34)均阴性,而免疫球蛋白轻链阳性,并且呈单克隆性。一部分细胞 L-26(+)、EMA(+)。其他出现血管增生的上皮和神经内分泌性肿瘤均应除外。

第四节　多发性骨髓瘤

本瘤虽然发生在骨髓,而不是淋巴结,但是它是浆细胞的肿瘤,理应在"B 细胞淋巴瘤"里也应有所叙述。它发生在成年时仍然保持活跃造血的那部分骨髓,亦即头颅、骨盆、肋骨、脊椎以及肩与臀关节等多处骨骼。肢体的远侧部分(前臂、小腿)和手、足通常不累及。如果病变只有一处则称为孤立性骨髓瘤。

其最早阶段称为"意义不明的单克隆性球蛋白病"(monoclonal gammopathy of undetermined significance,MGUS)。此阶段只存在单克隆性球蛋白而无潜在疾病。MGUS

转成骨髓瘤的危险性是很低的,大约只有 1%。即使骨髓瘤细胞达到 10%~30%,生长速度还是很慢。这个阶段以前称为"惰性 / 冒烟型或无症状骨髓瘤",现更名为"无症状性骨髓瘤"。它比 MGUS 疾病程度高,但临床上仍无症状或器官损害。它和前者(MGUS)都发展很慢,以年计,均无须治疗。

"症状性骨髓瘤"则不但存在单克隆性蛋白,而且伴有一项或多项(CRAB)器官损害。

C——血钙升高(>10mg/L)

R——肾功能异常(肌酐>2mg/L)

A——贫血(血红蛋白<100g/L)

B——骨病变(溶骨性病变或骨质疏松)

骨髓瘤细胞不仅形成瘤块,而且释放许多蛋白及其他化学物质到骨髓的微环境中,并直接进入血流。

对骨髓的直接作用包括血细胞产生减少和对周围骨质的破坏。这些作用的综合结果是本瘤时常见的各种现象,如贫血、易发感染、骨骼疼痛、骨折和血钙升高。对骨髓以外的作用,这是主要因为骨髓瘤细胞产生的单克隆性蛋白质所导致。随着骨髓瘤细胞在骨髓里堆积起来,它所产生的某种特异性的免疫球蛋白释放入血液,造成远处的组织破坏,例如常见的肾的破坏。蛋白质还可以形成血块,导致堵塞,影响血液循环,进一步造成其他器官 / 组织的破坏。

(一)临床表现

骨髓瘤是一种成人的疾病。平均发病年龄为六十余岁,四十岁以前发病者仅占 5%~10%。男性较多。某些人种,如美籍非洲人比较多见。在美国每年新发病约 15 000 例。在亚洲人中发病率为(0.5~1.0)/100 000。美籍非洲男人则高达(10~12)/100 000。

大多数骨髓瘤病例(约占 65%)为 IgG 型(即重链为 G,轻链为 κ 或 λ),其次为 IgA 型。IgM、IgD 和 IgE 等型是非常罕见的。大约 30% 患者产生的轻链存在于尿中(如轻链 κ),而血液中存在轻链和重链。约 10% 的患者只产生轻链,而不形成重链,称为轻链(或本周氏)骨髓瘤。更少的情况下(1%~2%)骨髓瘤细胞产生极少量,甚至不产生,任何一种单克隆性蛋白,称为非分泌型骨髓瘤。然而近年发明的 Freelite 试验(血清游离轻链测定)能够在大多数这种病例中测出微量的轻链。

不同类型骨髓瘤的生物行为只有微弱的差别。IgG 骨髓瘤出现通常的骨髓瘤表现。IgA 骨髓瘤有时以在骨外形成肿瘤为特征。IgD 型可以伴发浆细胞白血病,并更常引起肾的破坏。"轻链(或本周氏)骨髓瘤"最容易破坏肾脏。轻链在肾脏和 / 或神经及其他器官里沉着,称为淀粉样沉着。

(二)病理形态

肿瘤皆由成熟的浆细胞构成。

第五节 滤泡性淋巴瘤

滤泡中心细胞可以分为 4 个阶段。按 Lukes 和 Collins 的意见,四个阶段细胞发展的顺序依次为小裂、大裂、小无裂和大无裂。前两个细胞核形不规则,染色质粗而致密,无核仁或小核仁,胞质稀少,意味着细胞处于静止状态;后两个细胞则细胞体积增大,胞质增多。核外形膨隆而呈圆形或卵圆形,染色质疏松,核仁明显;上述特征均意味细胞增生性增强。习惯上将这后 2 个阶段,大、小无裂细胞称为 "转化淋巴细胞"。Lennert 在 Kiel 分类中所用的名词中心细胞和中心母细胞,分别指核裂细胞和无裂细胞;而且认为生发中心发育时,先出现的是中心母细胞后来才变为中心细胞。因此,Lukes 与 Collins 对这一点不仅所采用的名词不同,而且在发展的程序上有相反的认识,Lukes 的主要根据是在临床外检中看到有的小裂核细胞淋巴瘤病例发生无裂细胞淋巴瘤的转化。

滤泡性淋巴瘤在各国发生率高低不同,美国此型高达非霍奇金淋巴瘤的 50%,德国约占 25%,意大利只占 13%,在我国可能更低。本型主要发生于老年,20 岁以下极为罕见。

滤泡中心细胞淋巴瘤分为滤泡性和弥漫性。滤泡中心细胞的分级标准过去根据其主要的细胞成分是小细胞为主,大小细胞混合为主,还是大细胞为主,把上述 3 种称为 3 种亚型。细胞大小的界线在于其核的大小比该切片里的组织细胞的核大还是小。为了显示肿瘤里的大细胞应用 MGP 染色更容易发现。

实际上病变中大细胞的数量在各病例中是连续的,很难确切地划分界线,病理学家之间很难达到重复的结果。REAL 分类采用一级、二级和三级来取代亚型的提法,与其他肿瘤的分级也可以一致。WHO(2001)分类规定高倍镜下计数十个具有代表性的肿瘤滤泡中的大细胞,<5 个者为 I 级、6~15 个者为 II 级、>15 个者为 III 级。根据病变组织结构的特点,可以诊断为 "滤泡性"、"滤泡性和弥漫性"(其中有些 "弥漫" 区域)。从系列活检的病例看到 "一级" 和 "二级" 之间可以互相转化,但是没有从 "一级" 转为 "三级" 者。"三级" 者比 "一级" 及 "二级" 者复发早,但是总体生存没有明显差别。"三级" 滤泡性淋巴瘤的大细胞比较多,但是还不同于弥漫性大 B 细胞淋巴瘤;虽然前者的总体生存较高但是复发率也比较高。

I 级(小核裂细胞为主):滤泡大小,形态比较一致,没有明显的淋巴细胞外套层。滤泡内往往没有吞噬细胞。生发中心无明极、暗极之分,而由清一色的小细胞所构成。瘤细胞比正常淋巴细胞稍大,外形不规则,呈现切迹及线状劈裂。胞质极少,几乎看不到。核分裂极少看到。病变中可散在若干无裂细胞,大细胞 <5 个 /HPF。滤泡间可以有瘤细胞,也可能不累及(图 8-11~ 图 8-16)。

II 级(小核裂细胞和大细胞混合):肿瘤性滤泡看不清小细胞或大细胞谁占明显的优势。大细胞数为 6~15 个 /HPF,可以是大核裂细胞或无裂细胞。

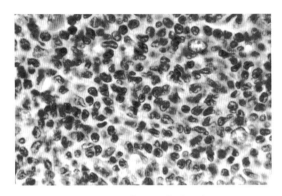

图 8-11　中心细胞淋巴瘤

小核裂细胞为主。肿瘤成分单一。病变内绝大多数由体积小的淋巴细胞构成。核不规则形,成角,可以看到核沟。染色质颗粒比较粗,一般均无核仁。胞质量极少。仔细观察几乎每例都可以找到散在于小淋巴细胞之间的转化淋巴细胞,本片中可见三个无裂细胞。

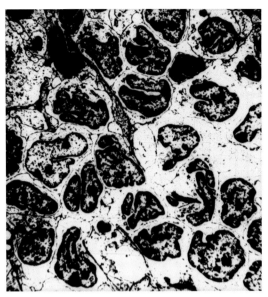

图 8-12　中心细胞淋巴瘤(电镜)

小核裂细胞为主。核不规则或可见深裂沟。核仁不明显,胞质少。

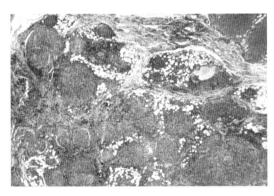

图 8-13　中心细胞淋巴瘤(低倍)

小核裂细胞为主。多数淋巴滤泡浸润于脂肪结缔组织内。滤泡大小不等,密集。

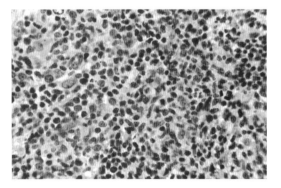

图 8-14　中心细胞淋巴瘤(高倍)

小核裂细胞为主。核仁不规则,成角,有的成弯曲的长棍状,个别可见核裂沟,比组织细胞的核小。

　　Ⅲ级(大细胞为主):其细胞组成可以是大核裂细胞也可以是无裂细胞,和上述"混合性"相同,但大无裂细胞占了优势(>15 个 /HPF)。核分裂常常很多,不少病例滤泡构造只是部分性,其他区域已经发展为弥漫性病变。随着疾病的发展滤泡逐渐模糊,最后成为弥漫性改变(图 8-17~ 图 8-20)。25%~35% 病例发展为弥漫性大 B 细胞淋巴瘤。只要病变中看到"滤泡性"构造,即使很小一部分,就属于滤泡性淋巴瘤。

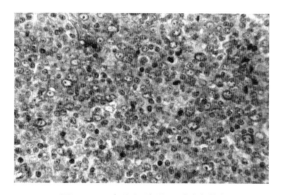

图 8-15   中心细胞淋巴瘤(高倍)

小核裂细胞为主。(MGP 染色)将混杂在小核裂细胞中的大细胞显著地突出出来,将胞质染作红色。多数可见核仁。(MGP—甲基绿派洛宁染色,RNA—红,DNA—绿)。

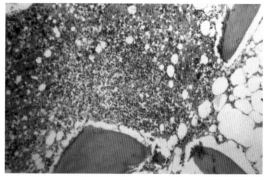

图 8-16   中心细胞淋巴瘤(骨髓切片)

骨髓腔内除正常的造血组织以及脂肪外,可见一灶成分单一的小核裂细胞。本瘤虽属低度恶性但却常常侵犯骨髓,并以浸润分布在骨小梁周围为特点。

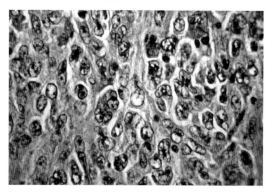

图 8-17   生发中心母细胞(大核裂)淋巴瘤(高倍)

胞核稍大于反应性组织细胞,多核性,有的可见核裂。染色不均匀,偶见核仁。胞质中等量,呈弱嗜派洛宁性。细胞间常常有较多的间质。此型肿瘤往往伴有硬化。

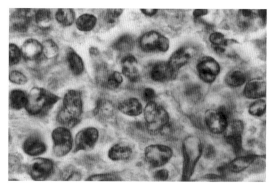

图 8-18   生发中心母细胞(大核裂)淋巴瘤(油镜)

本例由大核裂生发中心细胞构成。核多形性,可见切迹或裂沟,染色质不均匀。有的核呈杆状。间质比较多。

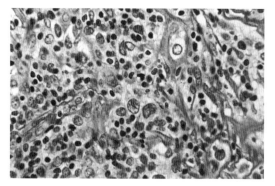

图 8-19   生发中心母细胞(大核裂)淋巴瘤

PAS 染色。核轮廓及染色质结构比 HE 染色更为清晰。图片中央的两个细胞具有典型的核裂沟。胶原纤维在 PAS 染色中红色,因此间质硬化在 PAS 染色中尤其突出。

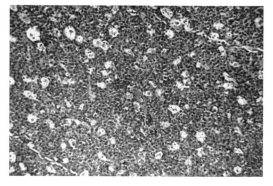

图 8-20   中心母细胞淋巴瘤(中倍)

此型淋巴瘤可见著名的"满天星"图像。它的出现是由于增生迅速,组织细胞反应性增生并吞噬细胞碎片而成。

组织学分级和预后之间有一定关系。Ⅰ级和Ⅱ级惰性经过,常不能治愈。Ⅲ级较为侵袭性,但和弥漫性大 B 细胞淋巴瘤一样,有些病例应用强化疗可以治愈。本肿瘤在诊断时不少已经广泛累及脾、末梢血、骨髓及其他结外部位。

滤泡性淋巴瘤的治疗成为十分棘手的问题,它发展未必很快,但是它往往易复发。迄今对治疗还有两种截然不同的意见,有的认为只能观察,不采取治疗。另一种意见认为大约 1/3 的病例会发展为大 B 细胞淋巴瘤,所以还是需要进行化疗。看来还需要多方面综合考虑,如是否有发热等症状、肿块大小、化验指标、病理级别、特别应该强调发展速度等。

在 REAL 分类中提出一种主要为小细胞构成的弥漫性滤泡中心细胞淋巴瘤,小细胞亚型作为暂定组的一员。它是不多见的,诊断时要注意取材能够代表病变的"全部"。因为活检不完整将会遗漏滤泡性区域和病变中可能存在的大细胞部分。

免疫组化:B 细胞标记(CD19、CD20、CD22、CD79a)阳性。t(14;18)染色体易位(Bcl-2基因移到了免疫球蛋白重链基因邻近)伴随的 BCL 蛋白表达可用于鉴别肿瘤性和反应性滤泡(后者阴性),但不能区别本瘤及其他低度恶性 B 细胞淋巴瘤。它见于大多数滤泡性淋巴瘤,Ⅰ级几乎 100% 阳性,Ⅲ级约 75% 阳性。CD5 和 CD43 阴性区别于外套细胞淋巴瘤。CD10+/− 不同于边缘带 B 细胞淋巴瘤。

附:花彩状滤泡型淋巴瘤

Osborne 和 Butler 于 1987 年首先描述了这种不平常的滤泡性淋巴瘤,他们称为"貌似进行性转化生发中心的滤泡性淋巴瘤"。后来经过免疫学和分子生物学研究证实它是一种滤泡性淋巴瘤,属于滤泡性淋巴瘤的一种特殊类型。

(一)临床表现

发病年龄 20~70 岁,平均年龄 54 岁。男女发病率几乎相同。多数为颈部淋巴结。

(二)病理形态

和通常滤泡性淋巴瘤一样,淋巴结实质内满布肿瘤性滤泡。滤泡皆由肿瘤性生发中心细胞所构成。核分裂少,看不到"着色小体"。所不同者滤泡的外套层很明显,并且侵入滤泡内,常占到一半以上的区域。由于这种滤泡的特殊形态,"花彩状"滤泡性淋巴瘤由此而得名。

(三)鉴别诊断

①滤泡反应性增生:见良、恶性滤泡的鉴别。②进行性转化生发中心(PTGC):常常以反应性增生的滤泡为背景,PTGC 并不大量地出现在一个淋巴结里,而且其细胞的构成不是肿瘤性细胞,Bcl-2 阴性。花彩状滤泡性淋巴瘤时淋巴结内布满肿瘤性滤泡,并且滤泡由肿瘤性细胞所构成。③结节性淋巴细胞为主型霍奇金淋巴瘤:此时的结节比花彩状滤泡性淋巴瘤大,而且只累及淋巴结的一部分。④ AIDS 时的滤泡溶解:与本瘤的滤泡确有相似之处,Bcl-2 对鉴别有帮助。⑤ Castleman 病:此时滤泡大,外套层厚,其中可有若干生发中心,和本瘤的滤泡可能混淆。但本瘤的滤泡外套层不呈葱皮样,滤泡间和滤泡内无浆细胞,也没有血管增生。

第六节   B 免疫母细胞淋巴瘤

"免疫母细胞"一词为 1962 年 Demashek 等首先采用。Demashek 等描述"免疫母细胞"是先在滤泡中心再散布到滤泡间区的一种大细胞,后来通过多指标研究证明免疫母细胞有 T、B 细胞两种。由 T、B 两种属性的免疫母细胞来源的肿瘤在 20 世纪 70 年代以前都称为"网织细胞肉瘤"或"组织细胞性淋巴瘤"。这是由于当时对淋巴细胞的生成和转化缺乏认识,认为淋巴细胞是一个终末细胞,总表现为一个小圆形的小淋巴细胞,而大细胞与之无关。现在知道真正的组织细胞来源的肿瘤是很少的。

在本章里仅叙述 B 细胞来源的"免疫母细胞淋巴瘤"。

(一) 临床表现

就诊时常常为Ⅲ期或Ⅳ期,不少伴有全身症状。

(二) 病理形态

B 免疫母细胞瘤的细胞体积比大无裂生发中心细胞更大,可达 4~5 个小淋巴细胞。核圆或卵圆形,核膜下染色质聚集而表现为"核膜增厚"。中心位的核仁十分突出。胞质宽广呈强嗜碱性(嗜派洛宁性),甚至向浆细胞分化,出现典型的嗜碱性胞质(图 8-21~图8-27)。上述三点成为 B 免疫母细胞的显著特点。核分裂象多见,病变内常散在有反应性组织细胞,吞噬有退变的瘤细胞碎片。

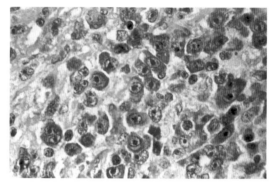

图 8-21   B 免疫母细胞瘤(高倍)

胞质强双染性呈著名浆样分化。核偏位,核周可见一空白晕(hof),这是高尔基体器所在部位,核膜厚,核仁极其明显,中心位。

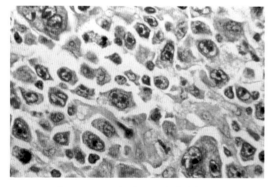

图 8-22   B 免疫母细胞瘤(高倍)

除呈现 B 免疫母细胞所具备的胞质和核的特点以外,细胞呈显著多形性。部分为多核。

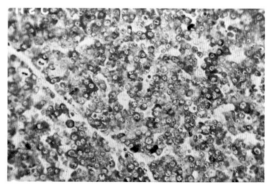

图 8-23   B 免疫母细胞瘤(高倍)

免疫组化染色(抗重链 α)胞质呈强度不等的棕黄色,提示本瘤为单克隆 IgA。

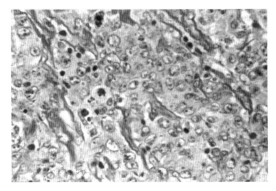

图 8-24　B 免疫母细胞瘤（PAS 染色）

核形态在 PAS 染色比 HE 染色尤为清晰，胞质清晰，但一般并无 PAS（+）物质存在。背景轻度纤维化图片内可见一个核分裂象。

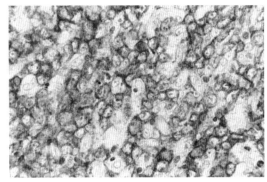

图 8-25　B 免疫母细胞瘤

白细胞共同抗原（LCA）染色。瘤细胞呈染色非常局限的胞质阳性反应，提示肿瘤属淋巴细胞系列而不是上皮性来源。

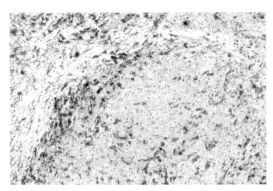

图 8-26　B 免疫母细胞瘤（溶菌酶染色）

为了和组织细胞肉瘤鉴别而作此染色。图片显示瘤结节周边部和结节内少数阳性细胞。而肿瘤部分均不着色。

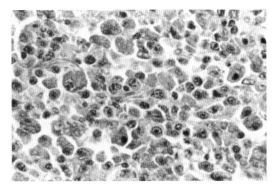

图 8-27　B 免疫母细胞瘤（PAS 染色，高倍）

肿瘤细胞胞质极为丰富而双染性，核偏位体现了充分的浆细胞样分化。部分核酷似浆细胞核，部分则核固缩。

第七节　弥漫性大 B 细胞淋巴瘤

　　REAL 分类把大裂生发中心细胞淋巴瘤、大无裂生发中心细胞淋巴瘤、B 免疫母细胞性淋巴瘤和 B 间变性大细胞淋巴瘤归并在一起，统称"弥漫性大 B 细胞淋巴瘤"。因为对这四种肿瘤在病理诊断中很难达到可重复的一致性，同时在当前治疗上也没有区别。细胞大小的标准以瘤细胞核大于两个小淋巴细胞的核或组织细胞的核为界。其中大多数病例的细胞构成为大无裂生发中心细胞或 B 免疫母细胞，或者两者混合。少数病例为大核裂生发中心细胞、多叶核细胞和间变性大细胞（图 8-28）。有些病例病变中杂有大量小 T 细胞和组织细胞，这样与 T 细胞淋巴瘤和霍奇金淋巴瘤（淋巴细胞为主型）就很相似（详见第十二章）。

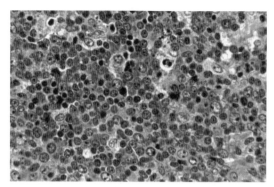

图 8-28　弥漫性大 B 细胞淋巴瘤(高倍)

肿瘤细胞核大小不等,但比组织细胞核大者占相当比例。核轮廓规则,圆或卵圆形,染色质稀少,颗粒粗,核仁清晰。本例实际上就是生发中心细胞淋巴瘤,大无裂。但 REAL 分类中将其归并在弥漫性大 B 细胞淋巴瘤中。

有些分类(WF)和教科书把"弥漫性淋巴瘤"一词笼统地使用,如将外周 T 细胞淋巴瘤,包括 Lennert 淋巴瘤等列为小细胞和大细胞混合型弥漫性。"大细胞弥漫性淋巴瘤"覆盖了 B 细胞来源者、T 细胞来源者和真性组织细胞来源者,没有表明瘤细胞的属性,实不可取。

第八节　原发性纵隔大 B 细胞淋巴瘤

大 B 细胞淋巴瘤发生在纵隔者临床上具有明显的特点,因此在 REAL 分类中把它作为一个独立的临床病理单元。

(一) 临床表现

多发生于中年,女性较多。因它从胸腺发生并向局部浸润,因此常导致胸肩疼痛,呼吸道受压引起咳嗽和呼吸困难,以及上腔静脉综合征。复发时常发生于胃肠、肾、卵巢和中枢神经系统等结外部位。

(二) 病理形态

由相似于生发中心母细胞或免疫母细胞等的大细胞构成。有时出现 R-S 细胞样细胞。它虽然往往伴有硬化,但预后并不像其他部位淋巴瘤那样良好。

"硬化"在本瘤甚为突出,联想到结节硬化性霍奇金淋巴瘤也以硬化为其特点之一,是否胸腺的内环境与纤维组织增生存在某种关系。

本瘤的其他内容详见第十五章。

第九节　伯基特淋巴瘤

1961 年一位乌干达的外科医生 Denis Parson Burkitt 在 The Commonest Children's Cancer in Tropical Africa—A Hitherto Unrecognized Syndrome 会议上报道了一种流行于儿童的疾病。在场听报道的电镜专家 Micheal Anthony Epstein（1921 年出生）注意到了这种肿瘤。1963 年肿瘤标本送到伦敦的 Middlesex 医院作培养，发现一种病毒。1964 年 Epstein 和他的学生 Yvonne Barr（1932 年出生）联名在 *Lancet* 上发表 Virus particles in cultured lymphoblasts from Burkitt's lymphoma 论文，EB 病毒从此诞生。

本瘤最早在非洲发现，后来世界各地相继有散发报道。20 世纪 50 年代末，Burkitt 在非洲赤道一带对此肿瘤的野外研究是肿瘤流行病学中光辉的一页。根据流行于一定的温湿环境提出它可能是一种虫媒传播的疾病。它在非洲的分布与疟疾流行的地区相一致，以后在巴布亚新几内亚也表现了其间的关系，推测可能疟疾感染导致了免疫缺陷，随之对感染因子引起此种淋巴瘤的病因问题引起重视。后来的研究证实它与 EB 病毒之间的关系更是肿瘤病因中一项非常重要的发现。

在非洲大约 95% 的病例瘤细胞中有 EBV-DNA 和 EBNA 存在，血清中也可发现 EB 病毒抗体。而非洲以外的病例只有 25%EB 病毒阳性。

（一）临床表现

从流行病学角度可以分为三种临床类型：①流行性：本型最多见。见于赤道非洲、巴布亚新几内亚等地。4~7 岁儿童发病率最高，男与女之比为 2∶1。②散发性：少见，只占全部淋巴瘤的 1%~2%。可见于世界各地。发生于儿童及青年（平均年龄 30 岁）。男女两性之比为（2~3）∶1。③伴随于免疫缺陷，主要见于 AIDS，其他免疫缺陷较少见。

非洲病例多发生于下颌骨及其他颌面骨，其他地区的病例则常见于回盲部、卵巢、肾、腹腔淋巴结等结外部位，发生于浅淋巴结者比较少。骨髓常常累及，但发生白血病的并不多。对化疗极为敏感，应用少量化疗药物即可使肿瘤缩小，但不久又复发。

本肿瘤的瘤细胞增生特别迅速，有些可以合并急性白血病（预后不良）。临床上常出现高尿酸血症和乳酸脱氢酶增高。治疗过程中由于大量瘤细胞死亡，容易导致溶瘤综合征（tumor lysis syndrome）。瘤细胞死亡而释放出大量细胞内的成分，如嘌呤、尿酸、磷和钾等进入血流，导致血钾高（可能发生心脏骤停）、血磷高。尿酸和磷等沉积在肾小管会引起严重的肾衰竭。在发生溶瘤综合征的高危人群（瘤块巨大，合并白血病等）治疗开始前和治疗中要密切监视。溶瘤综合征不仅见于伯基特淋巴瘤，其他增生迅速的淋巴瘤也同样可以发生，不过在本瘤最为典型。

（二）病理形态

瘤组织弥漫浸润，成分单一，大小形态一致。瘤细胞核圆或卵圆形，直径相当于反应性组织细胞的核，有 3~5 个明显的核仁，染色质比较粗糙，核膜较厚。胞质中等量，HE 染色呈双染性。甲基绿 - 派若宁染色和 Giemsa 染色在诊断本瘤时甚为重要，胞质分别呈强嗜派若宁性和嗜碱性，常可见多数脂质小空泡。核分裂易找见。病变中散在有多数吞噬凋亡瘤细胞的巨噬细胞，在低倍下呈现为特征性的"天星现象"（starry sky）。在此应该指出"天星现象"并非本瘤所独有，可见于众多瘤细胞增生迅速的肿瘤，如曲核细胞淋巴瘤、免疫母细胞淋巴瘤、大无裂生发中心细胞淋巴瘤等，不过在伯基特淋巴瘤中它是最经典和最恒定的（图 8-29）。电镜下可见胞质中具有脂滴、核糖体和核的袋样突起。内质网等细胞器比较少。免疫组化显示 B 细胞的特点。SIg 阳性,主要为 IgM。诊断中特别要注意与粒细胞肉瘤鉴别。两者瘤细胞都中等大,形态也甚相似。病变里如能找到嗜酸性幼稚粒细胞具有重要意义。氯乙酸酯酶(Chloroacetate esterase,CAE)及 LeuM-1 在粒细胞肉瘤阳性而伯基特淋巴瘤阴性。

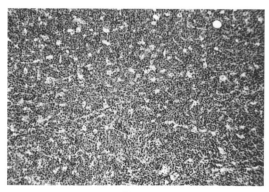

图 8-29　伯基特淋巴瘤(中倍)

瘤细胞核相等或略小于组织细胞的核,轮廓规则,圆形或椭圆形,染色质稀少,可见显著核仁,1~2 个。胞质中等量,嗜酸性、核分裂多。反应性组织细胞散在于肿瘤内。呈典型的满天星图像。瘤细胞密集而规则。

　　有一种亚型——"伴有浆细胞样分化"。部分瘤细胞核偏位、胞质嗜碱性、核大小形态不太一致。浆内免疫球蛋白呈单克隆性。见于伴随免疫缺陷的儿童。

　　本瘤具有独特的染色体改变,大多数病例 c-myc 从第 8 对染色体易位到了第 14 对染色体的免疫球蛋白重链区内——t(8;14)。少数病例 c-myc 易位到第 2 对染色体的轻链位点上——t(8;2),或第 22 对染色体上——t(8;22)。非洲病例的断裂点在 14 号染色体的重链连结区,提示易位发生于免疫球蛋白基因完成重排之前,属早期 B 细胞。反之非流行区病例易位发生于免疫球蛋白重链启动区,提示易位发生在 B 细胞个体发育的后期。大多数非洲病例瘤细胞可检出 EBV 基因组,在伴发于 AIDS 者其检出率为 25%~40%。非洲以外和不伴随 AIDS 的病例 EBV 阳性率比较低。

第十节　伯基特样高度恶性 B 细胞淋巴瘤

　　这是一组形态学上介于大 B 细胞淋巴瘤和典型伯基特淋巴瘤之间的病例。在过去的文献中称其为"非伯基特小无裂细胞淋巴瘤",REAL 分类建议用"伯基特样"取代"非伯基特",归在"暂定组"中,它可能不是单一的一种疾病单元。目前认为它与 EB 病毒感染无关。多发生于成人(平均年龄 34 岁)。对治疗反应不像伯基特淋巴瘤那样敏感。发生于结外者,尤其胃肠道,虽不如伯基特淋巴瘤,但仍相当多见。病程凶险,常常致命。病理形态与伯基特淋巴瘤相比较其瘤细胞核的大小形状较不一致,可出现多核瘤细胞(表 8-3,图 8-30,图 8-31)。一般不出现 c-myc 重排。

表 8-3 伯基特样淋巴瘤和伯基特淋巴瘤的区别

伯基特样淋巴瘤	伯基特淋巴瘤
多见于成人;EB 病毒感染无关	多见于儿童;与 EB 病毒感染有关
瘤细胞大小形态较不一致,核仁较大	瘤细胞大小形态一致,核仁较小
无 c-myc 重排	都有 c-myc 重排
也常累及结外	结外累及更常见

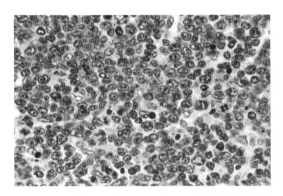 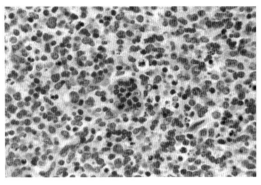

图 8-30 伯基特样高恶 B 细胞淋巴瘤(非伯基特高恶 B 细胞淋巴瘤,高倍)

瘤细胞呈圆形或卵圆形,形状规则,与图片中心组织细胞的核相比大小相等。本例与伯基特淋巴瘤比较,核大小变异较大,染色质比较粗,核膜较厚,核仁较大因此诊断为非伯基特型。

图 8-31 伯基特样高恶 B 细胞淋巴瘤(非伯基特高恶 B 细胞淋巴瘤)(高倍,CAE 染色)

中心细胞在大小和形态上都需要和粒细胞性白血病和绿色瘤相鉴别。当病变中找到幼稚的嗜酸性粒细胞时偏重于粒细胞来源,作 CAE 染色后。CAE 染色将粒细胞染作红色(图片中央),而淋巴细胞则阴性。本例冰冻切片证实为单克隆性 Kappa。

第十一节 套细胞淋巴瘤

套细胞淋巴瘤(mantle cell lymphoma,MCL)不同于 1982 年 Weisenburger 所描述的"外套层淋巴瘤"(mantle zone lymphoma,MZL)。前者包括"外套层淋巴瘤"(1982)和 Lukes 和 Collins 分类中的"小核裂生发中心细胞淋巴瘤"(在 Kiel 分类中称中心细胞淋巴瘤),以及"中间淋巴细胞淋巴瘤"(intermediate lymphocytic lymphoma,ILL)或 Berard 所提出的"中度分化淋巴细胞淋巴瘤"(lymphocytic lymphoma of intermediate differentiation,IDL)。Berard 之所以称它为"中度分化"旨在区别于 Rappaport 所描述的高分化和低分化淋巴瘤。Berard 还注意到瘤细胞碱性磷酸酶阳性而与正常的滤泡外套层细胞相似。鉴于上述几个不同的名称实际上指的是同一种肿瘤,故在 1992 年的国际会议上决定统一命名为"套细胞淋巴瘤"。现在认为它可能来自一种滤泡外套层的靠里部分的细胞(CD5+,CD23-),而不是真正的滤泡中心细胞。

(一) 临床表现

本瘤多发生于老年,平均年龄 63 岁(37~82 岁),男性多于女性。就诊时往往已多组淋巴结肿大,并累及末梢血和骨髓。治疗难以控制,病程一般生存期仅 3~5 年,"母细胞型"侵袭性更强,生存期只有 3 年。发生在肠道的"淋巴瘤样息肉症"也是一种"套细胞淋巴瘤"(详见第十二章)。

(二) 病理形态

本瘤发展过程中可以看到三种组织学型式。最早阶段是 Weisenberge 所描述的外套层形式:瘤细胞围绕着反应性生发中心生长而形成结节。这种方式比较少见,似乎比较惰性,较其他类型生存期长。第二型最常见,也是最典型的,瘤细胞形成模糊结节和弥漫浸润。第三型也很少见,瘤细胞弥漫浸润。它可由上两型转化而来也可自发生起就以此种形式出现。

无论何种组织学形式瘤细胞具有两种形态:"淋巴细胞(小细胞)细胞型"及"母细胞(大细胞)型"。小细胞者核形轻度不规则至不规则,后者与小核裂生发中心细胞相同。胞质少难以辨认。染色质致密,看不到核仁。核分裂可以找见。20%~30% 病例瘤细胞呈现为母细胞样,核大,染色质分散、疏松,可见核仁。核分裂多见。在病程发展过程中从外套层型和结节型演变为弥漫型,小细胞型演变为大细胞型者都是常见的(图 8-32,图 8-33)。有时病变中出现灶性胞质丰富而透明的"单核样 B 细胞"。

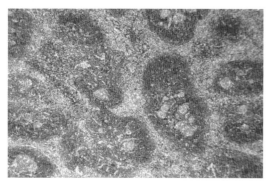

图 8-32　套细胞淋巴瘤(低倍)
肿瘤呈结节状。结节中央可见一个或数个滤泡生发中心。后者可能由数个滤泡融合而来。肿瘤细胞大小规则,如小淋巴细胞。

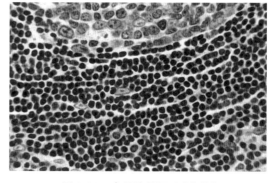

图 8-33　套细胞淋巴瘤(高倍)
由外套层细胞构肿瘤细胞大小规则,并排列如行豆样。从形态角度看不到丝毫恶性,但是本瘤预后不良。

在看到残存生发中心的"结节性"的病变,即使"模糊结节",对诊断都有很重要的意义,诊断难度比较小。"弥漫性"者不容易作出诊断。病变里如发现散在单个上皮样组织细胞(偶可呈现"天星现象")、裸核的滤泡树突细胞和多数增生而不分支的厚壁毛细血管等三项改变是诊断本瘤的重要线索。瘤细胞常常大量浸润于包膜和小梁中。

本瘤发生在肠道者称为"淋巴瘤性息肉症"(详见第十二章)。

免疫组化:瘤细胞特异地表达 CD5$^+$(区别于滤泡中心细胞淋巴瘤)和 CD43。CD23$^-$(有别于 B-CLL)。t(11;14)(q13;q32)是本瘤的一大特征,见于约 95% 的病例。编码 Cyclin D1 的基因——PRAD1(11q13),即 bcl-1,易位到了 Ig 重链基因(14q32)的邻近而过度表达,导致细胞周期功能失调。Cyclin D1 是正常淋巴细胞所不具有的一种调节细胞周期的蛋白，其表达（呈核阳性）对套细胞淋巴瘤的诊断是具有特征性的，然而免疫组化显示它的染色技术要求甚高。

关于它的分级问题，Keil 分类只根据各种淋巴瘤的细胞学特点分为低度和高度，没有和生存曲线挂钩，所以把本瘤放在"低度"中。国际工作程式（1982）根据生存曲线把淋巴瘤分为"低度""中度"和"高度"，没有把套细胞淋巴瘤列为独立的类型，大多数病例可能归入中度恶性的弥漫性小核裂细胞组中。1996 年临床归类草案里（Hiddeman 等）套细胞淋巴瘤放在"侵袭性（中危）组"里。套细胞淋巴瘤由小细胞构成，容易给人们"低恶"的印象，但是实际上它却早期累及骨髓，并发症时常处于 III 或 IV 期，在 1997 年一组大数量病例的临床病理研究中出乎意料地发现它的生存曲线属于最低的"第四组"中。所以掌握套细胞淋巴瘤的病理诊断十分重要。

第十二节　边缘带 B 细胞淋巴瘤

边缘带 B 细胞过去称为"单核样 B 细胞""滤泡旁 B 细胞"。自从认识到它本质上是边缘带的 B 细胞以后，1994 年 REAL 分类中才正式提出"边缘带 B 细胞淋巴瘤"。1985 年报道的"单核样 B 细胞淋巴瘤"即此。

本肿瘤多数发生在结外，那就是发生在胃肠道等众多部位的"黏膜相关淋巴瘤"（MALToma），还可发生在脾。原发于结内的即"淋巴结边缘带 B 细胞淋巴瘤"。诊断它时需要排除是否存在结外 / 脾的淋巴瘤，因为经过详细的临床检查，有 1/3 病例可以在结外 / 脾发现病变。

（一）临床表现

淋巴结边缘带 B 细胞淋巴瘤相当少见，只占淋巴瘤总数的 1.8%。全身状态一般不累及，仅表现为淋巴结肿大。本瘤对化疗有效，但是早期复发率较高，平均存活五年，相当于"惰性经过"。

（二）病理形态

淋巴结滤泡边缘带和滤泡间区为大片胞质丰富而透明的边缘带 B 细胞增生所占据并扩展。后来从大片增生的边缘带细胞（低倍下呈浅染区）中残存原淋巴组织（低倍下呈深染区）发展为边缘带 B 细胞弥漫性浸润。细胞成分除边缘带 B 细胞外，还有少数散在的中心母细胞及免疫母细胞样的细胞，可能还可见浆样分化。

第十三节　脾边缘带 B 细胞淋巴瘤

（一）临床表现

比较少见，但是很可能对此脾淋巴瘤缺乏认识而诊断为其他淋巴瘤之故。发病年龄约

50 岁。性别无差异。表现为脾肿大。可能伴有自家溶血性贫血和 / 或血小板缺乏。除脾门淋巴结常累及外,外周淋巴结极少受累。末梢血中可能出现"绒毛淋巴细胞"。骨髓常常可以看到病变。大约 1/3 病例合并单克隆免疫球蛋白血症,但是发生高丙球蛋白血症及高黏滞综合征者并不多。对化疗效果不明显,但切脾后可获长期存活。与其他的惰性淋巴瘤一样,可转化为大细胞淋巴瘤。

（二）病理形态

脾肿大。白髓程度不等地扩展。边缘带 B 细胞增生,侵蚀外套层,甚至生发中心被取代。同时向红髓浸润。脾窦内可见瘤细胞。脾索亦然,瘤细胞充塞。瘤细胞有两种形态:典型的边缘带 B 细胞和小淋巴细胞。两者混合存在,所以边缘带的构造并不很清楚,这是诊断的难点所在。

脾门淋巴结所见与脾相同。骨髓活检中呈结节性间质和血窦内浸润。偶在瘤结节中可能看到生发中心。

（三）鉴别诊断

需要考虑众多小 B 细胞淋巴瘤及白血病。相当程度上要依靠免疫组化。细胞核 cyclinD1⁻、CD5⁻、CD43⁻ 可除外套细胞淋巴瘤及慢性淋巴细胞白血病;CD103⁻ 除外毛细胞白血病;CD10⁻ 除外滤泡细胞淋巴瘤。

第十四节　毛细胞白血病

本病来自一种分化阶段不明的滤泡生发中心后外周 B 细胞,故仍沿用根据细胞的形态特征所命名的"毛细胞白血病"的名称。

（一）临床表现

此种白血病甚为少见,约占白血病的 2%。男性多于女性(4:1)。平均年龄 55 岁。隐性发病,慢性经过。以脾大和全血细胞减少为特征。血液里瘤细胞不多。脾大病例可占 93%,肝大者为 40%,淋巴结肿大者仅为 30%,而且直至晚期才出现。脾切除对纠正全血细胞减少,延长存活均有显效。外科病理中获得脾的机会比淋巴结多。

（二）病理形态

毛细胞直径为 10~20μm。核呈卵圆形或肾形,染色质较细,核仁小,看不到核分裂和异型性。胞质丰富并具有特征性的毛发样突起。上述典型形态见于血涂片,切片上看不到毛发样突起(图 8-34,图 8-35)。B 细胞抗原一般均阳性,特别是 CD11c、CD25 强阳性,酒石酸抗拒性酸性磷酸酶(TRAP)往往也阳性(图 8-36,图 8-37)。但是,这些都不是特异性的。CD103 和 DBA44⁺ 是它与其他种类鉴别时最重要的标志。

脾肿大可达 1~2kg,甚至 5kg。切面红色肉样而不形成结节,马氏小体往往不可辨认。

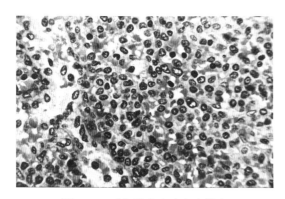

图 8-34　毛细胞白血病之末梢血

毛细胞胞质丰富,细颗粒状,细胞边缘不清楚,有时带有毛发样突起。

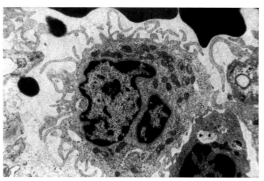

图 8-35　毛细胞(电镜)

其细胞边缘具有细长分支的绒毛状突起核形不规则,有裂沟。

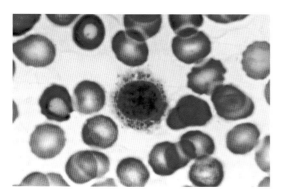

图 8-36　毛细胞白血病之末梢血

酸性磷酸酶(acid phosphatase,ACP)染色。毛细胞呈强度碱性磷酸酶活性,胞质中充满红色颗粒。

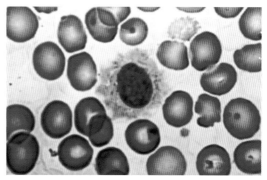

图 8-37　毛细胞白血病之末梢血

酒石酸抗拒性酸性磷酸酶(tartrate-resistant acid phosphatase,TRACP)染色。经酒石酸予处理后,毛细胞碱性磷酸酶阳性反应虽有所减低,但仍然阳性,此反应虽不是毛细胞所特有,但具有相当特征性。

　　瘤细胞浸润于红髓的脾索和脾窦,并形成"血泊"。白髓萎缩而与一般淋巴瘤累及白髓而白髓增大不同(图 8-38,图 8-39)。骨髓往往累及,瘤细胞核之间常间隔一定距离(如"煎蛋样"),而与其他低度恶性淋巴瘤不同。骨髓网状纤维增生,这是作骨髓检查时"干抽"的病理基础(图 8-40,图 8-41)。细胞遗传学方面除了免疫球蛋白重链和轻链基因重排外,其他无特异性改变。

　　本病对一般淋巴瘤化疗反应均不显著,但应用干扰素 α2b 等可延长生命。

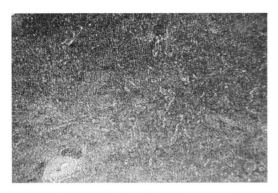

图 8-38   毛细胞白血病之脾（低倍）

红髓弥漫性累及，而白髓萎缩（左下角），脾的病变通常分为累及红髓和白髓的两大类，毛细胞白血病是红髓病变的典型一员。

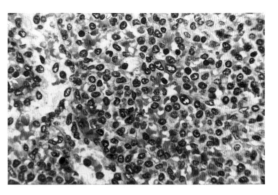

图 8-39   毛细胞白血病之脾（高倍）

脾索内除红细胞外充满着单一的细胞群，核圆或卵圆形，核仁不明显，胞质丰富，核分裂少不易找见，窦内也有少数类似的细胞。在此放大倍数胞质的细长突起不能辨认。

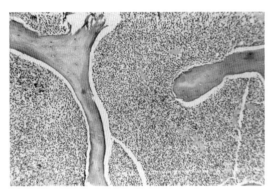

图 8-40   毛细胞白血病之骨髓

在"毛白"时骨髓的病变可是局灶性的或呈弥漫性，本例正常骨髓完全为弥漫性浸润所取代。瘤细胞甚为一致，无异型性。核圆形，椭圆形，围绕着浅染的胞质，如空晕状。

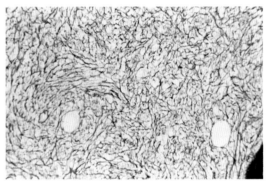

图 8-41   毛细胞白血病之骨髓

网织纤维染色。病变区网织纤维显著增多，这是造成毛细胞白血病时骨髓"干抽"的原因之一。

参考文献 ●●

1. NAVARRO-ROMAN L, MEDEIROS LJ, KINGMA DW, et al. Malignant lymphomas of B-cell lineage with marked tissue eosinophilia: A report of five cases [J]. Am J Surg Pathol, 1994, 18 (4): 347-356.
2. MEENAKSHI A, NANDEDKAR MD, SUSAN L, et al. Extramedullary manifestation of multiple myeloma (systemic plasmacytoma) that simulates hemangioma: A report of two cases [J]. Arch Pathol Lab Med, 2000, 124: 628-631.
3. GOATS JJ, KAMEL OW, LEBRUN DP, et al. Floral variant of follicular lymphoma. immunological and molecular studies support a neoplastic process [J]. Am J Surg Pathol, 1994, 18: 37-47.
4. BANKS P, CHAN J, CLEARY M, et al. Mantle cell lymphoma: A proposal for unification of morpho-logic, immunologic, and molecular data [J]. Am J Surg Pathol, 1992, 16: 637.

第九章

成熟 T 细胞及自然杀伤细胞非霍奇金淋巴瘤的常见类型

外周 T 细胞及自然杀伤(NK)细胞淋巴瘤是与中枢 T 细胞(胸腺细胞)淋巴瘤相对而言,来自外周 T/NK 细胞淋巴瘤的总称。对 NK 细胞淋巴瘤的认识时间还比较短,所以本章大部分内容主要针对 T 细胞淋巴瘤而言。NK 细胞淋巴瘤不仅少,过去名称不统一,尤其缺乏确定性的克隆性标志,导致对此领域的混乱。现在看来 T 细胞和 NK 细胞在细胞发生方面关系密切,而且一部分 T 细胞淋巴瘤(γδT 淋巴瘤)和 NK 细胞淋巴瘤在形态上又有很多近似之处(即 T/NK 细胞淋巴瘤),所以从 1994 年 REAL 分类开始两者放在一并叙述。

外周 T 细胞淋巴瘤在西方国家比较少见,有的报道仅占 5%,只有个别报道达 31%,1997 年一份包括美国、欧洲、亚洲、南非的国际性研究的统计为 2%。而我国与它们 "B" 多 "T" 少相反,T 细胞淋巴瘤相当普遍。然而至今我国还缺乏对非霍奇金淋巴瘤的全国性免疫组化水平的深入研究,所以两者的比例尚难以提出确切的数字。上述差异的主要原因可能是由于人种的关系。T 细胞淋巴瘤在亚洲人多发,欧洲人少见,然而在美国本地人中,南美洲、中美洲和墨西哥后裔中也不少,他们是多少万年前从亚洲经过阿留申群岛大陆桥或水路来到美洲的。

总体而言,T/NK 细胞淋巴瘤侵袭性强,对治疗的反应差,预后比 B 细胞淋巴瘤及霍奇金淋巴瘤差得多。

T 细胞分为若干亚类(详见第一章),但是它们和 T 细胞淋巴瘤 / 白血病的对照关系还不清楚。它们在临床上可以出现高血钙、噬血细胞综合征等临床 / 病理特点都与瘤细胞产生的细胞因子有关。但是哪些 T 细胞淋巴瘤,它们产生哪些细胞因子,临床、病理特点之间又是什么关系现在的认识都还处于初级阶段。现知 EBV+ 淋巴瘤常常出现血管损害和坏死,这和 IP-10 及 Mig 表达有关。这些因子可直接损害内皮细胞。

T 细胞淋巴瘤与 B 细胞淋巴瘤相比较,它具有一些不同的特点:① B 细胞淋巴瘤根据轻链限制性可以确定其肿瘤性本质,然而 T 细胞淋巴瘤与 B 细胞淋巴瘤不同,还没有一种通常的免疫组化方法能够用来确定其单克隆性,亦即目前免疫组化还无法区别肿瘤性 T 细胞和反应性 T 细胞。因此,某些特殊病例需要采用分子生物学研究(最常应用 PCR 技术)来看 TCR 基因是否重排来确定 T 细胞增生的克隆性。遗传学特征只在少数 T 细胞肿瘤有所发现,如间变性大细胞淋巴瘤常常伴随 t(2 ;5),肠病伴随 T 细胞淋巴瘤和特殊的 HLA 型

(DQA1*0501,DQA1*0201)有关(多数为北欧人)。以外,其他大多数还没有看到特异性遗传异常。②不少 B 细胞淋巴瘤类型具有特异性免疫表型,如套细胞淋巴瘤 Bcl-1[+]、滤泡中心细胞淋巴瘤 Bcl-2[+],而大多数 T 细胞淋巴瘤缺乏特异的免疫表型。如 CD30 表达是 ALCL 的特点,但是霍奇金淋巴瘤,少数其他 T 细胞淋巴瘤,甚至 B 细胞淋巴瘤均可阳性。CD56 对鼻型 T/NK 细胞淋巴瘤是具有特征性的,然而另一些 T 细胞淋巴瘤,甚至浆细胞瘤亦有阳性者。更有甚者,在某一特定的淋巴瘤类型其免疫表型也可能不同,如肝、脾 T 细胞淋巴瘤多数为 $\gamma\delta$T 细胞,少数为 $\alpha\beta$T 细胞。③T 细胞淋巴瘤常常表现为畸形的免疫表型。如一种或几种全 T 细胞标志的缺失(例如某病例 CD3[-],不能就认为不是 T 细胞淋巴瘤。因此诊断时需用一组抗体,如 CD3 和 CD45RO,一起用,甚至应用更多抗体)、CD4/CD8 都丢失(皆阴性)、CD4/CD8 共表达等。所以"非典型免疫表型"常意味着肿瘤性增生(再结合"非典型"的形态学一般可以作出可靠的病理诊断)。B 细胞淋巴瘤不存在此特点。④外周 T 细胞淋巴瘤的细胞形态往往变化多端。在一种肿瘤里瘤细胞的形态可以从很轻微非典型性的小细胞至伴有间变的大细胞。不同种类的 T 细胞淋巴瘤之间形态特征又有所重叠,如好几种都有明显凋亡、坏死及血管侵犯。⑤外周 T 细胞淋巴瘤里常具有相当数量的反应性细胞这在 B 细胞肿瘤中不多见(B 细胞淋巴瘤仅个别可见明显的反应性成分,如"富于 T 细胞之 B 细胞淋巴瘤""富于组织细胞之 B 细胞淋巴瘤""B 细胞淋巴瘤伴有显著嗜酸性粒细胞浸润"等)。普遍都有毛细血管增生,嗜酸性粒细胞浸润及组织细胞增生三大特点,这可能与瘤细胞产生的淋巴因子有关。有时这些嗜酸性粒细胞,组织细胞在一定程度上甚至掩盖了肿瘤性成分,导致诊断困难。它们虽然都不是诊断 T 细胞淋巴瘤的根据,但往往成为诊断的重要线索。

正因为上述 T 细胞淋巴瘤既缺乏特异性免疫表型及单克隆性标记,又没有特异的遗传特征,因此临床特征在 T 细胞 /NK 细胞肿瘤的分类中担当着重要的角色。如是否白血性 /播散性、侵犯淋巴结还是结外部位、是否侵犯皮肤等。

T 细胞淋巴瘤中一部分为 $\gamma\delta$T 细胞淋巴瘤,它们和 NK 细胞的特征是表达溶细胞分子。不成熟的细胞毒细胞可能只表达 TIA-1。肝脾 $\gamma\delta$T 细胞淋巴瘤穿孔素及粒酶阴性或极弱。另外大多数结外 $\gamma\delta$T 细胞淋巴瘤具有活化细胞毒表型,三者都阳性。NK 细胞和 $\gamma\delta$T 细胞都表达 CD2、CD7、CD8、CD56、CD57。NK 细胞 CD16[+],但 $\gamma\delta$T 细胞较少阳性。CD3 在 $\alpha\beta$T 和 $\gamma\delta$T 两种 T 细胞是相同的,而在 NK 细胞 CD3 只在胞质中,而且只有 CD3ε 阳性。

这组肿瘤具有一些共同的特点(表 9-1)。

表 9-1　结外 T(包括 $\alpha\beta$T 及 $\gamma\delta$T)/NK 细胞淋巴瘤的共同特点

- 呈 T 细胞或 NK 细胞表型
- 瘤细胞形态变化多端
- 界定某种肿瘤相当程度上根据临床而不是根据形态
- 不常累及淋巴结,即使复发时
- 常扩展到结外部位
- 常见凋亡和 / 或坏死和 / 或血管侵犯
- 常伴有噬血细胞综合征

迄今在人的细胞发现有五种粒酶,它们的结构相同但是底物及染色体所在的位置不同。粒酶 M(GrM)是此家族中的新成员,只见于 NK 细胞、CD3$^+$CD56$^+$ T 细胞和 γδT 细胞,不存在于其他细胞毒 T 细胞亚类。可用于区别固有免疫系统(粒酶 G$^+$)和适应免疫系统(粒酶 G$^-$)(表 9-2)。从现有材料看,GrM 在鼻 NK/T 细胞淋巴瘤和 γδT 细胞淋巴瘤 100% 阳性,肠病型 T 细胞淋巴瘤 85% 阳性。其他如大细胞间变性淋巴瘤只有 6%,皮下脂膜炎样 T 细胞淋巴瘤 11% 呈阳性。蕈样霉菌病 /SS 及血管免疫母细胞性 T 细胞淋巴瘤皆阴性,它们也都不伴有细胞毒现象。

表 9-2　粒酶 M(GrM)在细胞毒细胞中的表达

γδT （属固有免疫系统）………GrM+	
NK 细胞其他细胞毒细胞	
（属适应免疫系统）………GrM–	

外周 T/NK 细胞淋巴瘤在过去达二十余种之多。REAL 分类(1994)为了简化,除 T 细胞白血病 / 淋巴瘤以外,将它分为“特殊型”和“非特殊型”两大类。“特殊型”共有血管免疫母细胞性 T 细胞淋巴瘤、血管中心性 T 细胞淋巴瘤、肠道 T 细胞淋巴瘤及成人 T 细胞淋巴瘤 / 白血病等四种。除“特殊型”外统称为“非特殊型 T 细胞淋巴瘤”,其中再按瘤细胞的大小进一步分为“中细胞”,“中 - 大细胞”,和“大细胞”三类。Jaffe 等强调临床特点,再按临床特点归类(表 9-3)。

表 9-3　成熟(外周)T 细胞和 NK 细胞肿瘤 WHO 分类

白血病或播散性
T 前淋巴细胞白血病
T 大颗粒淋巴细胞白血病
侵袭性 NK 细胞白血病 [#]
成人 T 细胞淋巴瘤 / 白血病

结外
结外 NK/T 细胞淋巴瘤,鼻型 [#]
肠病型 T 细胞淋巴瘤 [#]
肝脾 T 细胞淋巴瘤 [#]
皮下脂膜炎样 T 细胞淋巴瘤 [#]

皮肤
母细胞性 NK 细胞淋巴瘤
蕈样霉菌病 /Sezary 综合征
原发性皮肤间变性大细胞淋巴瘤 [#]
原发性皮肤 CD30$^+$ 淋巴增生性疾病

续表

淋巴结
非特殊型外周 T 细胞淋巴瘤
血管免疫母细胞性 T 细胞淋巴瘤
间变性大细胞淋巴瘤，原发系统性 [#]

注:# 表示的肿瘤呈细胞毒表型

第一节　T/NK 细胞白血病

一、T 小淋巴细胞淋巴瘤 / 白血病（T-CLL）

(一) 临床表现

该型与 B-CLL 相同也是一种好发于老年的疾病，发生于青年者只有个别文献报道。常常以白血病形式出现，往往浸润皮肤和黏膜。淋巴结的病变轻而脾常常明显肿大，肝 / 脾窦内浸润，骨髓弥漫累及。比 B-CLL 少（只占 CLL 的 1%），预后也较差。

(二) 病理形态

瘤细胞与 B-CLL 相似。一般胞质中无颗粒，可能为辅助 T 细胞。在一部分病例中，瘤细胞质中具有粗大的嗜天青颗粒（相当于抑制 T 细胞）。与 B-CLL 相比较不出现增生中心（假滤泡），上皮样小静脉往往比较多，细胞大小变异比较大。

免疫组化:SIg 阴性。T 细胞的标志（CD2，CD3，CD5，CD7）阳性。多数病例 CD4（+），约占 65%。少数 CD8（+）。还有个别 CD4（+）、CD8（+）。

二、T 大颗粒淋巴细胞白血病

大颗粒淋巴细胞白血病首次出现于 1994 年的 REAL 分类中，它有 T 细胞和 NK 细胞两型。后来在 2001 年 WHO 分类中把 NK 细胞来源者独立出来，称为"侵袭性 NK 细胞白血病"。

"T 细胞型"由于大多数病例 CD8 阳性，故过去曾称为"T8 淋巴细胞增生症伴嗜中性粒细胞缺乏症"、"Tγ 淋巴增生性疾病"和"CD8（+）T-CLL"。它以没有明显原因的末梢血大颗粒淋巴细胞数增高并持续时间大于 6 个月为特征。淋巴细胞数 $(2\sim20) \times 10^9/L$。本病约只占小淋巴细胞白血病的 2%~3%。

(一) 临床表现

主要累及末梢血、肝、脾及骨髓，淋巴结肿大者比较少。大多数呈惰性经过。表现为中度脾肿、严重白细胞缺乏并合并造血障碍，如再生不良性贫血等。

大颗粒淋巴细胞白血病和自身免疫性疾病存在着密切的关系。如伴有类风湿关节炎及 Felty 综合征、自身抗体和循环复合物阳性和高丙球蛋白血症等。两者之间可能具有共同的发病学基础。

末梢血淋巴细胞数达到多少才作本病的诊断尚存在不同的意见。通常反应性淋巴细胞增生症小于 $5 \times 10^8/L$，而大颗粒淋巴细胞白血病时淋巴细胞数超过 $5 \times 10^8/L$。但是大于 $2 \times 10^9/L$ 时就符合本诊断。

T 细胞型病程进展徐缓，往往由于血细胞缺乏而死亡，不死于肿瘤本身。

（二）病理形态

白血病细胞胞质丰富，而且胞质内有嗜天青颗粒，ACP 呈颗粒性阳性反应，NSE 阴性或弱阳性。电镜下颗粒为平行的管，其中含有一些"穿孔素""粒酶 B"等蛋白质。骨髓病变多为间质性，少数为结节性；淋巴细胞数低于 50%。

免疫组化：呈成熟 T 细胞表型。$CD3^+$，$CD4^{+/-}$，$CD8^{+/-}$，$CD56^{+/-}$，$CD57^{+/-}$。TIA-1 常阳性。大多数 $TCR\alpha\beta$ 重组。少数 $TCR\gamma\delta$ 重组。因此本病考虑来自 CD8+T 细胞，少数来自 $\gamma\delta$T 细胞。

三、侵袭性 NK 细胞白血病

NK 细胞型的特点是 TCR 基因没有重组，而 CD56（+）或（-）和 CD57（+）或（-）。

（一）临床表现

亚洲人较白种人较多见。主要为青少年。男性略多。肝、脾、骨髓及全身器官均可累及。由于本白血病和一般的白血病不同，血液及骨髓里白血细胞数可高可低。可以很低而可能没有诊断为"白血病"，而和"结外 NK 细胞淋巴瘤（鼻型）"累及多器官时相重叠。实际上可能就是"结外 NK 细胞淋巴瘤（鼻型）"的白血病阶段。肝、脾、淋巴结肿大，但皮肤病变不常见。还可伴有凝血障碍、噬血细胞现象和多器官衰竭。血清可溶性 Fas 水平常显著增高，可能是导致多器官衰竭的因素。EB 病毒与它具有一定关系。

多数具有发热等全身症状，病程凶险，短期内死亡。

（二）病理形态

白细胞较正常大颗粒淋巴细胞稍大。胞质丰富，微嗜碱性，含有多少不等的嗜天青颗粒。核可深染，并不规则。骨髓内浸润中可混杂有反应性噬血组织细胞。组织切片中呈弥漫或斑片状单形性肿瘤浸润，常可见坏死及凋亡小体。

免疫组化：$CD2^+$、表面 $CD3^-$、$CD3\varepsilon^+$、$CD56^+$ 及细胞毒分子阳性，和"结外 NK 淋巴瘤，鼻型"相似。CD57 常阴性。TCR 呈胚型。

附：惰性 NK 细胞淋巴增生性疾病（又称慢性 NK 淋巴细胞增生症）

与上述"侵袭性 NK 淋巴细胞白血病"不同。病程非侵袭性，主要见于成年，一般无症状，无白细胞缺乏症。EBV 阴性。TCR 无重排。对此种血液大颗粒淋巴细胞持续增高的疾病属反应性还是肿瘤性尚不清楚。

四、成人 T 细胞淋巴瘤 / 白血病

1976 年日本临床学家 Takasuki 描述了 16 例流行于九州的成人 T 细胞白血病 / 淋巴瘤

(adult T cell leukemia/lymphoma, ATLL),认为可能属于日本所特有的疾病。患者具有皮肤病变,高血钙症,迅速死亡等临床病理特点,与当时已知的诸 T 细胞淋巴瘤 / 白血病不同。经过血液学家、病理学家、免疫学家、流行病学家以及病毒学家的共同努力,两年后发现所有 ATLL 细胞株都存在着一种新的逆转录病毒。它和 1980 年美国的 Gallo 建立 HUT-102 细胞株并分离出"人 T 细胞淋巴瘤病毒 HTLV",及 1981 年日本的 Hinuma 建立细胞株并分离出"成人 T 细胞病毒 ATLV"为同一种病毒,并且,几乎所有患者都存在对此病毒的特异性抗体。后在其他不少国家,如加勒比国家、美国、以色列、非洲新几内亚及西非和中国等都相继有病例报道。流行区的健康人也有一定比例呈阳性反应。现已确定"Ⅰ型 - 人 T 细胞白血病病毒(HTLV-Ⅰ)"是 ATLL 的病因,但还需要同时存在其他遗传异常才能导致肿瘤发生。

(一) 临床表现

本病的地区分布与 HTLV-I 的流行相一致。它的潜伏期甚长,患者常在幼年时期就通过母乳或接触血液 / 血液制品而感染。根据日本的材料,HTLV-I 携带者中 ATLL 的发病率为 2.5%。发病平均年龄为 55 岁,男女性比为 1.5∶1。

淋巴结、肝、脾、皮肤、消化道、中枢神经系统都广泛累及。其中皮肤累及最为常见。可分为下列临床类型:

1. **急性型**　最常见。以白细胞显著增多,皮疹,广泛淋巴结肿大,肝脾肿大,高血钙,伴随或不伴随溶骨性病变为特征。一般都有全身症状。LDH 升高。不少患者伴有 T 细胞免疫缺陷,并发机遇性感染,如卡氏肺囊虫肺炎及类圆线虫病。

2. **淋巴瘤型**　以明显淋巴结肿大而外周血不累及为特征。除高血钙不常见以外,其他方面大多数患者都与急性型相似。

3. **慢性型**　表现为皮疹(多为剥脱性)和淋巴细胞数增高。无高血钙,血液中非典型淋巴细胞也不多。

4. **冒烟型**　常有皮肤或肺病变。白细胞数正常,肿瘤细胞少于 5%。无高血钙。约 1/4 的慢性型及冒烟型病例经过相当一段时间可发展成急性型。

预后与上述亚型有关。急性型及淋巴瘤型存活仅几周至一年,死于并发感染(如卡氏肺囊虫肺炎、隐球菌性脑膜炎、播散性带状疱疹)或高血钙症。慢性型和冒烟型病程较长,但可能发生急性转化。

(二) 病理形态

急性型和淋巴瘤型的肿瘤性淋巴细胞中等至大细胞。核常显著多形性,染色质粗,核仁明显。在血液里瘤细胞因核分多叶而称"花细胞",胞质在 Giemsa 染色中呈深嗜碱性。血液里还可见少数染色质分散的"母细胞样细胞"、带有脑回核或曲折核的巨细胞以及小的非典型核多形的淋巴细胞。骨髓浸润常斑片状。即使没有瘤细胞浸润,溶骨常很明显。皮肤病变可呈丘疹、结节或弥漫性剥脱性皮疹。表皮浸润中常可见 Pautier 样小脓肿。淋巴结呈白血病型浸润,伴有嗜酸性粒细胞等炎症背景。淋巴窦可扩张,其中可能可见恶性细胞。

慢型和旺炽型的瘤细胞通常比较小,并且非典型性也比较轻。皮肤浸润较松,表皮角化过度。

个别早期或冒烟型病例淋巴结可出现霍奇金淋巴瘤样的改变。副皮质区小至中等大、核轻度不规则、核仁不明显的淋巴细胞浸润。此外尚可见散在 R-S 样细胞和分叶核或曲折核的巨细胞。这些细胞的出现可能因为潜在的免疫缺陷。它们是可表达 CD30、CD15 和 EBV 的 B 细胞。

肿瘤细胞表达 T 细胞相关抗原（CD2、CD3、CD5）。多数呈 CD4$^+$、CD8$^-$。少数呈 CD4$^-$、CD8$^+$ 或两者双阴性。初步考虑来自活化的外周 CD4 细胞。大细胞可能 CD30$^+$，但 ALK 阴性。细胞毒颗粒蛋白阴性。基因分析在所有病例可见 TCR 基因重排和 HTLV-1 克隆性整合。

第二节　结外 T 细胞淋巴瘤

一、结外 T/NK 细胞淋巴瘤，鼻型

本瘤称为结外 T/NK 细胞淋巴瘤，因为大多数看来呈 NK 细胞表型（CD56$^+$、EBV$^+$），少数呈 T 细胞表型（CD56$^-$、EBV$^+$）。后面注明"鼻型"是因为鼻腔（包括鼻咽、软 / 硬腭、鼻窦）是首先描述的部位，也是最常见的部位。其他一些部位也可累及，如睾丸、皮肤、软组织、胃肠道、眼等。淋巴结可继发累及。

既往文献中本病曾经用过很多诊断，如"致死性中线肉芽肿"、"恶性中线网状细胞增生症""多形性网状细胞增生症"（强调本瘤成分的多样性，与一般淋巴瘤有所区别）、"血管中心性免疫增生性病变"Ⅱ级等。现在已经明确它是一种"淋巴瘤"，既不是"肉芽肿"，也不是网状细胞来源。好发于"中线"确是事实（详见第十六章）。

附：血管中心性 T 细胞淋巴瘤

1984 年 Jaffe 提出"血管中心性免疫增生性疾病（angiocentric immunoproliferative lesion，AILs）"的概念。随着近年来对其中不少疾病的认识大大深入，此诊断已经逐渐退出舞台。

血管中心性淋巴瘤只是"血管中心性免疫增生性疾病的"一部分。AILs 包括一组以淋巴细胞增生为主，其病理过程侵犯小动静脉为特点，起病时为良性直至明显的恶性过程的疾病。好发于淋巴系外器官，如肺、上呼吸道、皮肤、中枢及周围神经系统、胃肠道等。少数发生在淋巴结及脾。这组疾病以"良性淋巴细胞性血管炎"和"慢性复发性脂膜炎"等明显的良性过程为一端，显然为恶性的"血管中心性淋巴瘤"为另一端。其中间则包括"淋巴瘤样肉芽肿（LYG）""多形性网状细胞增生症（PMR）"和"中线恶性网状细胞增生症（MMR）"。这些疾病是根据病变中小淋巴细胞的不典型性、非典型大细胞的出现及数量、伴髓的炎症细胞背景，以及由于侵犯血管而引起的坏死的范围而分的（图 9-1~ 图 9-3）。可分三级：

一级（G-1）：其多元性浸润由小淋巴细胞、浆细胞、组织细胞组成，嗜酸性粒细胞可有可无。大的淋巴细胞及免疫母细胞一般不存在，即使出现也无异型性。小淋巴细胞基本规则。小动静脉均可受累，一般无坏死。

二级（G-2）：小淋巴细胞的非典型性较一级明显。大淋巴细胞和免疫母细胞可以出现，但仍无明显异型性。与一级相同仍具备多元性的炎症背景。坏死比较常见。

三级（G-3）：又称"血管中心性淋巴瘤"。浸润的细胞呈单形性。大小淋巴细胞都呈明显的非典型性。多元性的炎症背景往往不明显。常有坏死存在。

AILs 中增生的淋巴细胞主要为 CD4$^+$T 细胞。所伴随浆细胞的出现可能是 CD4$^+$T 细胞的影响。有时还因瘤性 T 细胞产生的淋巴因子的作用发生"噬血细胞现象"。临床上出现全血细胞减少、发热、肝脾肿大而与"恶网"相似。

1994 年 REAL 分类中"血管中心性淋巴瘤"列为外周 T 细胞淋巴瘤之一。2001 年 WHO 分类对 AILs 的认识有所改变。①认为原属二级 AILs 的"多形性网状细胞增生症"（PMR）实为淋巴瘤无疑，因此原名称应予摒弃。②已有充分证据表明和"多形性网状细胞增生症"相并列的"淋巴瘤样肉芽肿"（LYG）是一种特殊的 EBV$^+$ 富于 T 细胞的 B 细胞淋巴瘤。③ 2001 年 WHO 分类鉴于"结外 NK/T 细胞淋巴瘤，鼻型"体现了"血管中心性淋巴瘤"的形态特点。大多数病例看来是 NK 细胞肿瘤（EBV$^+$，CD56$^+$），少数呈细胞毒 T 细胞表型（EBV$^+$，CD56$^-$），因此以体现细胞来源的"结外 T/NK 细胞淋巴瘤，鼻型"取代细胞来源不明确的"血管中心性淋巴瘤"更妥。加注"鼻型"旨在强调鼻腔是本瘤的原型，并是最常累及的部位，虽然相同的肿瘤可见于其他结外器官。

基于上述种种考虑现在已经将"血管中心性病变"中不少疾病归入各有关章节，"血管中心性病变"的概念逐渐解体。

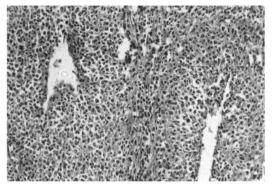

图 9-1　血管中心性恶性中线网状细胞增生症，扁桃体
肿瘤浸润由小至中细胞构成，多数具有一带宽窄不等的透明胞质，核不规则，血管壁内可见大量形态相似的瘤细胞浸润。

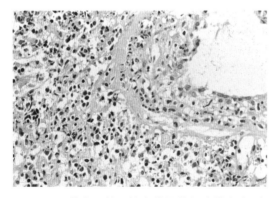

图 9-2　血管中心性恶性中线网状细胞增生症，扁桃体（高倍）
血管壁内可见大量形态各不相同的瘤细胞浸润，"血管中心性病变"。

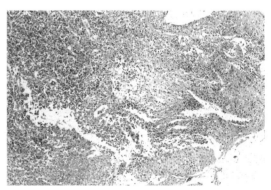

图 9-3　血管中心性 T 细胞淋巴瘤，阴囊
瘤细胞形态大小不太规则。普遍具有多少不等之透明胞质，右侧血管壁内明显浸润。

二、肠病型 T 细胞淋巴瘤

早在 1937 年就注意到吸收不良和肠道淋巴瘤之间的关系。但是孰因孰果直到 1962 年始明确"谷蛋白过敏性肠病"（gluten-sensitive enteropathy）是肠淋巴瘤以及其他一些肿瘤的并发症。1978 年 Isaacson 和 Wright 提出"肠病伴随淋巴瘤"是一独立疾病单元，属"恶网"的一种。1985 年 Isaacson 等根据此病的基因型认识到这是一种 T 细胞淋巴瘤，而不是组织细胞来源。后来更进一步证明"肠病伴随 T 细胞淋巴瘤"和"肠病"患者的 HLA 类型是完全相同的，并在肠病患者食用"无谷蛋白食物"后可以防止淋巴瘤的发生。

（一）临床表现

一般发生于老年，两性无差异。可能具有腹痛和吸收不良等症状。有时以腹部肿块或急腹症发病。本瘤预后不良，常因肠穿孔、腹膜炎或伴有感染而死亡。病程侵袭，存活期短。

（二）病理形态

最常累及空肠及回肠，但消化道其他节段（如十二指肠、胃、结肠），甚至消化道以外亦可发生。常多灶累及。表现为溃疡性结节、斑块及狭窄。肿块可有可无，形成大瘤块者比较少。肠壁全层受侵，肠系膜及肠系膜淋巴结往往累及。瘤细胞形态多样，自较大的小淋巴细胞，畸异形多核细胞直至相似于免疫母细胞。多数肿瘤都可见组织细胞及嗜酸性粒细胞等浸润。有时甚至浸润成分掩盖了肿瘤。瘤细胞可侵入黏膜，状如"上皮内淋巴细胞"。有时组织细胞吞噬明显，形成"豆袋细胞"。坏死可极广泛，甚至深达系膜。如果出现肉芽肿则须注意除外克罗恩病。免疫组化显示瘤细胞 CD3、CD7、CD45RO 阳性，并表达回归受体 CD103（HML-1）。CD4 常阴性，CD8 反应无常。并往往表达细胞毒颗粒蛋白（尤其粒酶 B）及 CD56，故本瘤来自细胞毒性"黏膜上皮内 T 细胞"。个别病例细胞间变，CD30 强阳性。基因分析表明具有 TCR 基因重排，多为 TCRαβ。TCRδγ 阴性。

肿瘤以外的肠黏膜显示绒毛萎缩伴有隐窝增生，固有膜里浆细胞增生，黏膜上皮内淋巴细胞增多。

三、肝脾 T 细胞淋巴瘤

肝脾 γδT 细胞淋巴瘤不同于 γδT 细胞淋巴瘤，但肝脾 γδT 细胞淋巴瘤具有 γδT 细胞的典型特点，是 γδT 细胞淋巴瘤的雏形。

主要见于青年男性，表现为肝脾肿大而淋巴结不大。全身症状明显，往往伴有全血细胞缺乏，尤其贫血和血小板缺乏。噬血细胞综合征不一定都存在，但如果出现则是很重要的并发症，常伴随病程的急剧恶化。骨髓在诊断时常已累及，故在发病时就属Ⅳ期。对化疗开始时有效，但不久即复发，所以这是一种侵袭性很强的肿瘤。由于巨脾可作切脾手术，术后红细胞和血小板可以显著升高，但是并不能改变病程。

瘤细胞中等大，染色质疏松，核形轻度不规则。胞质比较丰富，有时可见颗粒。累及肝脾和骨髓，瘤细胞只存在于窦内是最重要的特点，这种定位也是一种"回归"现象。淋巴结不受累。疾病终期可能出现白血相，瘤细胞变大而且倾于间变。瘤细胞 CD3+，CD2 可能阳性，但 CD5 和 CD7 常常阴性，体现全 T 细胞标记的丢失。与正常的 T 细胞相同，本瘤大多数 CD4 和 CD8 双阴性。识别 V(1)的抗体阳性,表明肝脾 T 细胞淋巴瘤可能来自脾的 V(1)+T 细胞群。

本瘤和上述"噬红细胞 Tγ 细胞淋巴瘤"(Kadin.1981)之间是何关系还有待深入,两者的病理组织相及临床经过都很相似,很可能属同一种肿瘤。

本肿瘤主要表现为瘤细胞浸润于各内脏而不形成瘤块,更接近于"白血病"而不像"淋巴瘤"是一重要特点。从它本质上看是淋巴细胞的肿瘤性增生,所以称它为淋巴瘤当然还是正确的。1994 年的 REAL 分类正式列入此种肿瘤。

四、皮下脂膜炎样 T 细胞淋巴瘤

皮下脂膜炎样 T 细胞淋巴瘤(subcutaneous panniculitis-like T-cell lymphoma,SPTCL)详见第十三章。

第三节 皮 肤 病 变

母细胞性 NK 细胞淋巴瘤、蕈样霉菌病 /Sezary 综合征(mycosis fungoides,MF/Sezary syndrome,SS)、原发性皮肤间变性大细胞性淋巴瘤、原发性皮肤 CD30+T 细胞淋巴增生性疾病详见第十四章。

第四节 淋巴结内 T 细胞淋巴瘤

一、非特殊型外周 T 细胞淋巴瘤

过去在外周 T 细胞淋巴瘤曾用过的诊断名称如"T 区淋巴瘤""淋巴上皮样细胞淋巴瘤""多形性 T 细胞淋巴瘤""T 免疫母细胞淋巴瘤""透明 T 细胞淋巴瘤"等在 REAL 分类都不再使用。这些描述性诊断对形态学认识仍有帮助,因此为了与既往的文献相衔接,并对 T 细胞淋巴瘤的形态有所认识,对上述各种形态类型简要描述仍有必要。

(一)小 T 细胞淋巴瘤

淋巴结结构完全消失而代之以弥漫的、均一性肿瘤性浸润。瘤性小 T 细胞除与正常小淋巴细胞相比,体积稍大,核形稍不规则。与白血病的淋巴结浸润无法区别。如果没有免疫组化标志研究亦无法与小 B 细胞淋巴瘤相鉴别。

(二)透明 T 细胞淋巴瘤

病变中相当数量的瘤细胞体积中等大,胞质丰富而透明。核形与小细胞相似,中心位。一般无核仁。病变中如果上述典型形态的"透明"细胞不占优势,则归入其他外周 T 细胞淋巴瘤类型,因为多形 T 细胞淋巴瘤、T 免疫母细胞淋巴瘤、AIBL 样 T 细胞淋巴瘤等病变中都有或多或少的透明 T 细胞存在。

（三）多形 T 细胞淋巴瘤

瘤细胞的大小形态均不一致，从小 T 细胞直至体积大并具有核仁的 T 免疫母细胞都存在。虽然如此，核染色质的质地还具有相似的特点。病变里 T 免疫母细胞的数目不占优势。如占优势则分类为"T 免疫母细胞淋巴瘤"。

（四）T 免疫母细胞淋巴瘤

瘤细胞与 B 免疫母细胞淋巴瘤不同者核染色质较少，无凝集，核膜较薄，而且胞质浅染甚至透明。肿瘤内除 T 免疫母细胞外，总掺杂中等大的转化 T 细胞至小 T 细胞等一系列瘤细胞成分，所以其"多样性"也是和 B 免疫母细胞淋巴瘤的又一重要区别。瘤细胞常常大小形态不尽一致，各例可能有较大的差别，但总体而言瘤细胞体积较大。核圆形，染色质疏松，核仁显著，核膜较薄。胞质常缺乏嗜碱性而比较浅染，甚至相当宽广而透明，电镜下胞质内细胞器稀少乃其超微结构基础。瘤细胞境界常较清楚，砖砌状排列，在 PAS 染色中尤为明显（图 9-4，图 9-5）。在 REAL 分类里它将包涵于"非特殊型外周 T 细胞淋巴瘤，大细胞"中，不单独列出此诊断。病变里常常散在有一些非典型小淋巴细胞、多核或多叶核巨细胞、嗜酸性粒细胞、组织细胞和浆细胞（图 9-6~ 图 9-8）。浆细胞是肿瘤中的反应性成分，并不意味瘤细胞向浆细胞分化，这是不少患者并发多克隆丙球蛋白血症的基础（可高达 41%）。

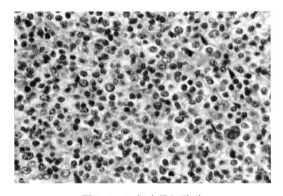

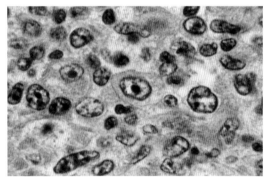

图 9-4　T 免疫母细胞瘤

瘤细胞大小比较悬殊。个别多倍体细胞像 R-S 细胞。胞质普遍比较透明。

图 9-5　T 免疫母细胞瘤（油镜）

瘤细胞体积较大。胞质中等量，水样透明。核圆形或卵圆形。核仁 1~2 个，虽不若 B 免疫母细胞瘤那样显著，但清晰可辨。

（五）T 区淋巴瘤

T 区淋巴瘤（T-zone lymphoma）实际上就是一种外周 T 细胞淋巴瘤，不过具有一定的病理组织学特点。肿瘤占据淋巴结的 T 区，即副皮质区，而皮质的淋巴滤泡仍然保留。这种情况与滤泡性淋巴瘤时肿瘤位于滤泡部分而滤泡间区不是肿瘤相当。肿瘤的细胞成分包括自小 T 细胞至 T 免疫母细胞各个阶段、指突网状细胞、少数浆样 T 细胞、上皮样小静脉等所有 T 区的成分（因此也可能分类为"多形 T 细胞淋巴瘤"）。随疾病的发展，残存的滤泡不复存在，病变完全弥漫。一般不累及末梢血而发展为白血病。"T 区淋巴瘤"的名词现在已经很少应用。直接诊断为"外周 T 细胞淋巴瘤"已充分体现其病理本质，不过从中认识到存在这样一种病理形态还是有意义的。

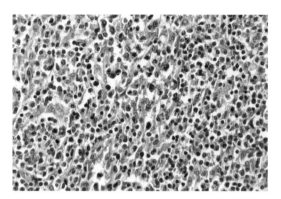

图 9-6   外周 T 细胞淋巴瘤,非特殊型
瘤细胞中等大,核深染,形态尚规则,个别细胞可见透
明胞质。本瘤突出的特点可见众多嗜酸性细胞浸润。

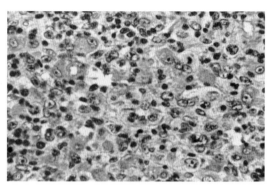

图 9-7   外周 T 细胞淋巴瘤
本例除充分体现 T 免疫母细胞的形态特点以外,病
变内散在数量众多的组织细胞,组织细胞的出现和
嗜酸性粒细胞浸润、毛细血管增生常常成为 T 细胞
来源淋巴瘤的线索。

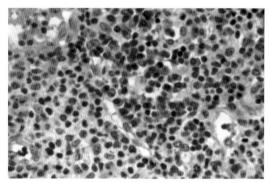

图 9-8   外周 T 细胞淋巴瘤
病变内一浆细胞灶。反应性浆细胞在 T 免疫母细胞瘤中出现
可能和患者常伴有高球蛋白血症有关。

(六) 淋巴上皮样淋巴瘤(Lennert 淋巴瘤)

早在 1952 年 Lennert 在研究霍奇金淋巴瘤和 Piringer 淋巴结炎(弓浆虫性淋巴结炎)
就注意到有三例淋巴结完全地被小的上皮样细胞灶所破坏,而且在较短的时间内死亡。
Lennert 考虑这是一种霍奇金病,称为"上皮样细胞性淋巴肉芽肿病"(epitheliod cellular
lymphogranlomatosis)。1968 年 Lennert 和 Mestdagh 报道了 50 例含有多数组织细胞的霍奇
金病,发现其中 30 例与一般的霍奇金病有所不同,故把它们从霍奇金病中分出来。这些病
例的病变中典型的 R-S 细胞很少,甚至缺如,而均匀分布着上皮样细胞小灶。其临床方面
约 2/3 有"B"症状及瘙痒和皮疹。累及骨髓,肝脾肿大及淋巴细胞减少等均较多见,预后较
差。进而还观察到两例后来发展为不同于"霍奇金肉瘤"的肉瘤,因此于 1973 年 Lennert 提
出"淋巴上皮样淋巴瘤"(lymphoepitheliod lymphoma)的名称,并考虑它是一种非霍奇金淋
巴瘤。其后不久 Dorfman 和 Lukes 等建议称之为"Lennert 淋巴瘤"。1975 年 Kiel 分类及
1992 年修订 Kiel 分类都被列为独立类型。1994 年 REAL 分类中没有单独列出,并入非特
异性外周 T 细胞淋巴瘤。

淋巴结结构破坏,病变弥漫,以小至中等大的肿瘤性淋巴细胞为背景,均匀分布着为数众多的上皮样细胞小灶为特点(图 9-9)。上皮样细胞的存在有三种形式,小灶(约十余个细胞),融合片以及两者混合。它们都分化良好。它是肿瘤里的反应性成分,不具有任何间变的特点。免疫组化表明瘤细胞 CD4+,而且病变中只有 CD4+ 细胞是增生细胞群(Ki-67+)。故淋巴上皮样细胞淋巴瘤是来自辅助性 T 细胞的肿瘤。个别学者提出 Lennert 淋巴瘤存在着异源性,少数可是 B 细胞来源,而且这部分病例预后较好。现在看来这些肿瘤可能是"富于组织细胞之 B 细胞淋巴瘤"。

图 9-9　Lennert 淋巴瘤(中倍)

在淋巴细胞的背景中可见多数组织细胞团,组织细胞分化良好,融合成片。

本瘤诊断时需要和霍奇金淋巴瘤、个别 B 细胞淋巴瘤(尤其淋巴浆细胞淋巴瘤)、异常免疫反应、弓浆虫性淋巴结炎等疾病鉴别。这些疾病病变中都可以出现大量上皮样组织细胞。所以当在病变里看到大量组织细胞时(Lukes 称为"Lennert 病变")就应联想到这一群疾病。

淋巴上皮样细胞淋巴瘤主要发生于结内,扁桃体亦有发生。

二、血管免疫母细胞性淋巴结病样 T 细胞淋巴瘤

20 世纪 70 年代报道"血管免疫母细胞性淋巴结病(angioimmunoblastic lymphadenopathy,AILD)或称免疫母细胞性淋巴结病(immunoblastic lymphadenopathy,IBL)"时把它看作一种异常免疫反应,在它的基础上可发生 B 细胞淋巴瘤,但没有充分的根据。现在普遍接受它本质上就是一种 T 细胞淋巴瘤,因为大多数病例都存在着 T 细胞受体基因重排,但还不完全除外在发展为肿瘤之前存在非典型增生及寡克隆增生阶段。

它的形态改变从过去描述的 AILD/IBL 为背景的基础上出现小灶透明 T 细胞为一端直至一个显然 T 细胞肿瘤的病变中保留部分区域呈 AILD/IBL 的典型表现为另一端的整个谱系。如果知晓对 AILD/IBL 认识的发展过程,也就不难理解其形态改变的幅度。

(一) 临床表现

本瘤多见老年患者,中年较少,在青年及儿童诊断此瘤需要慎之又慎。男性比女性多得多。淋巴结常多组累及或很快发展为广泛性肿大,但一般不形成大肿块。往往伴有药物过敏史及系统症状。高热,体重减轻,皮疹并伴有抓痒,骨髓累及,肝脾肿大和高丙球蛋白血症

（多克隆性），还可伴有胸腔积液、腹水、水肿、关节炎等。实验室检查可见循环复合物、抗平滑肌抗体、类风湿因子、冷凝集素及溶血性贫血。病程呈"下山"趋势，化疗难以奏效，预后不良。少数病例还可并发第二个原发瘤（如 EBV+B 细胞淋巴瘤），可能与 T 细胞功能受损有关。

（二）病理形态

一般淋巴结结构完全破坏，肿瘤浸润包膜和周围脂肪结缔组织，边缘窦可以保存甚至扩张。个别可见残存的生发中心"焚毁"的滤泡。毛细血管和毛细血管后小静脉增生仍是显著特点。肿瘤表现为成团/成片的丰富而透明胞质 T 细胞，细胞境界清楚，核形稍不规则。杂有多量小淋巴细胞，浆细胞，组织细胞及嗜酸性粒细胞等多元性浸润。围绕增生小静脉可见增生的滤泡齿突细胞团（应用 CD21 可明显显示），这种现象不常见于其他的 T 细胞淋巴瘤。免疫组化表明肿瘤浸润主要为 CD4+ 和 CD8+ 混合的成熟 T 细胞。EBV 在 75% 以上病例可呈阳性，但见于病变里多少不等散在的 B 细胞。

三、间变性大细胞淋巴瘤

1939 年 Scott 和 Robb-Smith 报道了组织细胞性髓性网状细胞增生症（histiocytic medullary reticulosis），简称恶网。他们描述了一种以发热、体重减轻、全血细胞减少、肝脾肿大和淋巴结肿大为特征的疾病。组织学以广泛异形并吞噬的肿瘤性组织细胞浸润为特点。对这种疾病的本质，特别围绕着这些组织细胞的性质，始终没有解决。

在研究霍奇金淋巴瘤的 R-S 细胞来源中发现单克隆抗体 Ki-1 后，对 45 例恶网重新复习时 Stein 等注意到既往诊断为"恶网"病例的瘤细胞皆呈 Ki-1 阳性，所以命名为"Ki-1+ 大细胞淋巴瘤"。瘤细胞显著间变和多形性。瘤细胞除 Ki-1+ 以外还可同时呈 LCA 阳性及 EMA 阳性。

ALCL 过去仅根据间变的形态特点及 CD30 阳性而把 ALCL 分为 T 细胞表型者/裸细胞表型者和 B 细胞表型者三种。现在认为 T/裸细胞表型者常表达一种或一种以上细胞毒颗粒蛋白，并且 TCR β+，而 B 细胞表型者皆阴性，后者还无 t（2；5）易位及不表达 ALK，因此这部分 ALCL 虽然具有相似的形态学特点和 CD30 阳性，实际上它和 T/裸细胞 ALCL 是两种不同的肿瘤。1994 年的 REAL 分类已经将它从 ALCL 中分离出去，归入弥漫性大 B 细胞淋巴瘤中。

对一般淋巴瘤来说，ALCL 具有一些特殊之处。第一，它的形态多变，可以像癌、像肉瘤等；第二，它的免疫表型可 LCA 阴性而 EMA 阳性；第三，其恶性度与间变不平行，而与 ALK 表达与否相关。

（一）临床表现

发病年龄有两个高峰，青春期和老年。它可以原发瘤或继发于某些 T 细胞淋巴瘤等两种形式出现。除淋巴结肿大外，结外累及并不少见。有时弥漫累及淋巴网状组织，相似于"恶网"。骨髓累及率为 10%~15%。血清中可测得可溶性 CD30，将来可能成为监测本病活动的指标。

（二）病理形态

ALCL 的形态变化幅度甚大，相当复杂。各类型都可见一种核呈马蹄形或肾形，偏心位,核旁常有一嗜酸性区域的细胞。虽然数量多少不等,但由于它可见于所有的形态类型,因此成为本肿瘤的"标志细胞"。这种细胞一般较大,但是体积较小者仍然保留上述形态,找见这种细胞对诊断具有很大帮助。因为切片的切面关系,有时看到核里有一"包涵体",实为胞质的一部分(核围绕着一部分胞质),此种细胞又称"甜甜圈细胞"(doughnut cell)。瘤细胞胞质丰富,可透明,可嗜碱性或嗜酸性。多核者核排列为花环状,犹如R-S细胞,但无嗜酸性的包涵体样大核仁(图9-10)。肿瘤内往往混杂有许多小淋巴细胞、浆细胞、组织细胞、嗜酸性粒细胞、中性粒细胞等反应性成分。如淋巴结结构未完全破坏时,肿瘤浸润于窦内,亦可成片地出现在副皮质区,和转移癌非常相似。

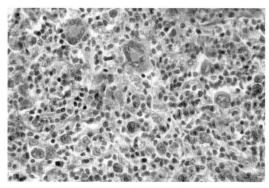

图9-10　间变性大细胞淋巴瘤
瘤细胞大小不等形态极不规则,总体而言,体积大,间变明显。可见两个瘤巨细胞,环形核,如甜圈状。其中一个细胞染色质粗糙,核仁巨大。

1. **通常型**　约70%病例主要由上述多形性的大标志细胞构成。偶见噬红细胞现象。

2. **淋巴组织细胞型**　约占19%。以肿瘤里混杂大量组织细胞为特征,可以多到将瘤细胞掩盖的程度。瘤细胞常常比较小,往往集中在血管周围。应用CD30、ALK或细胞毒蛋白免疫组化可明显显示。偶见噬红细胞现象。

3. **小细胞型**　占5%~10%。主要细胞群为小至中细胞。标志细胞常集中在血管周围。小细胞和小淋巴细胞十分相似,但核形不规则,可像"脑回核"。这些小细胞与大的瘤细胞具有相同的异常T细胞表型,甚至CD30阳性。此型易被诊断为炎症或非特异性外周T细胞淋巴瘤。当瘤细胞进入血液时,血涂片里可见"花细胞"。

4. 其他少见的类型有富于巨细胞型、肉瘤样型、印戒样型、富于中性粒细胞的Ki-1阳性间变性大细胞淋巴瘤(根据少数病例的报道,年龄24~72岁,两性发病率相同)。相当病例发生于皮肤。不仅病变中有大量中性粒白细胞,末梢血白细胞也增高。其发生可能和IL-8有关,IL-8具有对中性粒细胞化学趋向性,"小细胞伴有明显浆细胞样特点"等。

免疫组化:CD30阳性表达在细胞膜和高尔基体;弥漫的胞质着色意义不大。CD30+主要见于大细胞,较小的瘤细胞可能弱阳性或阴性。CD30只是一种淋巴细胞活化抗原,所以某些非霍奇金淋巴瘤、一些反应性病变甚至胚胎癌等都可以出现阳性。近年还发现它可出现在胃的浆细胞瘤,表明CD30未必是活化的特点。CD15仅见于个别病例的少数细胞。

诊断 ALCL 时单检测 CD30 是不够的,必须还检测 ALK,因为 ALK 阳性者的预后比阴性者要好得多。ALK 是 t(2；5)/NPM-ALK 易位产生的蛋白质。ALK 阳性率为 60%~85%,可以呈胞质阳性,核阳性或两者同时阳性。大多数 t(2；5)/NPM-ALK 易位者呈显核/浆阳性。表达 ALK 是很有意义的,因为对预后有重要意义,而且 ALK 在出生后除了脑以外,正常人体组织都不存在 ALK,肿瘤中也只有个别 CIgA+ 的弥漫性大 B 细胞淋巴瘤、少数横纹肌肉瘤及炎性肌纤维母细胞瘤可阳性,所以表达 ALK 对 ALCL 是具有很高特异性的。EMA 阳性也见于大多数病例。一部分病例 LCA 阴性(可以高达 38%),甚至角蛋白阳性使诊断更为复杂。

大部分病例表达 T 细胞抗原(CD2 和 CD4 往往阳性,而 CD3 在 75% 以上病例阴性)。另一些病例丢失了 T 细胞抗原而呈"裸细胞"表型,但其遗传学特征还属于 T 细胞系列,所以认为 T 细胞和 Null(裸细胞)的 ALCL 是一个疾病单元。

(三) 鉴别诊断

1. 霍奇金淋巴瘤(HD) HD 和 ALCL 形态上确有重叠,尤其结节硬化型 HD 可以出现成片的瘤细胞。通过免疫组化 CD15,EMA 和 ALK 不难鉴别。

2. 微绒毛淋巴瘤。

3. 急性传染性单核细胞增生症(AIM) 明显的免疫母细胞增生,R-S 样细胞,多元性的炎症背景都使 AIM 与 ALCL 需要鉴别,尤其个别 AIM 病例的非典型免疫母细胞呈 CD30 阳性。EMA 免疫组化及参考病史有助诊断。

四、炎性假瘤

间变性大细胞淋巴瘤的形态变化多端。有些病例瘤细胞成分稀少,分布在水肿及纤维黏液性的基质中,和淋巴结的炎性假瘤相似。两者需要郑重鉴别。前者表现为由小细胞或混合细胞构成为主要成分,疏松地分布在水肿的黏液纤维间质中,看来很像肉芽组织,包膜和小梁明显增宽。所以很像炎性假瘤。CD30+,ALK+,细胞核间变的大细胞仅偶尔可见,分散或成团,这是确立诊断的依据。较大的瘤细胞常常分布在小静脉周围,这个特点和患者年龄较轻常成为诊断的提示。

附：霍奇金淋巴瘤样间变性大细胞淋巴瘤

霍奇金淋巴瘤样间变性大细胞淋巴瘤(霍奇金淋巴瘤相关淋巴瘤)是 1994 年 REAL 分类中作为"暂定型"提出的一种新的疾病单元。其瘤细胞特点和经常窦性侵犯都和经典 ALCL 相同,然而它的组织结构与结节硬化性霍奇金淋巴瘤相似,包膜增厚,病变内硬化的胶原带分隔成结节状。患者多为青年。往往具有纵隔肿块。采用一般针对霍奇金淋巴瘤的治疗常不奏效,而对"第三代"化疗反应敏感。这种新类型是 1990 年首先提出的。作者们注意到一些 ALCL 不仅 CD30 阳性,而且 CD15/Leu-M1 阳性,形态上也与霍奇金淋巴瘤(HL) 具有相似之处。CD15/Leu-M1 在大多数 HL 呈阳性,故被认为是区别 ALCL 和 HL 的标志。因此,作者们提出"霍奇金样 ALCL"是有理由的。他们认为这种肿瘤和 HL 是发展成同一种淋巴增生性疾病的不同阶段。现在认识到大多数 HL 属 B 细胞肿瘤,而 ALCL 是一种 T 细胞肿瘤, 两者之间并不存在真正的生物学交界区。通过 EMA、ALK 蛋白免疫表型研究, 必要时应用分子遗传学手段, 可以把它分别归入 HL 或 ALCL。2001 年 WHO 分类否定了本瘤的独立地位, 认为它不是一个真正的实体。

参考文献

1. LOUGHRAN JR TP. Hematologic malignancies of cytotoxic cells: Introduction [J]. Sem Hematol, 2003, 40: 173-174.
2. WRIGHT DH. Commentary: T-cell lymphoma. Histopathology, 1986, 10: 321-326.
3. JAFFE ES, KRENACS L, RAFFELD M. Classification of cytotoxic T-cell and natural killer cell lymphomas [J]. Semin Hematol, 2003, 40: 175-184.
4. LIPFORD EH, MARGOLICK JR JB, LAONGO DL, et al. Angiocentric immunoproliferative lesions: A clinicopathologic spectrum of post-thymic T-cell proliferations [J]. Blood, 1988, 72: 1674-1681.
5. FARCET J, GAULARD P, MAROLLEAU J, et al. Hepatosplenic T-cell lymphoma: sinusal/sinusoidal localization of malignant cells expressing the T-cell receptor γδ [J]. Blood, 1990, 75: 2213-2219.
6. SPIER CM, LIPPMAN SM, MILLER TP, et al. Lennert's lymphoma: a clinicopathologic study with emphasis on phenotype and its relationship to survival [J]. Cancer, 1988, 61: 517-524.
7. CHAN JKC, NG CS, HUI PK, et al. Anaplastic large cell Ki-1 lymphoma: Delineation of two morphological types [J]. Histopatholgy, 1989, 15: 11-34.
8. KINNEY MC, COLLINS RD, GREER JP, et al. A small-cell-prominent variant of primary Ki-1 (CD) + T-cell lymphoma [J]. Am J Surg Pathol, 1993, 17: 859-868.
9. GATTER KM, RADER A, BRAZIEL RM. Fine-needle aspiration biopsy of anaplastic large cell lymphoma, small cell variant with prominent plasmacytoid features: case report [J]. Diagn Cytopathol, 2002, 26: 113-116.
10. MOLLER P, MATTHAEI-MAURER DU, Moldenhauer G. CD 30 (Ki-1) antigen expression in a subset of gastric mucosal plasma cells and in a primary gastric plasmacytoma [J]. Am J Clin Pathol, 1989, 91: 18-23.
11. ABBONDANZO SL, SATO N, STRAUS SE, et al. Acute infectious mononucleosis CD30 (Ki-1) antigen expression and histologic correlations [J]. Am J Clin Pathol, 1990, 93: 698-702.
12. ROSSO R, PAULLI M, MAGRINI U, et al. Anaplastic large cell lymphoma, CD30/Ki-1 positive, expressing the CD15/Leu-M1 antigen immunohistochemical and morphological relationships to Hodgkin's disease [J]. Virchows Archiv Pathol Anat, 1990, 416: 229-235.

第十章

非霍奇金淋巴瘤的罕见类型

罕见的淋巴瘤虽然发病率不高,然而在实际工作中还是有机会遇到的,不认识这些瘤种将不可避免地诊断错误。它们之所以少见,究其原因之一可能就是因为对这些瘤种不认识、不熟悉。下列淋巴瘤种迄今都已经积累了相当数量的病例,可以确立为一个独立的疾病单元。

第一节 嗜血管性大细胞淋巴瘤

嗜血管性大细胞淋巴瘤极为少见,1985 年才作为一种独立类型提出。淋巴瘤细胞存在于毛细血管内,血管外仅有少量浸润,有时瘤细胞存在于脾和淋巴结的窦内。病变主要分布于中枢神经系统、皮肤和脾等处。虽然是一种淋巴瘤,但不形成瘤块是它的一个重要特点。即使发生在脾也不像其他脾淋巴瘤那样形成结节。

瘤细胞因阻塞血管造成供血障碍而出现瘫痪等症状。既往曾认为本病是一种全身性内皮细胞的恶性增生,称为"恶性血管内皮瘤病",后来通过电镜和免疫组化都表明它们并非内皮细胞而是淋巴细胞。大多为 B 细胞性,来自 T 细胞者极少见,还曾有过混合性表型的报道。它可伴发于 AIDS,有些病例似与自身免疫病有关。

本病的瘤细胞主要在血管内(图 10-1~图 10-3),它的组织来源成为一个有趣的理论问题。

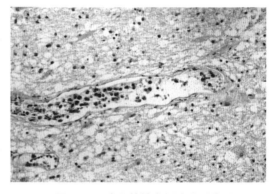

图 10-1 嗜血管性大细胞淋巴瘤

血管内可见多数散在形态不规则的瘤细胞。单纯从形态很难认出是淋巴细胞。但是经 LCA 证实阳性,为嗜血管性大细胞淋巴瘤。

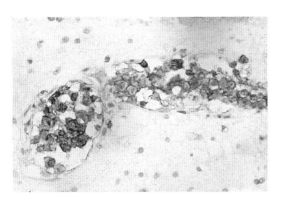

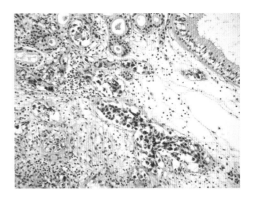

图 10-2　嗜血管性大细胞淋巴瘤

上例免疫组化 LCA 染色,呈阳性,证实嗜血管性大细胞淋巴瘤。

图 10-3　嗜血管性大细胞淋巴瘤(鼻腔)

血管内大量肿瘤性的淋巴细胞。(周小鸽医生提供)

第二节　丝状突大细胞淋巴瘤

本型淋巴瘤的诊断依赖于电镜所见。瘤细胞周边可见大量绒毛状突起。既往常常被诊断为淋巴结转移性腺癌。电镜下绒毛长度和直径之比为(5~8):1。瘤细胞之间无任何连接。细胞器少,呈转化淋巴细胞的特点。除上述超微结构特点外,临床上找不到"原发灶"是鉴别的重要依据。免疫组化也可证实其淋巴细胞来源。

第三节　B 区小淋巴细胞淋巴瘤

1992 年 Carbone 等报道了一种罕见的选择性累及淋巴结 B 区的小淋巴细胞淋巴瘤。淋巴结结构仍保存或部分破坏,选择性累及外皮质区和髓索,淋巴窦仍开放,副皮质不受累,滤泡可残留一部分。瘤细胞由小淋巴细胞构成,核圆形或轻度不规则。核仁有但不显著。核分裂少。看不到浆样分化。患者多为老年,平均年龄 60 岁。起病时多为临床Ⅳ期,但发展缓慢。淋巴结和脾肿大而肝不大。末梢血和骨髓往往累及,骨髓病变呈灶性。

第四节　S-100 蛋白阳性窦内大细胞淋巴瘤

本型淋巴瘤以侵犯淋巴窦为特征,窦间淋巴组织可以不累及。瘤细胞充塞于窦内,体积大,核圆,核仁明显,胞质中等量,浅染,非嗜派若宁性。瘤组织中杂有小淋巴细胞,无吞噬红细胞现象。免疫组化显示 S-100 强阳性以及外周 T 细胞的特点。CD3、CD11 和 CD4 阳性而 CD6、CD8 阴性。

由于"窦内侵犯"的特点,因此必须注意与转移癌,转移性黑色素瘤和"恶网"相鉴别。本瘤可能来自至今尚未发现的 S-100 阳性 CD4 细胞。

第五节   富于 T 细胞的 B 细胞淋巴瘤

B 细胞淋巴瘤中含有一些 T 细胞是不足为奇的,然而少数 B 细胞淋巴瘤中 T 细胞占了很大比例,甚至达到 90% 之多,如果不深入观察,便很容易作出 T 细胞淋巴瘤的错误结论。将这种甚为罕见的病例诊断为 B 细胞淋巴瘤,其根据在于占肿瘤少数细胞群的 B 细胞呈现轻链单克隆性,而其中的 T 细胞是多克隆的,属反应性成分。

（一）临床表现

男性较多。以中老年为主。发病时多为 Ⅲ～Ⅳ 期。结外累及达 20%。

（二）病理形态

在免疫组化切片上细致观察可以看到隐藏在众多 T 细胞中的少数瘤性 B 细胞呈间变的特点。近年注意到本瘤中的 B 细胞肿瘤成分可以具有不同的类型,可以是弥漫性混合性、弥漫性大细胞、弥漫性和滤泡性,这可能与预后相关。所以提出本瘤为一"异源族",不是一种单一的肿瘤,而是不同类型的 B 细胞淋巴瘤,不过都具有吸引 T 细胞浸润的共同特点。近年有人注意到本瘤按其中瘤性大 B 细胞成分可以再分为三个亚类:①瘤细胞与淋巴细胞为主型霍奇金淋巴瘤的 L&H 细胞相似;②瘤细胞与生发中心细胞／免疫母细胞相似;③瘤细胞与霍奇金淋巴瘤的 R-S 细胞相似。这些形态变异型都需要在鉴别中考虑。

肿瘤中 T 细胞大量出现的意义,有些作者认为它是宿主反应良好的表现,但也有完全相反的意见。病变中 T 细胞的数量要达到多少比例才作此诊断,学者们意见不一,有以 30%～80% 者、平均为 69% 者、80% 者、大于 90% 者。比较公认的是要达到 50% 以上,而且在切片的各部分都比较均匀。如果 T 细胞集中于某局部成灶,不属此类。在同一个病例不同时间和不同部位取材活检的组织相及免疫表型是一致的。

它不仅见于淋巴结,亦可发生于结外,如乳腺、肝、软组织、硬脑膜、骨、骨髓、肠、韦氏环、筛窦等。

（三）鉴别诊断

虽然诊断本瘤的形态学标准及免疫表型还不完全统一,但是都强调和外周 T 细胞淋巴瘤和霍奇金淋巴瘤相近似。T 细胞淋巴瘤中的瘤性细胞应为 T 细胞表型。如果散在的或成簇的 $CD20^+$ 大细胞分布在 $CD3^+$ 的小淋巴细胞背景中则可以排除 T 细胞淋巴瘤。大细胞如果 $CD15^-$、$CD30^-$,则可除外淋巴细胞为主型以外各型霍奇金淋巴瘤。淋巴细胞为主型霍奇金淋巴瘤的背景小淋巴细胞主要为 B 细胞,虽可混杂一些小 T 细胞,其中的大细胞 50% 病例呈 EMA（+）。

在鉴别困难的病例作 PCR,64% 显示单克隆性重链基因重排。大细胞轻链限制性达 100%。

第六节   假结节型 T 细胞淋巴瘤

绝大多数 T 细胞淋巴瘤都呈弥漫性,但极个别病例的病变中由胶原束及残留的非淋巴组织将肿瘤分隔而形成结节。为了有别于"滤泡性"意味着 B 细胞来源而命名为"假结节性"。文献所报道者多发于女性,病程短促。

第七节　胡萝卜样 T 前淋巴细胞白血病

前淋巴细胞白血病以显著脾大,白细胞数高,淋巴结肿大程度轻,对一般慢性淋巴细胞性白血病的治疗反应差,病程短促,预后不良为特征。本病的白血病细胞体积较大,染色质致密,核仁突出,胞质中等,大多数为 B 细胞,只有约 1/5 属 T 细胞来源。

免疫组化以 CD7+ 而与一般 CLL、Sezary 综合征和成人 T 细胞淋巴瘤 / 白血病不同,此新类型的特殊之处在于少数末梢血和骨髓内的白血病细胞形态怪异,呈胡萝卜样,在细胞钝端的胞质内具有少量嗜天青颗粒。

第八节　印戒细胞淋巴瘤

该瘤是根据光镜下的瘤细胞形态特点而命名的,瘤细胞质内出现空泡或 Russell 小体而将核推向一边,这与黏液细胞癌的印戒细胞相似(图 10-4)。诊断时要注意与淋巴结的转移性印戒细胞癌相区别。

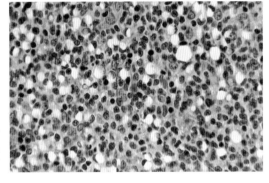

图 10-4　印戒细胞淋巴瘤
不少瘤细胞胞质内出现空泡,与黏液相似。

自 20 世纪 50 年代学者们就注意到有些淋巴瘤细胞中可出现免疫球蛋白包涵体,1978年 Kim 等称其为印戒细胞淋巴瘤。主要发生在一些滤泡中心细胞淋巴瘤的基础上,也有个别发生于 B 免疫母细胞淋巴瘤的报道。印戒细胞在肿瘤中的比例多少不等,可单个散在,但集中分布更为常见。

1985 年 Weiss 等报道了 T 细胞来源的印戒细胞瘤,修正了认为印戒细胞淋巴瘤皆来自 B 细胞的传统观点。同时提示印戒细胞的形态并不能体现其细胞属性。T 印戒细胞胞质内的小泡可能是合成失调的细胞膜的堆积。

第九节　浆样 T 细胞淋巴瘤

早在 1958 年 Lennert 在 Giemsa 染色的淋巴结反应病变切片中可以看到一种中等大形态一致的细胞,核圆形或卵圆形,有一个小的中位核仁,胞质中等量,染成灰蓝色,成团存在,当时被称为淋巴母细胞巢。20 世纪 70 年代初,电镜下看到具有发育良好的粗面内质网和高尔基体,并注意到存在于副皮质区,常常在上皮样小静脉的旁边,故称其为"T(区)伴随浆细胞"。1983 年认识到它的本质是一种 T 细胞(因为 CD4+),故更名为浆样 T 细胞,并以此名称报道了首例"浆样 T 细胞淋巴瘤"。此后文献中又出现了 3 例个案报道,所以它是一种极为罕见的淋巴瘤。从如此少数病例资料看,发生于老年,光镜可见淋巴结结构破坏,瘤细胞十分一致,免疫组化表型为 Leu 1(+),Leu 4(+),Leu 8(-)。B 细胞的标志皆阴性。有关"浆样 T 细胞"近年的认识详见第一章。

第十节　噬红细胞性 Tγ 淋巴瘤

Tγ 是 T 细胞中同时具有未致敏的羊红细胞受体和包被 IgG 的牛或羊红细胞受体的一个亚类。细胞体积较大,胞质中具有时嗜天青颗粒,电镜下表面绒毛状,胞质内有发育良好的细胞器。Tγ 细胞基本上就是抑制性 T 细胞,只有淋巴细胞总数的 0~2%(有说 4%)。在正常人外周血的 T 细胞中占 5%~15%,大量存在于脾、淋巴结和胸腺内。

本瘤的临床和病变特点都与"恶网"相似,表现为肝脾肿大,而纵隔却无肿块。骨髓内弥漫性瘤细胞浸润,末梢血只有少数恶性细胞。脾大但不形成瘤结节,瘤细胞浸润于红髓脾窦中,肝浸润也出现于窦内,而汇管区病变很轻。淋巴结则窦、髓索和副皮质区都重度浸润,B 细胞区(滤泡)则相对较轻。最突出的改变是少部分瘤细胞吞噬红细胞及其碎片,这种细胞 CD68 阴性,证明不是组织细胞。

本瘤和 20 世纪 90 年代报道的 γδT 细胞淋巴瘤可能为一种肿瘤。

第十一节　γδT 细胞淋巴瘤

1984 年发现 T 细胞受体 αβ,1986 年又发现了第 3 个重排的基因 γ。随后免疫学家认识到根据细胞表面的受体存在两类 T 细胞——αβT 细胞和 γδT 细胞。1986 年 Gaulard 等首先认识到有一类 γδT 细胞受体阳性的 T 细胞淋巴瘤,此后又报道了若干相似的病例。由于它们的临床、形态、免疫表型和基因型的一致性,1994 年的 REAL 分类以及后来的 WHO 分类都把"肝脾 γδT 细胞淋巴瘤"列为一种明确的类型。

γδT 细胞淋巴瘤也可见于其他的结外部位,所以 γδT 细胞淋巴瘤包括"肝脾 γδT 细胞淋巴瘤"和"肝脾以外(非肝脾)的 γδT 细胞淋巴瘤"。两者的形态学并不一致。

一、肝脾γδT 细胞淋巴瘤

肝脾 γδT 细胞淋巴瘤不等于 γδT 细胞淋巴瘤,但肝脾 γδT 细胞淋巴瘤具有 γδT 细胞的典型特点,是 γδT 细胞淋巴瘤的雏形。

主要见于青年男性,表现为肝脾肿大而淋巴结不大。全身症状明显,往往伴有全血细胞缺乏,尤其贫血和血小板缺乏。噬血细胞综合征不一定都存在,但如果出现则是很重要的并发症,常伴随病程的急剧恶化。骨髓在诊断时常已累及,故在发病时就属Ⅳ期。对化疗开始时有效,但不久即复发,所以这是一种侵袭性很强的肿瘤。由于巨脾可能作切脾手术,术后红细胞和血小板可以显著升高,但是并不能改变病程。

瘤细胞中等大,染色质疏松,核形轻度不规则。胞质比较丰富,有时可见颗粒。累及肝脾和骨髓,瘤细胞只存在于窦内是最重要的特点,这种定位也是一种"回归"现象。淋巴结不受累。疾病终期可能出现白血病相,瘤细胞变大而且倾于间变。瘤细胞 CD3+。CD2 可能阳性,但 CD5 和 CD7 常常阴性,体现全 T 细胞标记的丢失。与正常的 T 细胞相同,本瘤大多数 CD4 和 CD8 双阴性。识别 V1 的抗体阳性,表明肝脾 T 细胞淋巴瘤可能来自脾的 V1+T 细胞群。

本瘤和上述"噬红细胞 Tγ 细胞淋巴瘤"(Kadin,1981)之间是何关系还有待深入,两者的病理组织相及临床经过都很相似,很可能属同一种肿瘤。

本瘤主要表现为瘤细胞浸润于各内脏而不形成瘤块,更接近于"白血病",而不像"淋巴瘤"是一重要特点。从它本质上看是淋巴细胞的肿瘤性增生,所以称它为淋巴瘤当然还是正确的。1994 年的 REAL 分类正式列入此种肿瘤。

二、肝脾以外的 γδT 细胞淋巴瘤

本瘤是 2001 年才报道的,根据收集的总共 14 例来看,女多于男,中位年龄 36 岁。临床表现除女性较多并年龄分布外都与 γδT 细胞淋巴瘤相似。

病变主要累及脾红髓和肝窦,一部分病例浸润主要位于汇管区。骨髓内病变在间质和 / 或窦内。淋巴结的累及率约 2/3,但只有个别病例淋巴结肿大。大多数病例瘤细胞中等大,核圆形、卵圆形,染色质分散,核仁不明显,胞质量少。少数病例瘤细胞大,核形不规则,染色质疏松,核仁可辨,胞质中量至丰富。14 例中 3 例 EB 病毒阳性。预后不良,多死于一年以内。

它与 γδT 细胞淋巴瘤可能属同一种肿瘤,不过表型不同而已。

第十二节　多叶核非霍奇金淋巴瘤

1988 年 Pinkus 描述的多叶核淋巴瘤来源于 T 细胞。后来发现绝大多数多叶核淋巴瘤来源于 B 细胞。B 多叶核细胞是中心母细胞和中心细胞的一种变异型。多叶核瘤细胞占总数的 30% 以上,有的可达 80%(平均 55 ± 16%)。核分成三叶或三叶以上,核大 7.5~18μm。病变皆为弥漫型。发生于结外者较多,中度恶性。

第十三节　滤泡性淋巴瘤伴有丰富 PAS 阳性细胞外物质

在滤泡性淋巴瘤的滤泡中出现丰富的 PAS 阳性物质是不多见的,1987 年 Chittal 等报道了 4 例,都是老年患者。组织类型为滤泡生发中心细胞 / 生发中心母细胞混合型。显著

的特点是滤泡内大量的 PAS 强阳性淀粉酶抗拒性的无定型物质沉着,Masson 染色作浅蓝色,与玻璃样变或硬化显著不同。网织纤维,阿尔辛蓝和刚果红染色皆阴性。免疫组化显示这些无定形物质呈 LCA 弱阳性,B 细胞抗体如 LN-1、LN-2、MB1、MB2 呈弱至中度阳性,角蛋白和 EMA 皆阴性,T 细胞的抗体皆阴性。瘤细胞呈 B 细胞表型,CD19、CD21、CD22 皆阳性,而且 CD10(CALLA)强阳性。电镜下无定形物质为一些致密体和微泡的堆积,其中并无胶原纤维或其他纤维性物质,与印戒细胞淋巴瘤细胞内所见的微泡膜结构相似。推测其形成机制可能为"流产"性的胞质膜结构的过量形成。与印戒细胞淋巴瘤所不同者这些胞质膜结构在印戒细胞淋巴瘤存在于细胞内,而本瘤排出到细胞外。

第十四节　CD56(NKH-1)阳性淋巴瘤和 T/NK 细胞淋巴瘤

如同 Ki1(+)间变性大细胞淋巴瘤一样,CD56 阳性淋巴瘤也是一种以瘤细胞具有特殊抗原为入口而认识的一种临床病理单元。它以下列四点为特征:①常侵犯结外部位;②病理改变以"血管中心性病变"为特点;③免疫组化:CD56(+),TIA(+),胞质 CD3(+)而表面 CD3(−),CD30(−),CD45RO(−),TCR 无克隆性重排;④临床病程侵袭性强。

由于现在认为本瘤属 T/NK 细胞来源并常常侵犯结外部位,本瘤又称为鼻区 T/NK 细胞淋巴瘤(病变在鼻区)和鼻型 T/NK 细胞淋巴瘤(侵犯鼻区以外其他部位)。

男性较多,年龄自 12~67 岁(平均 40 岁)。常有发热等全身症状,主要侵犯上消化道、呼吸道、皮肤、胃肠、睾丸、软组织、肝、脾、唾液腺、中枢神经系统等。病程迅速,预后恶劣,如果没有免疫组化检查,既往可能诊断为"恶网"等疾病。

病变特点是形成血管中心性病变,并出现大小不等的带状(zonal pattern)凝固性坏死灶。坏死的原因可继发于血管的破坏,亦可由于 EB 病毒感染所致。瘤细胞呈多形性。从小淋巴细胞到中等大甚至大而间变的怪形细胞,常常不能归入一般淋巴瘤分类的某个具体类型。核分裂多见。其突出特点为在 Giemsa 染色或 Wright 染色中,瘤细胞胞质中具有粗细不等的嗜天青颗粒。免疫组化显示 CD56(NKH1)阳性,CD2 阳性,少数病例兼有 CD16 和 CD57 阳性,而 B 细胞标记(CD19、CD20、CD22)皆阴性。上述免疫表型提示乃自然杀伤(NK)细胞。

本瘤中出现与血管中心性免疫增生性(AIL)病变相同的血管病变,可能属同一种疾病。因为既往所报道的血管中心性免疫增生性病变(AIL)并没有作 CD56、CD16、CD57 等方面的观察。

看到血管中心性病变和某些特殊的发生部位如鼻腔等,只能怀疑是否 NK 细胞淋巴瘤,但要作出明确的诊断必须经 CD56、CD57 阳性证实。

NK 细胞淋巴瘤在 REAL 分类中首次列入淋巴瘤分类,它分别出现在大颗粒淋巴细胞(large granular lymphocyte, LGL)白血病和血管中心性淋巴瘤中。

淋巴造血组织肿瘤中瘤细胞出现嗜天青颗粒,除某些淋巴瘤外,来自粒细胞者胞质内也可具有颗粒,但通过氯乙酸酯酶(CAE)和 / 或溶菌酶阳性,很容易与大颗粒淋巴瘤相鉴别。淋巴瘤细胞胞质中出现大嗜天青颗粒者不多见,CD56(NKH-1)(+)淋巴瘤是其中之一,其他还可见于鼻腔多形 T 细胞淋巴瘤,成人 T 细胞淋巴瘤 / 白血病和 T 淋巴增生性疾病。在消化道 T 免疫母细胞淋巴瘤近年也有报道,根据其免疫组化表型,主要为抑制性 T 细胞(T8+、T4−),所以考虑是来自黏膜内的 "上皮内淋巴细胞" (intraepithelial lymphocyte,IEL),IEL 中 80%~90% 为 T 细胞,其中抑制性 T 细胞占 80%~90%,而辅助性 T 细胞占 10%~20%。

NK 细胞淋巴瘤与血管中心性淋巴瘤既往是分别叙述的,即使 1994 年的 REAL 分类,"血管中心性淋巴瘤" 是作为四种特殊型 T 细胞淋巴瘤的一类分在 T 细胞淋巴瘤中的。它的来源认为来自 "未知的某外周 T 细胞亚类",是否 NK 细胞不能确定。目前趋向于两者中相当部分为同一个疾病。

NK 细胞淋巴瘤与淋巴瘤样肉芽肿(lymphomatoid granuloma,LYG)之间当前也有一元性的提法,认为两者都属于同一疾病谱系——血管中心性病变。其共同点有:①都是成熟(外周)T 细胞增生;②都伴随有血管病变和凝固性坏死;③侵犯结外的倾向;④伴发 "噬血细胞综合征" 的危险性;⑤无克隆性 TCR 重排;⑥在非典型细胞中可检出 EB 病毒。但是淋巴瘤样肉芽肿是一种 EBV(+)伴有明显 T 细胞反应的 B 细胞增生,把两者完全等同看待未必恰当。而且,LYG 很少发生于亚洲人,LYG 的细胞成分不如 NK 细胞淋巴瘤那样多样性,在结外侵犯中 LYG 常主要累及肺,其他为皮肤及胃肠道等。LYG 很少累及肾和中枢神经系统。

第十五节　原发性体腔积液淋巴瘤

本瘤自 1996 年报道以来,其他报道还比较少,因此可以认为它是比较罕见的。往往和 Kaposi 肉瘤及多中心血管滤泡性增生(Castleman disease)一起发生于人类免疫缺陷病毒(HIV)阳性患者。

本瘤的特点为瘤细胞只见于胸腔、腹腔或心包腔积液中,而看不到瘤块形成。但是自从明确了它和 KSHV/HHV8 病毒的关系后。根据其特征性的形态,免疫表型,分子生物学和病毒学特点,现已确认它是一种独立的临床病理单元。它不仅表现为胸腔和腹腔积液,也可以实体瘤的形式出现,最常累及胃肠道及软组织。如果体腔及实体瘤块同时存在则两者的组织学,免疫表型,轻链重排都相同。

瘤细胞显示程度不等的多形性,中等量至丰富的嗜碱性胞质,常可见明显的高基氏器,与免疫母细胞或浆母细胞相似。核大,多形,多核,常有一个或几个明显的核仁。个别呈 B 细胞表型。其他皆 LCA+ 而非 T 非 B 表型。半数以上呈 CD30+。

本瘤的瘤细胞很难设想来自间皮,所以它的来源有待深入探讨。

第十六节　脓胸并发胸腔非霍奇金淋巴瘤

它是在长期脓胸的基础上发生的胸膜淋巴瘤。病史可长达二十余年。表现为长期胸膜炎、脓胸的背景下出现胸痛和胸腔肿块。从现有的报道来看都是 B 免疫母细胞淋巴瘤。它是长期慢性炎症刺激的结果。本瘤与原发性胸腔积液淋巴瘤是两种不同的肿瘤,后者瘤细胞存在于积液中而胸壁并无瘤块,而且和 HIV 感染有关。

附:"胸腔"淋巴瘤

"胸腔"淋巴瘤包括肺的淋巴瘤、胸膜淋巴瘤和胸腔积液淋巴瘤。肺淋巴瘤又可分为原发性和继发性两部分。胸膜淋巴瘤中一部分并发于脓胸,另一部分与脓胸无关。胸腔积液淋巴瘤里一些病例 HIV(+),一些病例 HIV(−)。

第十七节   富于组织细胞之 B 细胞淋巴瘤

富于组织细胞之 B 细胞淋巴瘤是一种极其罕见的 B 细胞淋巴瘤,病变中出现大量的组织细胞和 T 细胞,它们都是反应性成分。此种情况与"富于 T 细胞之 B 细胞淋巴瘤"(B 细胞淋巴瘤中富于大量 T 细胞)及"淋巴上皮样细胞淋巴瘤"(Lennert 淋巴瘤,T 细胞淋巴瘤中富于大量组织细胞)有些相似。患者多为中年男性,几乎都有"B"症状。肝脾肿大,全身淋巴结肿大,骨髓和外周血受累。化疗效果欠佳,预后不良。

第十八节   复合性淋巴瘤

复合性淋巴瘤(composite lymphoma,CL)的名称最初是 1954 年由 Custer 提出的。一般情况下淋巴瘤在累及多个部位时,各处的病变是相同的。经过一定时间发生复发和转移,其病理组织学改变与原来当初活检所见也是相同的。

如果在一个肿块,或在一个以上肿块(相同或不同器官)内同时或相继发生两种不同组织类型的淋巴瘤则称为复合性淋巴瘤。它的基本组合方式有"霍奇金淋巴瘤和非霍奇金淋巴瘤"及"不同类型的霍奇金淋巴瘤和霍奇金淋巴瘤"两种。两者可发生在不同的部位(相同或不同器官),也可两种淋巴瘤分界清晰地存在于同一个肿块内。

复合性淋巴瘤相当少见,既往文献所记载的病例如果以现代"淋巴细胞转化"和"成熟"的观点来审视,不少并非真正的复合性淋巴瘤。如"低分化淋巴细胞淋巴瘤"发展为"组织细胞淋巴瘤",今天看来实际上后者很可能是"大无裂生发中心细胞淋巴瘤"或"免疫母细胞淋巴瘤"。"浆细胞瘤"后来发生"免疫母细胞淋巴瘤"等属同一个细胞系也不应诊断为复合性淋巴瘤。至于"霍奇金淋巴瘤"和"非霍奇金淋巴瘤"并存的可能性是存在的。霍奇金淋巴瘤时存在细胞免疫缺陷,放疗和/或化疗的潜在致突变作用都可使霍奇金淋巴瘤患者后来发生包括非霍奇金淋巴瘤在内的第二种肿瘤。

复合性淋巴瘤并没有特殊的意义,现在也不清楚"复合"的组成成分间的相互关系。对临床来说预后和治疗取决于较恶性的组成部分。

第十九节 极其少见的形态类型

花彩状滤泡性淋巴瘤（follicular lymphoma，floret variant，详见第八章）滤泡性淋巴瘤伴有菊形团形成（follicular lymphoma with rosette formation）、翻转性滤泡性淋巴瘤（follicular lymphoma，reverse variant）、多形性/间变性滤泡性淋巴瘤（follicular lymphoma，pleomorphic/anaplastic variant）、滤泡性淋巴瘤伴有脑回核（follicular lymphoma with cerebriform nuclei）、滤泡性免疫母细胞/浆母细胞性淋巴瘤（follicular immunoblastic/plasmablastic lymphoma）、滤泡性淋巴瘤内浆细胞分化（plasmacytic differentiation in follicular lymphoma）、大细胞淋巴瘤伴有黏液样间质（lymphoma with myxoid stroma）、大细胞淋巴瘤伴有细胞间连接（lymphoma with intercellular junctions）、大细胞淋巴瘤伴有梭形细胞（lymphoma with spindle cell）、滤泡间大细胞淋巴瘤（interfollicular large cell lymphoma），上述类型均以个别病例见诸文献，它们是否一种独立的临床病理单元有待于积累更多的病例。当前认识这些类型旨在遇到这些特殊的形态能作出正确的诊断。

参考文献 ••

1. WROTSNOWSKI U, MILLS SE, COOPER PH. Malignant angioendotheliomatosis is an angiotropic lymphoma [J]. Am J Clin Pathol, 1985, 83: 244-252.
2. KOBRICH U, FALK S, KARHOFF M, et al. Primary large cell lymphoma of the splenic sinuses: A variant of angiotropic B-cell lymphoma (neoplastic angioendotheliomatosis)[J]. Hum Pathol, 1992, 23: 1184-1187.
3. SHIMOKAWA I, HIGAMI Y, SAKAI H, et al. Intravascular malignant lymphomas: a case of T-cell lymphoma probably associated with Human T-cell lymphotropic virus [J]. Hum Pathol, 1991, 22: 200-202.
4. STEPP N, SCHULER G, ROMANI N, et al. Intravascular lymphoma (angioendotheliomatosis): Evidence for a T-cell origin in two cases [J]. Hum Pathol, 1990, 21: 1051-1058.
5. DURPPHY CH. Primary cutaneous angiotropic large cell lymphoma in a patient with AIDS [J]. Arch Pathol Lab Med, 1985, 119: 757.
6. SHEIBANI K, BATTIFORA H, WINBERG CD, et al. Further evidence that malignant angioendotheliomatosis is an angiotropic large-cell lymphoma [J]. New Engl J Med, 1986, 314: 943-948.
7. BERIER V, AZAR H. Filiform large cell lymphoma [J]. Am J Surg Pathol, 1987, 11: 387.
8. CARBONE A, PINTO A, GLOGHINI A, et al. B zone small lymphocytic lymphoma: A morphologic, immunophenotypic and clinical study with comparison to "well differentiation" lymphocytic disiorders [J]. Hum Pathol, 1992, 23: 438-448.
9. CHAN JKC, NG CS, CHY YC, et al. S-100 protein-positive sinusoidal large cell lymphoma [J]. Hum Pathol, 1987, 18: 756.
10. RAMSAY ADM, SMITH WJ, ISAACSON PG. T-cell rich B-cell lymphoma [J]. Am J Surg Pathol, 1988, 12: 433.
11. KRISHNAN J, WALLBERG K, FRIZZARA G. T-cell rich large B-cell lymphoma: a study of 30 cases, supporting its histologic heterogeneity and lack of clinical distinctiveness [J]. Am J Surg Pathol, 1994, 18: 455-465.
12. KRISHNAN J, WALLBERG K, FRIZZERA G. T cell rich large B cell lymphoma [J]. Am J Surg Pathol, 1994, 18: 455-465.
13. DARGENT T, ROUFOSSE C, RAMMCLINK M, et al. Primary T cell rich B cell lymphoma of the Waldey-

er's Ring: A pathologic condition more frequent than presupposed [J]. Am J Surg Pathol, 1998, 22: 638-640.

14. WANG J, SUN NCJ, WEINSTEIN SM, et al. Primary T-cell rich B cell lymphoma of the ethmoid sinus [J]. Arch Pathol Lab Med, 2000, 124: 1213-1216.

15. CHAN JKC, NG CS, CHENG WC. T-prolymphocytic leukemia with circulating carrot-like cells [J]. Pathology, 1988, 20: 64.

16. WEISS LM. T-cell signet-ring cell lymphoma: A histologic, ultrastructural and immunohistochemical study of two cases [J]. Am J Surg Pathol, 1985, 9: 273.

17. MULLER-HERMELINK HK, STEIN H, STEINMANN G, et al. Malignant lymphoma of plasmacytoid T-cells: Morphologic and immunologic studies characterizing a special type of T cell [J]. Am J Surg Pathol, 1983, 7: 849-862.

18. KADIN ME, KAMOUN M, LAMBERG J. Erythrophagocytic Tγ cell lymphoma: a clinicoathologic entity resembling malignant histiocytosis [J]. New Engl J Med, 1981, 304: 648.

19. FARCET J, GAULARD P, MAROLLEAU J, et al. Hepatosplenic T-cell lymphoma: sinusal/sinusoidal localization of malignant cells expressing the T-cell receptor γδ [J]. Blood, 1990, 75: 2213-2219.

20. DE WOLF-PEETERS C, ACHTEN R. γδT-cell lymphomas: a homogeneous entity [J]. Histopathology, 2000, 36: 294-305.

21. SSSUAREZ F, WLODARSKA I, RIGAL-HUGUET F, et al. Hepatosplenic αβ T-cell lymphoma: an unusual case with clinical, histologic, and cytogenetic features of γδ hepatosplenic T-cell lymphoma [J]. Am J Surg Pathol, 2000, 24: 1027-1032.

22. VAN BAASSLEN J, SCHUURAMAN HJ, VAN UNNIK JA. Multilobated non-Hodgkin's lymphoma: A clinicopathological entity [J]. Cancer, 1988, 61: 1371-1376.

23. CHITTAL SM, CAVERIVIERA P, VOIGT JJ, et al. Follicular lymphoma with abundant PAS-positive extracellular material, immunohistochemical and ultrastructural observation [J]. Am J Surg Pathol, 1987, 11: 618.

24. WONG KF, CHAN JKC, NG CS, et al. CD56 (NKH-1)-positive heamotolymphoid malignancies: An aggressive neoplasm featuring frequent cutaneous/mucosal involvement, cytoplasmic azurophilic granules and angiocentricity [J]. Hum Pathol, 1992, 23: 798.

25. JAFFE ES, CHAN JKC, SU IJ, et al. Report of the workshop on nasal and related extranodal angiocetric T/NK cell lymphomas: Definition, differential diagnosis and epidemiology [J]. Am J Surg Pathol, 1996, 20: 103-111.

26. KOITA M, SURUMIYA J, OHSHIMA K, et al. Lymphoblastic lymphoma expressing natural killer cell phenotype with involvement of the mediastinum and nasal cavity [J]. Am J Surg Pathol, 1997, 21 (3): 242-248.

27. MHAWECH P, MEDEIROS LJ, BUESS-RAMOS C, et al. Natural killer-cell lymphoma involving the gynecologic tract [J]. Arch Pathol Lab Med, 2000, 124: 1510-1513.

28. NADOR RG, CESARMAN E, CHADBURN A, et al. Primary effusion lymphoma: A distinct clinicopathologic entity associated with the Kaposi's sarcoma-associated herpes virus [J]. Blood, 1996, 88: 645.

29. DEPOND W, SAID JW, TASAKA T, et al. Kaposi sarcoma-associated herpesvirus and human herpesvirus 8 (KSHV/HHV8)-associated lymphoma of the bowel: Report of two cases in HIV-positive men with secondary effusion lymphomas [J]. Am J Surg Pathol, 1997, 21: 719-724.

30. HUANAG Q, CHANG KL, GAAL K, et al. Primary effusion lymphoma with subsequent development of a small bowel mass in an HIV-seropositive patient: A case report and literature review [J]. Am J Surg Pathol, 2002, 26: 1363.

31. KUWABARA H, NAGA M, SHIBANUSHI T, et al. CD138-positive and Kaposi sarcoma associated herpesvirus (KSHV) negative B-cell lymphoma with serosal spreading of the body cavity and lymphadenopathy: An autopsy case [J]. Hum Pathol, 2000, 31: 1171-1175.

32. DELABIE J, VANDERBERGHE E, KENNES C, et al. Histiocyte rich B-cell lymphoma: A distinct clinicopathologic entity possibly related to lymphocyte predominant HD, paragranuloma subtype [J]. Am J Surg Pathol, 1992, 16: 37-48.

第十一章

结外淋巴瘤总论

发生在淋巴结以外的淋巴瘤是很多的,占淋巴瘤总数的 25%~40%,通常只在专注的某"器官系统病理学"中叙述,而一般病理学中没有作详细的讨论。20 世纪 80 年代以来对结外淋巴瘤的认识取得了长足的进步,从对淋巴结病变发展到对结内、外并重成为淋巴瘤病理的一个重要趋向。

"结外淋巴瘤"的概念在文献里存在着混乱,如把韦氏环和脾发生的淋巴瘤常常放在淋巴结的淋巴瘤里一并讨论,而把正常状态下其淋巴组织的量超过所有淋巴器官总和的胃肠道却认为是"结外淋巴瘤"。现在对其"定义"普遍的提法是:淋巴瘤的主瘤块位于单一的结外部位,包括即使部属淋巴结和骨髓受累者。上述"定义"还存在着不足,一些播散的结外淋巴瘤会排除在外,偶尔个别结内淋巴瘤播散到结外者也可能被包容进去。

"结外"和"结内"淋巴瘤的区别不仅仅是解剖学的概念,更重要的是它们存在着生物学行为的差别。同为低度恶性的淋巴瘤,结外者发现时绝大多数为 I 期 E,而结内者可能为Ⅳ期。分子遗传学研究也发现许多结外淋巴瘤和结内淋巴瘤不同,前者 Bcl-2 重排较少,c-myc 重排较多。

结外淋巴瘤可见于消化道、呼吸道、腮腺、唾液腺、甲状腺、脾、胸腺、Waldyer 环、口腔、鼻腔、眼眶、脑、骨、软组织、生殖腺、泌尿生殖道、乳腺、皮肤、肝、肾、心、肾上腺等。在正常并无淋巴组织存在的部位发生淋巴瘤是基于所谓的"获得性黏膜淋巴组织",如胃因炎症而产生了黏膜相关淋巴组织(mucosa associated lymphoid tissue)。

发生于结外的淋巴瘤一部分为黏膜组织,另一些不是黏膜组织。既往把发生在黏膜组织的淋巴瘤都称为"黏膜相关淋巴瘤"(MALToma),现在只把其中的"低度恶性 B 细胞淋巴瘤"才称为"黏膜相关淋巴瘤"。此外,都不称为"黏膜相关淋巴瘤"。问题的复杂性还在于腮腺、甲状腺发生的淋巴瘤往往和消化道,呼吸道黏膜相关淋巴瘤无论病理上还是临床上(转移晚,预后好)都很相似。所以,虽然它们并不是黏膜组织,但是从它们发生的最常见的淋巴瘤常也归在"黏膜相关淋巴瘤"的范围内。此外除了"黏膜相关淋巴瘤"以外也可以发生其他的淋巴瘤。近年来的报道认为眼眶、泪腺、胸腺、皮肤、软组织、乳腺、舌、扁桃体、胆囊、泌尿生殖道等都可以发生"黏膜相关淋巴瘤"。总之,结外淋巴瘤和黏膜相关淋巴瘤两者在概念上既有区别又有重叠(图 11-1)。

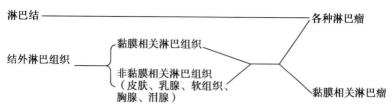

图 11-1　淋巴结与结外淋巴组织和淋巴瘤的关系

黏膜淋巴组织可以发生众多类型的淋巴瘤,其中大多数来自 B 细胞,少数来自 T 细胞。狭义的黏膜淋巴瘤(MALToma)仅指从黏膜淋巴组织发生的低度恶性 B 细胞淋巴瘤,并不泛指所有黏膜发生的淋巴瘤。过去曾把黏膜淋巴瘤分为"高度恶性"和"低度恶性",近年来一般不将"高度恶性"的 B 细胞淋巴瘤称为"黏膜相关淋巴瘤"。

"黏膜淋巴瘤"(MALToma)的概念源自"黏膜淋巴组织"(mucosal associated lymphoid tissue,MALT)。20 世纪 70 年代对肺和胃肠道淋巴组织的研究形成了"支气管伴随淋巴组织"(bronchial associated lymphoid tissue,BALT) 和"肠道伴随淋巴组织"(gut associated lymphoid tissue,GALT) 的概念,后来合称为"黏膜相关淋巴组织"(mucosal associated lymphoid tissue,MALT)。

消化道淋巴组织占全身淋巴组织总量的 70%,但它发生的淋巴瘤却比淋巴结的淋巴瘤少。是否因为消化道内抗原刺激通过管腔与管壁接触的时间短暂,而淋巴结内抗原停留并经浓缩从而刺激增强的缘故。胃肠道中小肠末段的淋巴组织最丰富而发生的淋巴瘤却较少。胃在正常状态下无淋巴滤泡,淋巴组织极少,但发生的淋巴瘤却比小肠多(在消化道淋巴瘤中胃占 48%,小肠占 37%,阑尾占 2%,大肠占 1%)。这些都是有待深入研究的问题。

黏膜淋巴组织中有一种具有特征性的"中心细胞样细胞"(centrocyte like cell,CCL 细胞)。它约为小淋巴细胞的 1.5~2 倍。核形不规则,或有切迹。染色质致密,核仁不明显。免疫组化表达 B 细胞的特点:CD19+、CD20+、CD22+、CD79a+。但是 CD5 阴性,有别于 B-CLL 和外套细胞淋巴瘤。CD10 阴性,有别于生发中心细胞淋巴瘤。表面免疫球蛋白 IgM、IgA1 阳性,而 IgA2 和 IgD 阴性。胞质免疫球蛋白(CIg)约 40% 阳性。中心细胞样细胞受到抗原刺激后离开淋巴滤泡经淋巴管到达部属淋巴结,再经胸导管进入血液循环,最后这些细胞又定位到黏膜组织,即"回归"现象(homing)。CCL 细胞具有回归的特点可能和它发生的淋巴瘤往往长期限于黏膜等原发部位而不扩散,因而与预后良好密切有关。

在结外淋巴组织活检诊断工作中最关键的问题是界定良恶性的标准。实际上大多数的结外淋巴瘤是"大细胞淋巴瘤",所以一般诊断为淋巴瘤没有怀疑,除非活检组织极小,需要与未分化癌鉴别(作 LCA 和角蛋白免疫组化染色)。主要的困难在一些由小淋巴细胞为主要成分的活检。诊断淋巴瘤的传统标准如依赖于细胞的"一致性"和细胞学的"非典型性",在小细胞结外淋巴组织活检诊断中就需要具体分析。例如一些结外 T 细胞淋巴瘤的细胞成分并不"一致"而呈现多形性,又如一些小细胞淋巴瘤,包括黏膜淋巴瘤,瘤细胞非典型性很不明显。这时瘤性浸润伴随组织结构破坏的深度和范围具有很重要的意义。如胃的黏膜淋巴瘤,瘤组织侵及黏膜肌或胃壁全层。浸润成分的一致性、浸润的疏密程度、细胞的非典型性、腺体/腺泡受侵(淋巴上皮病变)和消失都是恶性的提示。假如上述所见都模棱两可时,则免疫组化成为必不可少的手段。瘤细胞同时表达 B 细胞(L-26)和 T 细胞(CD43)标志是肯定性的证据。如果结果不够明确,则非特异地诊断为"小淋巴细胞增生"为妥。"再活检"及"分子遗传学检测"当然是可取的选择。通过近年来分子遗传学技术的日益普及,认识到低度恶性黏膜相关淋巴瘤不像淋巴结的低度恶性淋巴瘤,t(14,18)、t(11,14)以及Bcl-2、Bcl-1 重排都不显示。而高度恶性黏膜相关淋巴瘤显示 c-myc 基因重排,与淋巴结的高度恶性淋巴瘤不同。

单克隆性细胞群的发现说明它具有演变为侵袭性肿瘤的危险性,但不等于临床上的恶性行为。

"结外"淋巴组织的反应性增生与淋巴瘤有时是非常混淆的。反应性增生一般其中的淋巴细胞呈现不同的转化阶段,核分裂较多,免疫母细胞散在地分布于小细胞,中细胞和浆细胞之间。生发中心的存在不是"良性病变"的证据。例如在胃溃疡基础上发生的淋巴瘤的周围往往可见生发中心,它们好似"停靠"在瘤组织边上。在低度恶性 B 细胞黏膜淋巴瘤的瘤性浸润中看到生发中心也是十分平常的,这些生发中心常常被淋巴瘤细胞侵入("滤泡克隆化"),外套层不完整或消失。总之,切莫把这些病变认为是"良性"的根据。

参考文献 ••

1. ALOULOU S, BOSQ J, VANEL D, et al. Unusual sites of involvement in non-Hodgkin's lymphoma: Case 2. Isolated memingeal anaplastic large-cell lymphoma unusual sites of involvement in NHL [J]. J Clin Oncol, 2002, 20 (21): 4395-4397.
2. SUCKER C, KLIMA KM, DOELKEN G, et al. Unusual sites of involvement in non-Hodgkin's lymphoma: Case 3. Intussusception as a rare complication of mantle-cell lymphoma [J]. J Clin Oncol, 2002, 20 (21): 4397-4398.
3. FERRY JA. Extranodal lymphomas. Elsevier, Saunders, 2011: 133-196.

第十二章

消化道淋巴瘤

胃肠道淋巴瘤发病率居结外淋巴瘤的首位,而且它可以作为结外淋巴瘤的雏形和典型来阐明有关结外淋巴瘤的一些特点。在消化道淋巴瘤中,胃淋巴瘤占第一位,其次为小肠,但是在中东地区小肠淋巴瘤比胃淋巴瘤多。在儿童小肠常发生伯基特淋巴瘤,其发病率可能高于胃。大肠和直肠淋巴瘤少见的,可合并艾滋病(AIDS)、溃疡性结肠炎或克罗恩病。

恶性淋巴瘤经常侵犯消化道。尸体解剖发现约 1/2 病例都受侵犯。故胃肠道淋巴瘤有原发和继发之分。按照 1961 年 Dawson 的概念前者的定义为:①淋巴瘤主要局限在胃肠道。包括其部属淋巴结受累者。②除胃肠道以外,胸腺、肝、脾、末梢血及骨髓均无累及。上述定义会排除本属原发性消化道淋巴瘤,但是已经侵犯远处器官的病例(Ⅲ期和Ⅳ期),需要特别注意。

世界各地胃肠道淋巴瘤的发病率有所差距。在中东地区,淋巴瘤占所有恶性肿瘤的首位,其中约 1/4 原发于胃肠道。意大利东北部的某社区——Feltre 原发性胃淋巴瘤比当地的其他社区高 13 倍,幽门螺杆菌胃炎亦盛行。然而,同样幽门螺杆菌盛行的非洲人群中胃淋巴瘤却并不多见。

临床上胃淋巴瘤发生于成人,高峰在 70~80 岁。男性较多,两性之比为 1.5∶1。症状完全非特异,表现为上腹部不适、疼痛。绝大多数就诊时为Ⅰ期 E,骨髓很少累及,约仅占 1%。晚期者播散至其他结外部位,如唾液腺。胃肠道淋巴瘤和预后有关的因素有:①诊断时的分期;②组织病理学分类;③浸润的深度;④愈近远端预后愈差,故直肠淋巴瘤的预后最差。内镜常常只显示非特异性胃炎或溃疡。分类见表 12-1。

表 12-1　原发性胃肠道淋巴瘤分类[*]

B 细胞	低度恶性 B 细胞黏膜淋巴瘤(MALToma)
	弥漫性大 B 细胞淋巴瘤 **
	—伴有低度恶性 B 细胞黏膜淋巴瘤成分
	—不伴有低度恶性 B 细胞黏膜淋巴瘤成分
	套细胞淋巴瘤(淋巴瘤性息肉症)
	免疫增生性小肠病
	伯基特和伯基特样淋巴瘤
	滤泡中心细胞淋巴瘤
	浆细胞瘤

续表

T 细胞 /NK 细胞	肠病伴随 T 细胞淋巴瘤
	不伴随肠病的其他 T 细胞淋巴瘤
	间变性大细胞淋巴瘤(T 细胞型或裸细胞型)
	血管中心性淋巴瘤
	其他非特异性外周 T 细胞淋巴瘤
罕见类型	真性组织细胞淋巴瘤
	指突网状细胞肉瘤
	滤泡树突细胞肉瘤

注:*原发于胃肠道的霍奇金淋巴瘤几乎不存在;**弥漫性大 B 细胞淋巴瘤相当于高度恶性 B 细胞黏膜淋巴瘤

在消化道的不同节段好发不同类型的淋巴瘤见表 12-2。

表 12-2　消化道不同节段好发的淋巴瘤类型

食管	极少发生
胃	弥漫性大 B 细胞淋巴瘤
	低度恶性 B 细胞黏膜淋巴瘤
小肠	弥漫性大 B 细胞淋巴瘤
	免疫增生性小肠病(地中海和中东区域)
	伯基特淋巴瘤(儿童)
大肠	弥漫性大 B 细胞淋巴瘤
	低度恶性 B 细胞黏膜淋巴瘤

(一) 临床表现

现以低度恶性 B 黏膜相关淋巴瘤为基本模式予以叙述。

两性发病几乎相同。多发生在 40~80 岁,平均年龄 60 岁。症状随发病部位而异。胃淋巴瘤表现为上腹部不适、食欲减退、恶心呕吐、消化道出血等。小肠淋巴瘤常有腹痛、腹泻、体重减轻等。发生于大肠者则有腹泻、便秘、便血等。具有"B"症状及腹部摸到肿块者均比较少。小部分以贫血、肠梗阻、肠套叠等发病。

(二) 病理形态

大体可表现为消化性溃疡样、糜烂、黏膜皱褶增厚或呈"颗粒状",呈现为瘤块或息肉者较少见。

镜下累及的深度不等。病变特点可归纳为下列四项的结合:①中心细胞样细胞:大多数病变由与小核裂生发中心细胞相似的中心细胞样细胞构成,混杂有少数单核样 B 细胞、转化淋巴细胞和个别 R-S 样细胞,这些细胞都是中心细胞样细胞的变异型。②浆细胞:浆样分化和浆细胞在约 1/3 的病例病变中往往相当明显,尤其在黏膜下固有膜的浅层数量更多,过去曾诊断为"浆样淋巴细胞淋巴瘤"和"浆细胞瘤",实际上都是这种黏膜相关淋巴瘤。它可呈现不同程度的非典型性,Dutcher 小体、Russell 小体均可能找见,还可能 Ig 在胞质内积聚形成包涵体,将核挤向一侧,状如印戒细胞。③淋巴上皮病变:瘤细胞侵入和破坏黏膜上皮和腺上皮,此乃"淋巴上皮病变"。正常肠道黏膜上皮内是有T细胞存在的。上皮内淋巴细胞中的绝大部分是T细胞,它单个散在,而且不破坏上皮。淋巴上皮病变里是B细胞。为证实淋巴上皮病变的存在常需要观察多数切片。淋巴上皮病变里的瘤细胞多成灶出现,既往要求六个细胞以上才认为是淋巴上皮病变,近年不再严格要求。有一种特殊的淋巴上皮病变,呈小堆印戒细胞。④滤泡:病变周围和病变内常有反应性滤泡,而且滤泡发生"滤泡克隆化"。

50%~70% 病例胃淋巴瘤是大细胞型,所以可能需要与癌鉴别。淋巴瘤细胞是弥漫而非"黏附"的,黏液染色阴性、角蛋白阴性、LCA 阳性而与癌不同。淋巴瘤时腺体虽可见瘤细胞侵入,但腺体是完整的,也看不到恶性的腺体。

在低度恶性淋巴瘤中还须要注意:①其中有没有大细胞成分。如果大细胞只是散在存在对预后没有意义,如果成灶出现则预后要严重的多。②淋巴上皮病变中的淋巴细胞是小细胞还是大淋巴细胞,若为大细胞则预后较差。

当前通用的胃肠道淋巴瘤分期是经 Musshoff 改良的 Ann Arbor 分期系统(表 12-3)。

表 12-3　胃肠道淋巴瘤分期

Ⅰ期 E-1	单灶 / 多灶淋巴瘤	限于黏膜 / 黏膜下	淋巴结未受累
Ⅰ期 E-2	单灶 / 多灶淋巴瘤	超过黏膜下	淋巴结未受累
Ⅱ期 E-1	单灶 / 多灶淋巴瘤	在胃 / 肠壁内	部属淋巴结受累
Ⅱ期 E-2	单灶 / 多灶淋巴瘤	在胃 / 肠壁内	部属和 / 或非连续组淋巴结受累
Ⅲ期 E	除Ⅱ期 E 外还累及非部属淋巴结和 / 或一个其他器官,如脾		
Ⅳ期 E	播散至骨髓或其他非淋巴器官		

(三)鉴别诊断

胃肠淋巴瘤的鉴别诊断:

1. 局灶性淋巴组织增生(focal lymphoid hyperplasia)　主要发生在回肠末端。一型多见于儿童及青年,较常见。另一型见于年龄较大者,较少见。

儿童及青年型又称"滤泡性肠炎""淋巴性假息肉""终末淋巴性肠炎"等。临床上表现为阑尾炎或肠套叠,有时伴有肠出血。病变呈由境界清晰的滤泡构成的集合淋巴结增生伴黏膜下水肿。不侵犯黏膜肌,淋巴组织的结构也不紊乱。

成人型表现为慢性腹痛伴右髂窝肿物。镜下:滤泡增生,常伴有溃疡。弥漫性淋巴浆细胞浸润扩展至肠壁,直达浆膜。嗜酸性粒细胞往往比较明显。淋巴上皮病变也可能出现。总之和黏膜相关淋巴瘤有所相似之处。

2. 弥漫性结节性淋巴组织增生　本病极其少见。它可发生在大肠、小肠或两者。累及相当一段肠段。

组织学表现为滤泡增生,限于黏膜内,并都具有正常的外套层。

一些病例伴随先天或后天性"低丙球蛋白血症",另一部分病例不伴有"低丙球蛋白血症"。

3. 假性淋巴瘤　假性淋巴瘤指组织形态上和黏膜相关淋巴瘤非常相似的一种疾病。

所不同者是其中淋巴细胞无非典型性,滤泡也结构完整,没有淋巴上皮病变。根据部分病例随诊后来发展为"淋巴瘤",以及个别病例免疫组化或基因重排证实为单克隆性,因此有人认为"假淋巴瘤"根本就不存在,实际上属一种"癌前病变"。因此"假淋巴瘤"的诊断需要非常谨慎。在内镜活检中不可能观察病变的全貌,更不宜作此诊断。

第一节 低度恶性 B 细胞黏膜相关淋巴瘤

现以胃的低度恶性 B 细胞黏膜相关淋巴瘤(MALToma)为雏形叙述 MALToma 的特点。

发病年龄 50 岁以后,70 岁后达最高峰。内镜往往只看到非特异的"胃炎"或溃疡。发病时多为黏膜或黏膜下病变,少数累及胃周的淋巴结。

大体上它和胃癌一样多累及胃窦部,但也可累及其他部位。内镜下常呈一扁平的浸润,也许伴有溃疡,呈现大瘤块者很少。

CLL 瘤细胞大多如同小淋巴细胞,有些则具有丰富浅染胞质的单核样 B 细胞。大细胞散在分布(图 12-1~ 图 12-3)。淋巴上皮病变一般容易找到,它导致隐窝上皮破坏解体,体现了 CLL 的嗜上皮性。电镜下可以看到 CLL 的胞质向上皮细胞伸出短的伪足样突起。浆细胞在表面黏膜下数量最多。过去曾因此被诊断为"胃肠道浆细胞瘤",实际上就是"黏膜相关淋巴瘤"。浆细胞内的免疫球蛋白包涵体样累积(IgM+、IgA+,但极少 IgD+),可以像印戒细胞,而误诊为"黏液腺癌"。

该肿瘤相当病例为多灶性。即使远离主瘤块可以看到反应性滤泡中有 CLL 细胞浸润并形成淋巴上皮病变。如果采用黏膜卷切法(Swiss roll technique)就容易看到。因此手术切缘没有肿瘤并不意味切除干净。这也解释了有些病例晚期复发的发生。

内镜活检标本做出正确诊断并非易事。尤其标本既小又挤压。如果看到弥漫而致密的淋巴细胞浸润应该想到黏膜相关淋巴瘤的可能,这时仔细寻找淋巴上皮病变就很重要。应用免疫组化和分子生物学技术当然有所帮助,但并不容易成功。

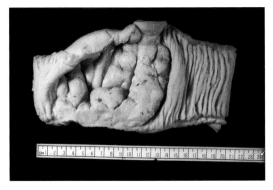

图 12-1 回肠淋巴瘤

环周。长达 12cm。表面呈结节状。

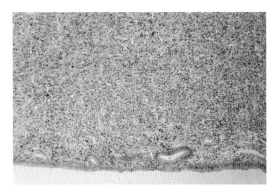

图 12-2 回肠淋巴瘤(低倍)

表面黏膜完整。黏膜下主要由大细胞构成的弥漫浸润。可见个别大细胞。散在少数细胞坏死。

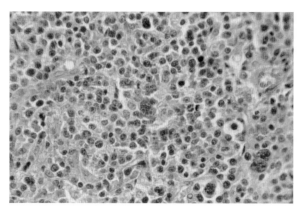

图 12-3　回肠淋巴瘤（高倍）

瘤细胞体积较大，核圆形，可见核仁。其中一个巨细胞，多核，核仁明显，嗜酸性。原来诊断为肠的霍奇金淋巴瘤。现在认识到黏膜相关淋巴瘤以后，更改诊断为黏膜相关淋巴瘤。病变中除那个大细胞以外其他细胞成分十分单纯，完全不同于霍奇金淋巴瘤背景细胞成分复杂。此例还提示黏膜相关淋巴可以出现相似于霍奇金淋巴瘤那样的巨细胞。多年后随诊患者手术后未采取其他治疗，仍然存活。通过本例说明胃肠道发生霍奇金淋巴瘤是极其少见的，过去诊断的病例可能都是黏膜相关淋巴瘤。

胃镜下幽门螺杆菌感染慢性胃炎可以酷似黏膜相关淋巴瘤。甚至出现"淋巴上皮病变"。但侵入上皮的淋巴细胞是 B 细胞，而且腺体上皮没有变性呈嗜酸性变。

当淋巴结受累时 CLL 细胞典型地占据滤泡的周围，相当于滤泡边缘带的位置。后来逐渐扩展占据整个淋巴结（图 12-4~ 图 12-6）。胃周淋巴结以外的远处淋巴结转移，甚至骨髓累及，都极少发生。

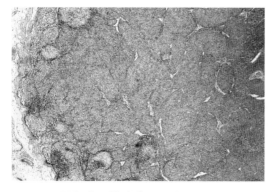

图 12-4　胃低度恶性黏膜淋巴瘤胃周淋巴结累及（低倍）

淋巴原结构不复存在，代之大片弥漫性肿瘤浸润。部分区域尚可见模糊的结节构造。图片左侧可见大小不等之滤泡。体积增大，生发中心内皆为滤泡以外相同的肿瘤成分取代，所谓"滤泡克隆化"。

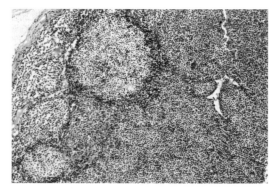

图 12-5　胃低度恶性黏膜淋巴瘤胃周淋巴结累及（中倍）

图示扩大而克隆化的滤泡及滤泡以外的弥漫 / 模糊结节性浸润，两区域的细胞成分相同。

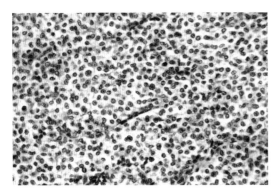

图 12-6 胃低度恶性黏膜淋巴瘤胃周淋巴结累及
（高倍）
瘤细胞大小形态一致，未见间变，核分裂增多等恶性特征。普遍具有宽广透明胞质，核圆形、卵圆形，染色质较疏松，可见小核仁。

既往因为它组织学难以确诊，恶性程度低，曾经作"胃假性淋巴瘤"的诊断，现在看来是不正确的。应用免疫组化染色和基因重排分析技术可以证明它是不可靠的。

本瘤的预后非常良好。不同的统计，10 年存活率达 75%，甚至达 100%，与正常人群相似。究其原因可能与 CLL 细胞的回归特性有关。其次，它和幽门螺杆菌的密切关系，如果控制了感染可能肿瘤退化（抗原性驱动性）。

第二节 高度恶性 B 细胞淋巴瘤

高度恶性 B 细胞淋巴瘤是一个谱系，以低度恶性的黏膜相关淋巴瘤中的滤泡内有小灶转化大的母细胞为一端，到成片的大细胞而残余的低度恶性黏膜相关淋巴瘤很难找到为另一端。如何界定高度恶性 B 细胞淋巴瘤还没有统一的认识。Isaacson 的意见，只要除外只限于滤泡内的灶性大细胞，发现大细胞"片"的都应该认为是高度恶性 B 细胞淋巴瘤（图 12-7，图 12-8）。

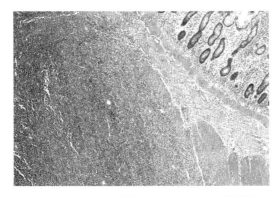

图 12-7 小肠弥漫性大 B 细胞淋巴瘤（低倍）
显示肠壁黏膜下及固有肌层内肿瘤团块状浸润。

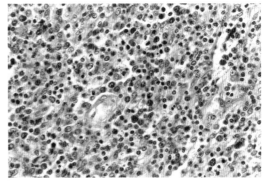

图 12-8 小肠 B 细胞淋巴瘤（高倍）
肿瘤成分相当单一，由大细胞和小细胞混合构成，但以生发中心母细胞为主，占绝对优势。多数核分裂象。

临床表现：症状比较明显，和癌相似。疼痛、体重减轻、出血。内镜常看到明显的瘤块。镜下大片转化的大细胞相似于中心母细胞（大无裂细胞），不过其核仁常不那么明显。这些大细胞变异较显著时,常多核,可如同 R-S 细胞。CD21 染色有助于显示残余滤泡网络,说明它来自低度恶性黏膜相关淋巴瘤。

第三节　免疫增生性小肠病

原先以为免疫增生性小肠病(Immunoproliferative small intestinal disease,IPSID)只见于中东地区,现在知道其他各地都有散在发生。其特殊之处在于约 2/3 病例的血清及十二指肠液中可测出重链 α,故又称"α 链病"。临床上主要发生在年轻人,表现为吸收不良。发展缓慢,直至发展为"高度恶性"。应用广谱抗生素曾有缓解和"治愈"者。

上段小肠弥漫增厚伴有系膜淋巴结增大。也可呈现为多发性肿块或多发性息肉。组织学特点是明显的浆细胞浸润。一期时浸润限于黏膜层和系膜淋巴结;二期时浸润超越黏膜肌膜;三期时则形成瘤块并转化为高度恶性淋巴瘤。受累淋巴结显示窦内和滤泡内出现成熟的 α 阳性浆细胞。

第四节　伴随于肠病的 T 细胞淋巴瘤

与上述 IPSID 来自 B 细胞不同,这是肠道的 T 细胞淋巴瘤。它和吸收不良及乳糜泻肠病关系密切。患者往往对麸质过敏(gluten sensitivity)。如果患者食用无麸质食品后可以影响到本病的发展。

肿瘤累及多数肠段,以空肠最为常见。其他如胃、结肠也可发生。形成溃疡性结节、斑块和狭窄。少数形成大的瘤块。在诊断时常常已经播散到系膜淋巴结、肝、脾、骨髓、肺、皮肤等。

镜下瘤细胞呈高度异型性,常常伴有大量嗜酸性粒细胞浸润,体现 T 细胞肿瘤的特点。肿瘤以外的肠黏膜呈现绒毛萎缩,隐窝增生,浆细胞大量浸润。免疫组化显示 CD3$^+$ 或 CD3$^-$。CD4、CD8 阴性,但是 HML-1 阳性。

本病和上述免疫增生性小肠都好发于经济不发达国家和地区,显然和食物短缺、卫生条件不良、消化道各种感染高发等因素有关。社会经济的改善必将降低这些疾病的发病率。

第五节　淋巴瘤性息肉症

淋巴瘤性息肉症(套细胞淋巴瘤),别名多发性淋巴瘤性息肉。所报道的多为 50 岁以上病例,表现为腹痛,或有便血。多发性息肉 0.5~2.0cm,个别较大,多在回盲部。镜下为一致的 CLL 细胞致密浸润,和淋巴结的套细胞淋巴瘤相似(图 12-9)。CD5、CD35 阳性,CD10 阴性。

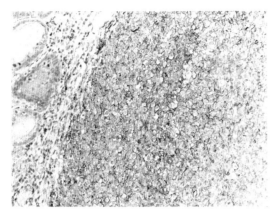

图 12-9　淋巴瘤性息肉症（CD20 染色）
胃黏膜下肿瘤团块由大细胞构成。CD20 呈典型的
膜阳性，说明 B 细胞来源。

内镜活检标本中它和低度恶性黏膜相关淋巴瘤鉴别十分困难，然而又特别重要，因为它在发展过程中常常广泛转移至肝、脾、骨髓以及外周淋巴结，甚至在诊断时就已经累及。此时在病变中浸润细胞的一致性、缺乏转化的母细胞，而且没有淋巴上皮病变，都是支持本病——淋巴瘤性息肉症。免疫组化 CD5$^+$，而且 bcl-1 位点突变都很少见于黏膜相关淋巴瘤。

第六节　伯基特淋巴瘤

多见于儿童，高峰在 4~5 岁。小肠各部分都有发生，但回肠末端最为多见。临床上常常引起肠套叠、肠梗阻。组织相和经典的伯基特淋巴瘤相同。

第七节　胃肠"霍奇金淋巴瘤"

在消化道是否存在原发性霍奇金淋巴瘤和在脑等器官是否存在原发性霍奇金淋巴瘤一样都值得怀疑。过去由于对非霍奇金淋巴瘤的病理组织学改变认识不足，所以很有可能将非霍奇金淋巴瘤诊断为霍奇金淋巴瘤。因此对这些病例的诊断必须慎之又慎。

参考文献 ••

1. ZAMBONI G, FRANZIN G, SCARPA A, et al. Carcinoma-like signet-ring cells in gastric mucosa-associated lymphoid tissue (MALT) lymphoma [J]. Am J Surg Pathol, 1996, 20: 588-598.
2. TAKESHITA M, IWASHITA A, KURIHARA K, et al. Histologic and immunohistochemical findings and prognosis of 40 cases of gastric large B-cell lymphoma [J]. Am J Surg Pathol, 2000, 24 (12): 1641-1649.
3. GREINER A, TIMM S. High grade MALT vs diffuse large B cell lymphoma [J]. Gastroenterology, 2002, 123 (4): 1410.
4. WOTHERSPOON AC, DOGLIONI C, DISS TC, et al. Regression of primary low-grade B-cell gastric lymphoma of mucosa-associated lymphoid tissue type after eradication of Helicobacter pylori [J]. Lancet, 1993, 342: 575-577.

第十三章

韦氏环淋巴瘤

上消化道和上呼吸道交汇处，即口咽和鼻咽腔，分布有大量淋巴组织。其中形成大体结构的有三部分：①扁桃体，位于口咽两侧；②腺样体，位于鼻咽后壁；③舌根淋巴组织，位于舌根表面。上述三部分构成韦氏（Waldeyer）环。它起着保护上消化道和上呼吸道免受外来抗原侵犯的作用。

这些部位的黏膜内都散在分布有 T、B 淋巴细胞、朗格汉斯细胞、CD1a 阴性的齿突细胞以及 "M" 细胞。后者是一种带有多数皱褶（microfold）的网状细胞，起到将外来抗原传递给淋巴细胞的作用。韦氏环淋巴瘤的发病率在结外淋巴瘤中仅次于胃肠道。韦氏环可发生众多的淋巴网状组织疾病。除淋巴瘤以外尚有：人类免疫缺陷病毒（HIV）感染、传染性单核细胞增生症、窦组织细胞增生伴有大块淋巴结肿大等。

HIV 感染是全身性疾病，可能累及韦氏环。这时局部的淋巴组织增生，临床上可出现发热、鼻咽部肿块、鼻塞、听力障碍、中耳炎、扁桃体肿大（常对称性），或可伴有颈淋巴结肿大。若手术切除，大体呈黄白色，质软或稍硬。镜下与淋巴结 HIV 感染所见相同。滤泡高度增生，形状不规则，外套层不完整甚至消失，小淋巴细胞侵入滤泡，生发中心崩解。滤泡间可见浆细胞、免疫母细胞浸润，单核 B 细胞增生。此外可见一种巨细胞，不规则地分布在淋巴组织里（详见第一章第二节），晚期则呈复旧和萎缩。

传染性单核细胞增生症只在临床症状和血液学检查不典型，发病年龄偏大（＞30 岁），而怀疑淋巴瘤或嗜异抗体阴性等情况下才会作活检。镜下滤泡增生、滤泡间区扩展、正常结构有所破坏、免疫母细胞明显增生，所以和淋巴瘤具有相混淆的病变。还可出现 R-S 样的细胞，但其胞质是嗜碱性的，核旁有空晕（hof），亦没有嗜酸性大核仁。

窦组织细胞增生症伴有大块淋巴结肿大病例中约 1/10 伴有鼻腔 / 鼻窦病变，其中的 1/5 患者淋巴结并没有病变。鼻受累的病例中不少伴有眼眶 / 眼睑、皮肤和口腔等病变。病变处黏膜增厚或呈息肉样，局部组织因并无淋巴窦故镜下表现为弥漫性多形性浸润，一般无生发中心，亦不形成肉芽肿。具有特征性的是吞噬有多数单个核细胞（主要为 T/B 小淋巴细胞、浆细胞、中性粒细胞和红细胞的组织细胞（CD68$^+$，MAC387$^+$，lysozyme+，AT-1$^+$，ACT-1+，S-100+，CD1a$^-$）。

第一节　扁桃体／腺样体淋巴瘤

原发于口腔的淋巴瘤中如果除去了韦氏环淋巴瘤和下颌的伯基特（Burkitt）淋巴瘤以外是很少的。它们可发生于上颚、牙龈等处，大多数为 B 细胞淋巴瘤。扁桃体淋巴瘤占韦氏环淋巴瘤的 70%。大多为中老年。

第二节　结外淋巴瘤，鼻型

结外淋巴瘤，鼻型，即"中线"T/NK 细胞淋巴瘤，亚洲人远比西方人多见。它的形态也比较复杂，和一般的结内淋巴瘤大体上和镜下都有很不相同的特点，因此长期以来诊断中存在很多问题，对它的本质更是认识不清。这反映在诊断名称上相当混乱，本瘤过去曾用名有：致死性中线肉芽肿（lethal midline granuloma）、恶性中线网状细胞增生症（malignant midline reticulosis，MMR）、多形性网状细胞增生症（polymorphic reticulosis）、中面部坏死性病变（mid-facial necrotizing lesion）、特发性中线破坏性病变（idiopathic midline destructive lesion）等。

综上所述：①本瘤的特定部位在中线面部——鼻腔、鼻咽、鼻窦；②是一种恶性破坏性坏死性病变；③对它的本质认识不清，"病变"？"肉芽肿"？"网状细胞增生症"？"特发性"？

经过二十余年来的工作现在对一些问题已比较清楚。这是一种和 EB 病毒密切相关，免疫表型为 T/NK 细胞，病变具有"血管中心性"特点的淋巴瘤。

本瘤特别好发于鼻腔、鼻窦、鼻咽、软／硬颚等"中线"的部位，除此以外还可见于皮肤、皮下组织、胃肠道、女性生殖道等结外部位。尚有个别 T/NK 细胞白血病的报道。

（一）临床表现

发病年龄范围极宽，从幼童直至老年，男性较多。在局部形成肿块只是一部分病例，不少表现为溃疡、坏死、鼻中隔穿孔、鼻背塌陷。有些病例因眼的症状而来就诊，个别病例表现为一侧面部水肿和面神经麻痹。患者因局部病变而鼻塞、出血、疼痛、肿胀。往往伴随有全身症状如发热、体重下降。本瘤不同于一般淋巴结的淋巴瘤，发生于"面部"，患者有很重的精神负担，并且常有疼痛和出血，还影响进食、呼吸和语言，十分痛苦。鼻的病变经放射治疗可以控制，但复发率高（多出现在皮肤和皮下）。化疗常不敏感。常合并"噬血细胞综合征"，对预后尤为不利。

（二）病理形态

由于病变局部常常有溃疡坏死，而且其所在部位深在，活检十分困难，难以取得满意的标本，活检材料微小并严重挤压，有时难以完成免疫组化，故多次活检才获诊断者不在少数，有多达十余次者。

非典型的瘤性淋巴细胞细胞大小范围甚大。多数病例肿瘤成分复杂，炎症背景明显，有小淋巴细胞、浆细胞、中性粒细胞、嗜酸性粒细胞、组织细胞等。其中的小淋巴细胞核形可仅仅略不规则而已,犹如小核裂生发中心细胞(故曾称"小核裂样 T 细胞")。大的转化淋巴细胞数量不多,再加成分多样,所以难下肿瘤诊断的决心,病理学家之间也常意见分歧。由于所有病例均 EB 病毒阳性,所以对这种早期病变作 EBER 原位杂交可检测到即使很少量瘤细胞,有助诊断。坏死几乎见于所有病例(广泛坏死者常常伴有明显的症状,如红斑、水肿)。"血管中心性病变",即血管壁(包括小动静脉和毛细血管)被肿瘤性淋巴细胞浸润和破坏,有时还可伴有血栓形成(注意血管周围的淋巴细胞浸润不属血管中心性病变)。在病变中如能找到对诊断有重要意义,对此瘤具有相对特异性。问题是活检很小未必存在,大约见于一半的病例。少数病例大细胞占有相当比例,有时伴有明显的核分裂象和凋亡。

(三) 免疫组化

CD2 恒定阳性,而 CD5、CD7、CD4、CD8 的反应变化多端。CD3 在石蜡切片上胞质阳性而冰冻切片上细胞膜阴性是 NK 细胞的特点。CD56 阳性见于约 1/3 病例,CD16、CD57 常阴性。TIA-1 和粒酶 B 在胞质内呈颗粒状阳性。EB 病毒在本肿瘤的阳性率很高,不仅如此,而且在各国的材料都显示了相似的结论。可应用免疫组化(LMP1,EBER1/2,mRNA)、免疫印迹、原位杂交、PCR 等多种方法证明。

(四) 诊断

应结合组织学、临床、免疫表型、基因重排(无克隆性 TCR 重排)和 EB 病毒检测等综合考虑。

(五) 鉴别诊断

①韦氏肉芽肿。②淋巴瘤样肉芽肿:坏死、血管中心性病变和伴随 EB 病毒感染在两者都存在,但淋巴瘤样肉芽肿多见于肺,其次为肾及中枢神经系统,并为 B 细胞表型。③鳞癌:由于本瘤溃疡的边缘常有鳞状上皮假瘤性增生,同时活检又小,所以容易误认为鳞癌。其鉴别点在于增生的上皮是分化良好的。④一般的细菌和霉菌感染。

参考文献••

1. GRAEME-COOK F, BHAN AK, HARRIS NL. Immunohistochemical characterization of intraepithelial mononuclear cells of the upper airways [J]. Am J pathol, 1993, 143: 1416-1422.
2. WRIGHT DH. Lymphoma of Waldeyer's ring: Commentary. Histopathology, 1994, 24: 97-99.
3. JAFFE ES. Classification of natural killer (NK) cell and NK-like T-cell lymphoma (Editorial)[J]. Blood, 1996, 87: 1207-1210.
4. JAFFE ES, CHAN JK, SU IJ, et al. Report of the workshop on nasal and related extranodal angiocentric T/natural killer cell lymphomas: Definitions, differential diagnosis, and epidemiology [J]. Am J Surg Pathol, 1996, 20: 103-111.

第十四章

皮肤淋巴瘤

第一节 蕈样霉菌病

蕈样霉菌病（mycosis fungoides，MF）是临床上具有鲜明特点的一种外周 T 细胞淋巴瘤。它是恶性淋巴瘤大家族中最年长的成员，早在 1806 年法国皮肤病医生 Alibert 就作了临床描述（图 14-1）。经典的蕈样霉菌病，又称"Alibert-Bazin"型，可分为红斑期（霉菌病前期）、斑块期和瘤块期。1938 年 Sezary 和 Bouvrian 描写了红斑、淋巴结肿大、脾肿大以及皮肤和末梢血里有"鬼怪"细胞存在的组合，即后来将红斑、淋巴结肿大和末梢血里有非典型细胞存在的三联症命名的"Sazary 综合征（SS）"。嗣后又陆续提出了"大疱性""色素沉着性"和"色素脱失性"等临床变异型和"蕈样霉菌病伴有毛囊黏液变""派杰特样网状细胞增生症"和"肉芽肿性皮肤松弛症"等特殊病理类型。近年来注意到两种罕见的"单病变蕈样霉菌病"和"纤维黏液性蕈样霉菌病"。

（一）临床表现

主要累及中老年，男性较多，男女之比为 2:1。临床经过极其缓慢，常以非特异鳞屑性硬化红斑开

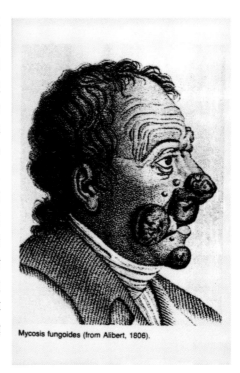

Mycosis fungoides (from Alibert, 1806).

图 14-1 法国医生 Alibert 于 1806 年所描述的蕈样霉菌病患者脸部

始。主要见于躯干。持续几年以后进展为浸润斑块，病变扩大，趋于广泛。最终出现大结节，高出皮面，直径常大于 1cm。结节常常破溃，形成溃疡。极少可自发消退。故大致可分为红斑期（霉菌病前期）、斑块期（浸润期）和瘤块期（霉菌病后期）三个阶段。按其累及的范围作出的 TNM 分类（表 14-1）。

表 14-1 Sezary 综合征的 TNM 分类

T（皮肤累及的范围）	
T-0	可疑病变（临床或病理）
T-1	斑块期（累及体表<10%），组织学证实
T-2	斑块期（累及体表>10% 或广泛累及）组织学证实
T-3	瘤块 ≥ 1cm
T-4	广泛全身红斑，≥80% 体表面积
N（淋巴结累及范围）	
N-0	淋巴结未触及，毋需活检
N-1	淋巴结可触及，病理组织学 Dutch 一级
N-2	淋巴结可触及，病理组织学 Dutch 二级
N-3	淋巴结可触及，病理组织学 Dutch 三～四级
Nx	淋巴结可触及，无病理组织学证实
M（内脏累及范围）	
M-0	内脏无累及
M-1	内脏累及，必须病理证实
B（血液）	
B-0	外周血非典型（Sezary）细胞 ≤ 5%
B-1	外周血非典型（Sezary）细胞 > 5%
B-2	外周血非典型（Sezary）细胞 ≥ 1 000/μl

注：按原表略简化。Dutch 一级：淋巴结无非典型细胞；二级：淋巴结早期累及，散在非典型细胞；三级：淋巴结结构部分破坏；四级：淋巴结结构全部破坏

　　霉菌病前（红斑或湿疹）期的皮肤病变和许多慢性皮肤病相似，无论临床上还是病理上都不能确定诊断。表现为在面部、躯干或四肢圆形境界清楚的红色扁平丘疹，常融合而呈斑块，伴有鳞屑和强度瘙痒，可持续或反复出现达数年之久。

　　斑块期以红色、带有鳞屑的硬化斑为特征。可发生在原先病变的基础上，也可发生在原来正常的皮肤上。

　　瘤块期时出现大结节，高出皮面，直径常大于 1cm。结节常常破溃，形成溃疡。一般都发生在原来病变的基础上。极少可自发消退。

　　红皮疹表现为广泛红斑伴有强瘙痒及鳞屑。在此基础上可再出现斑块或肿块。指甲常常增厚，手掌脚掌高度角化过度并皲裂，头发和眉毛脱失都不少见。由于严重瘙痒可能出现继发感染等并发症。

　　在 TNM 分类的基础上建立临床分期系统以指导治疗。淋巴结和内脏都不累及则为Ⅰ期。Ⅱ期或Ⅲ期，进一步根据皮肤病变再分。如Ⅰ期 A 为 T-1、N-0、M-0，Ⅰ期 B 为 T-2、N-0、M-0 等。Ⅳ期 A 指任何皮肤病变伴有淋巴结累及，但内脏阴性。Ⅳ期 B 为任何皮肤病变伴有内脏受侵（表 14-2）。

　　只有皮肤病变，而且属 T1 或 T2，平均存活 12 年以上。T1 或 T2 伴有淋巴结或血液累及，甚至 T3 或 T4，则平均生存 5 年。内脏累及则平均存活只有 2.5 年。

表 14-2　MF/SS 临床病理分期

I 期：	I A	T1,N0,M0,B0-1
	I B	T2,N0,M0,B0-1
II 期：	II A	T1-2,N1-2,M0,B0-1
	II B	T3,N0-2,M0,B0-1
III 期：	III A	T4,N0-2,M0,B0
	III B	T4,N0-2,M0,B1
IV 期：	IV A1	T1-4,N0-2,M0,B2
	IV A2	T1-4,N3,M0,B0-2
	IV B	T1-4,N0-3,M1,B0-2

　　本病总是以皮肤病变为先导,后来累及淋巴结和肝、脾、肺等内脏。病程可长达几年至十余年。一旦进入瘤块期,出现溃疡,淋巴结肿大则病程加速。若末梢血出现肿瘤细胞与皮肤出现剥脱性红斑,严重瘙痒,并伴有瘤细胞浸润则称为 Sezary 综合征(Sezary 和 Bouvrian,1938)。疾病终期可发生大细胞淋巴瘤,也有并发霍奇金淋巴瘤的报道。

　　(二)病理形态

　　皮肤活检比淋巴结容易作出诊断。由于各处病变不尽相同,应该多处取材。取材深度要足够,才能全面观察。表皮增生或萎缩,常可见灶性角化不全。瘤细胞呈强嗜表皮性,在真皮浅层和表皮深层形成带状浸润,如苔藓样,或围绕在血管周围。浸润与表皮密切相接,可伴有基底细胞液化(图 14-2)。浸润与表皮密切相接,其间无"豁免带",而且瘤细胞可侵入表皮层,在表皮内散在分布或形成"Pautier 小脓肿"(小团非典型肿瘤细胞处在表皮及毛囊里的空腔内,低倍下容易看到)(图 14-3)。这是几乎具有特征性病理现象(除本病外还可见于成人 T 细胞淋巴瘤 / 白血病),虽然并非作此诊断所必须。

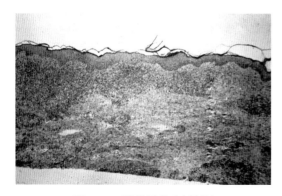

图 14-2　蕈样霉菌病(低倍)

表皮内致密的带状淋巴细胞浸润。浸润紧贴于表皮真皮交接处,这是与一般皮肤淋巴瘤常有明显的 Grenz 带(空白带)所不同之处。

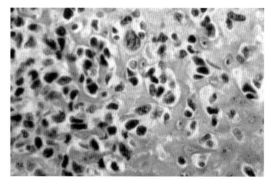

图 14-3　蕈样霉菌病

表皮内的 Pautier 小脓肿,核的大小,形状和染色质显著不一致。要注意不能单纯根据表皮内的"单核"细胞浸润而诊断 MF,淋巴细胞白血病,霍奇金淋巴瘤等其他疾病也可出现。但是,表皮内的脑回形细胞浸润对蕈样霉菌病具有相对的特征性。

瘤细胞中等大,核染色质深,具有深沟而如脑回,故又称"脑回核"。光镜下因核形虽不规则但轮廓仍旧保持而不易辨认,过染或过厚的切片尤难看到。但在塑料包埋的薄切片可以清晰地显示。电镜下核被线状分割而呈蜿蜒盘曲,甚为典型(图14-4)。浸润的成分常杂有组织细胞、嗜酸性粒细胞、浆细胞和噬黑色素细胞等,此外还杂有多少不等的大细胞、转化细胞、R-S样细胞。在疾病终期大细胞成分可占据优势。这些大细胞可丢失某些T细胞膜抗原。

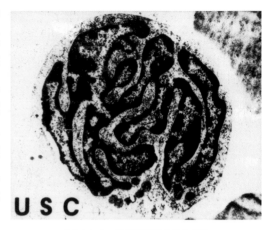

图 14-4　蕈样霉菌病(电镜)

MF/SS 细胞,因许多线状分隔而核形呈蜿蜒盘曲,非常典型。

MF 的淋巴结病变:播散时首先累及淋巴结。尤其腋下淋巴结和腹股沟淋巴结。斑块期时的累及率为 17%。肿瘤期时达到 56%。广泛红斑时达 79%。

淋巴结包膜完整,质软,直径可达 3cm。早期病变呈现为副皮质区高内皮小静脉周围少量脑回形淋巴细胞浸润,所以容易遗漏。镜下诊断相当困难,大致可有三种情况:①非特异反应性滤泡 / 窦组织细胞增生或部分纤维化。②淋巴结部分或全部被 MF/SS 累及。脑回核细胞可能不明显,而大细胞及转化细胞占相当比例,甚至出现 R-S 细胞,如果再混有嗜酸性粒细胞和浆细胞,很容易误诊为霍奇金淋巴瘤。此时应注意其中的小淋巴细胞,如果具有明显的不典型性则为 MF/SS。③呈现皮病性淋巴结炎。淋巴结结构可能因副皮质区的增生而模糊。后来浸润加重,又混杂着母细胞,将正常的副皮质区取代。

内脏累及在尸体解剖时累及率约 70%,但生前并不常见。

(三) 鉴别诊断

MF/SS 诊断时需要与众多疾病鉴别,其中包括一些累及真皮浅层血管周围和毛囊的炎性皮肤病及淋巴增生性疾病。前者有银屑病型皮炎(如过敏性接触性皮炎、寻常性银屑病、扁平苔藓等)和几种毛囊炎。鉴别要点在于掌握 MF/SS 的诊断要点。Cox 制定的 MF/SS 组织病理标准见表 14-3。

表 14-3　MF/SS 的病理组织学诊断标准

多发性 Pautier 小脓肿
多数非典型淋巴细胞弥漫地侵入表皮
少数表皮内由少量非典型淋巴细胞构成的细胞团
表皮内少数散在的非典型淋巴细胞
致密的表皮 / 真皮交界面(真皮浅层)浸润
轻至中度上部真皮内多形性浸润,局部累及表皮 / 真皮交界面

浸润扩展至真皮深层

1 ；2 ；3+4+5 ；3+4+6+7············诊断性	
3+5 ；3+6 ；4+5 ；4+6+7············符合 MF	
3 ；4 ；5 ；6····················提示 MF	

对"提示 MF"的病例每 3~6 个月复查一次

需要鉴别的疾病有：①过敏性接触性皮炎：浸润相似。在表皮中可能出现小灶淋巴细胞，与 Pautier 小脓肿相像，但本病海绵状水肿非常明显，尤急性期。此外必须参考临床。②寻常型银屑病：本病表现为慢性干燥并覆盖着鳞屑的硬化红色斑。镜下诊断必须在增厚而角化不全的角化层中看到 Munro 脓肿（多形核白细胞的积聚）。真皮乳头内毛细血管明显扩张。③扁平苔藓：伴随带状浸润的上皮脚不规则向下生长呈锯齿状并基底层液化是其特点。在基底层和浅层真皮可见玻璃样"Civatte 小体"（退行性变的基底细胞）。临床上以小片、瘙痒发亮的红紫色斑，累及四肢伸侧和口腔黏膜为特征，与 MF 容易鉴别。④大斑片副银屑病：临床上与 MF 十分相似。病理改变也呈表皮 / 真皮交界面的浸润。注意非典型淋巴细胞的存在与否是鉴别的关键。研究表明 10% 的病例在十年过程中可发展为 MF，所以有可能本病是 MF 最早期的临床表现。⑤光化性网状细胞增多症（actinic reticuloid，AR）：见于皮肤暴露面，以红斑状或苔藓状斑或丘疹为特征。临床上系一良性可复性过程，伴光敏感。镜下表现为表皮角化过度，角化不全。真皮内淋巴细胞、浆细胞、嗜酸性粒细胞、组织细胞、星形纤维母细胞等浸润。淋巴细胞也可侵入表皮而形成 Pautier 样脓肿，这些细胞有时还可入血。AR 和 MF 的鉴别有时不甚容易，但 AR 常 CD8 阳性更多见。临床上对光敏感史也有重要意义。⑥毛囊炎。

特殊的非典型类型：虽然这些病例都比较少见，但如果不熟悉它的形态会导致误诊。①大疱 / 脓疱性蕈样霉菌病。甚为少见。在肿瘤细胞间夹杂着重度中性粒细胞和嗜酸性粒细胞浸润。②伴有海绵状小水疱菌样霉菌病。在水疱里可见 MF "曲核细胞"。③色素沉着性蕈样霉菌病。④色素脱失性蕈样霉菌病。⑤蕈样霉菌病伴有毛囊黏液变：非典型瘤细胞浸润选择性地集中在毛囊和它的周围。毛囊伴有毛囊破坏及黏液变。阿尔辛蓝或胶质铁染色可显示酸性黏多糖的存在。⑥佩吉特样网状细胞增生症。⑦肉芽肿性 MF。在 MF 病变中大约 4% 病例出现肉芽肿。临床上它和一般的 MF 无异。⑧肉芽肿性松皮症（granulomatous slack skin），也是一种很少见的类型。表现为屈侧皮肤发生进行性皱褶。以前曾考虑是一种自身免疫病，现在发现具有 T 细胞受体基因重排。皮肤的病理改变如同 MF，但肿瘤浸润深达真皮和皮下。其中可见多核巨细胞，并吞噬退变的淋巴细胞及弹力纤维等。

近年以来又发现下列两种新的类型，⑨单病变蕈样霉菌病：1981 年 Russell 和 Chu 首先报道了"孤立性蕈样霉菌病"，并与"佩吉特样网状细胞增生症"作了比较，后来的报道都采用"单病变蕈样霉菌病"的名称。单病变蕈样霉菌病在组织病理学方面与经典（多病变）蕈样霉菌病无异，只是临床上仅有一处病变而已。男性较多。平均年龄 32 岁（12~58 岁）。除表现为蕈样霉菌病特征性的红斑和斑块外,少数为色素脱失斑或/和蕈样霉菌病伴有毛囊黏液变相似的丘疹和硬化斑。镜下可见单个具有空晕的淋巴细胞侵入表皮,并可见 Pautier 小脓肿,个别病例可见非典型淋巴细胞侵入毛囊。瘤细胞 CD3 阳性,CD4 阳性,CD25(IL-2 受体、活化淋巴细胞标志)部分病例阳性。TCR 重排在部分病例可检出。本类型虽可能局部复发,甚至个别发生几十年后发生远处转移,但就总体而言病程长,预后好。⑩纤维黏液性蕈样霉菌病:无论 T 细胞和 B 细胞的非霍奇金淋巴瘤都可伴有广泛纤维化。在皮肤淋巴瘤的领域内,硬化性皮肤的 B 细胞淋巴瘤曾经有过报道,但是皮肤的 T 细胞淋巴瘤,包括总多类型的蕈样霉菌病,却没有过记载。2000 年 Fairbee 等报道了一例非同寻常的蕈样霉菌病,它以躯干和肢体的皮肤弥漫纤维化而皮肤"发紧"为首发的临床症状,随后才逐渐出现皮肤的多发性硬化性红斑,结节/肿块,溃疡形成和淋巴结肿大。皮肤表现为增厚的硬斑,橘红色,触之硬,与皮下组织之间可移动。病理组织学显示真皮弥漫性梭形细胞增生,卷涡状排列,并累及皮下组织。同时胶质铁染色显示有大量黏液沉着。不典型的淋巴细胞弥漫地浸润其间,免疫组化显示 CD3,CD43,CD45RO 阳性。不同于一般蕈样霉菌病,其 CD4/CD8 均阴性(一般蕈样霉菌病 CD4$^+$ 而 CD8$^-$,CD22 阳性)。CD4/CD8 均阴性可见于不成熟 T 细胞,在其肿瘤则表明恶性度高。B 细胞标记 CD22 的异常获得亦提示 T 细胞的肿瘤。从所报告的唯一病例来看,经化疗后病情获得相当程度的好转。鉴别诊断要除外"硬化性黏液水肿"。后者往往在脸及上肢表现为蜡样丘疹,对称地分布。本型蕈样霉菌病的硬化斑没有先导的丘疹,并且不对称地分布于躯干和下肢。血清蛋白电泳也不出现硬化性黏液水肿所特有 IgG/副蛋白血症。组织学改变方面"纤维黏液症"是共同的,但不伴有恶性的淋巴细胞浸润。

肿瘤性 T 细胞和真皮纤维化的关系尚不明了。从真皮内增生的梭形细胞表达ⅩⅢ因子来看支持它来自真皮齿突细胞。现已知在组织损伤,炎症,胚胎发生以及某些纤维组织细胞肿瘤等病变时通过淋巴细胞产生淋巴因子可诱导真皮齿突细胞增生和分化,而且ⅩⅢ$^+$、CD34$^+$ 的真皮齿突细可产生/分泌酸性黏多糖(透明质酸),所以本病时异常的淋巴细胞大概是导致纤维化的因素。

Sezary 综合征:大约 15% 的菌样霉菌病(MF)患者后来发展为 Sezary 综合征。表现为全身广泛红斑、水肿,并伴有严重的瘙痒。有时还出现斑秃及指甲营养不良。多数为老年。可以原发,亦可发生在多年典型的菌样霉菌病之后。其诊断标准必须具备下列三点:红斑、淋巴结肿大及外周血非典型单核细胞达 10% 以上。

病变组织学改变与蕈样霉菌病相似,但有时非典型细胞比较少,淋巴上皮病变也不明显。这可能与先前曾经治过 MF 有关。

第二节　皮下脂膜炎性(样)T 细胞淋巴瘤

在 REAL 分类里皮下脂膜炎性(样)T 细胞淋巴瘤(subcutaneous panniculitic T cell lymphoma,SPTCL)作为一种"暂定型"归在非特殊性 T 细胞淋巴瘤中。然而本肿瘤具有很显著的特点,与一般结内非特殊型 T 细胞淋巴瘤不同,而且发病率不低,现在已经积累了相当病例和经验,可以确定本瘤确为一种独立的临床病理单元。

(一)临床表现

患者以儿童及青中年为主,性别无差异。表现为深在的、境界不清的皮下结节和肿块,常伴有皮下水肿及皮下出血、发热、肝脾肿大。由于瘤细胞产生细胞因子(干扰素γ、粒细胞-单核细胞克隆刺激因子和 MIP1-α)引起严重的噬血细胞综合征、全血细胞减少(如果淋巴瘤得到控制,噬血细胞综合征也能缓解)。往往呈暴发或致死性经过。播散到淋巴结和其他器官者比较少,仅见于晚期。

(二)病理形态

本瘤特征性地浸润于皮下脂肪组织,可以累及真皮深层。脂肪细胞间及脂肪小叶间隔内大量非典型小至中等大淋巴瘤细胞浸润,伴有少量小淋巴细胞和浆细胞。其中散在多数组织细胞为一突出特点,并胞浆内吞噬细胞碎片,形成所谓"豆袋细胞"(bean bag cell)。显示 TCR 基因重排,多数呈αβCD8$^+$细胞毒性 T 细胞表型。瘤细胞表达细胞毒颗粒蛋白,穿孔素、粒酶 B、TIA-1 阳性。SPTCL 有 αβ 和 γδ 之分,大多数表达αβTCR,呈 γδ 表型者仅占 18%,后者 CD56 阳性,预后更差,可能来自活化的细胞毒淋巴细胞。本瘤和"结外 NK/T 细胞淋巴瘤累及皮下"不同,EBV 阴性。

过去对本病缺乏认识,1928 年所描述的 Weber-Christian 病,亦即通常称为"复发性,结节性,热病性,非化脓性脂膜炎"与之具有相同之处,两者之间存在什么关系需要深入探讨。1980 年报道的"组织细胞性吞噬细胞性脂膜炎伴有出血性素质"可能就是本病。本病病程发展迅速,一般都在半年至一年内死亡。死于消化道出血或感染等。

第三节 黏膜皮肤 γδT 细胞淋巴瘤

黏膜皮肤 γδT 细胞淋巴瘤可以表现为脂膜炎样,有可能是 γδSPTCL 的一类,也可能是另一种疾病,不过临床和组织学特点方面与 SPTCL 相重叠。

第四节 皮肤嗜表皮性 CD8 细胞毒性 T 细胞淋巴瘤

广泛红斑、斑块、丘疹结节和肿瘤。扩展到淋巴结以外的部位。病程侵袭,平均生存 22 个月。带状嗜表皮性 T 细胞浸润及坏死。CD3、CD8、CD7、CD45RA、F1、TIA-1 阳性,而 CD2、CD5 阴性。

第五节 原发性皮肤 CD30 阳性 T 细胞淋巴瘤

间变性 CD30 阳性大细胞淋巴瘤是原发性皮肤 T 细胞淋巴瘤中最常见的,大约占 35%。

它可以是原发的,也可发生在继发于 MF。继发者比原发者要严重得多。

肿瘤位于真皮,并侵犯表皮。常常表皮显著假上皮瘤样增生。免疫组化显示 CD25、CD30、CD71 和 γ1 抗胰蛋白酶阳性。CD4 和 CD8 可以阴性,而且 LCA 也可以阴性或弱阳性,同时有时表达上皮膜抗原 EMA,导致误诊为"癌",这一点需要特别警惕。

第六节　淋巴瘤样丘疹病

发生于其他都健康的患者,然而组织学上却表现为恶性。非但如此,其免疫表现型及分子遗传学也支持它是恶性,所以按照习惯的标准它是 T 细胞淋巴瘤。

平均年龄 41 岁,男女性别之比为 2:1。全身皮肤都可发生,但以躯干和四肢更常见。表现为多发丘疹并迅速增大,几天之内可达 12mm。然而"奇怪"的是几星期以后发生消退。中央坏死,然后结痂。这样反复可以连续几个月甚至几年。有报道长达 40年者。

瘤细胞酷似间变性大细胞淋巴瘤,混杂在小淋巴细胞、脑回核 T 细胞、组织细胞和少许中性粒细胞、嗜酸性粒细胞中。表皮可以正常。后来扩展到真皮及皮下。血管内皮肿胀,伴有出血,管壁纤维素样坏死。病变大致呈楔形。表面上皮常假上皮瘤样增生(pseudoepitheliomatous hyperplasia,PEH),十分相似于鳞状上皮癌。

"退化"中的病变表现为血管周围淋巴细胞及组织细胞浸润,大细胞减少,真皮乳头纤维化。瘤细胞 CD30 和 CD15 阳性。分子遗传学表明存在着 T 细胞受体基因重排,而且跨越不同的时间 / 不同的病变都表现为相同的改变。即使后来发生的淋巴瘤也是相同的异常。

绝大部分患者预后都是很好的,大约只有 5% 后来发展成淋巴瘤,包括霍奇金淋巴瘤和非霍奇金淋巴瘤。其中男性多于女性。发生的时间自 6 个月 ~37 年。

第七节　B、T 细胞淋巴瘤

各种 B 细胞淋巴瘤在皮肤都可以发生,如低度恶性边缘带淋巴瘤、滤泡性淋巴瘤、浆细胞瘤、高度恶性 B 细胞淋巴瘤等。

原发性皮肤富于 T 细胞的 B 细胞淋巴瘤也有所报告。病变里散在的大的非典型 B 细胞中显示大量致密的小 T 细胞浸润。那些 B 细胞通过 PCR 反应证明是单克隆的,免疫球蛋白重链基因重排。而那些 T 细胞的受体 γ 基因没有重排。少数病例来看它的预后好于淋巴结的"富于 T 细胞的 B 细胞淋巴瘤"。

其他如 CD56[+] 原发性皮肤淋巴瘤(5 例日本病例)、B/T 淋巴母细胞瘤、组织细胞和朗格汉斯细胞肉瘤等在皮肤都曾有报道。

第八节 其 他

一、皮肤淋巴样增生（假淋巴瘤）

昆虫叮咬、抗原注射、对文身色素过敏（特别是朱砂）和莱姆病等都会引起和皮肤淋巴瘤相似的病变。需要注意除外。首先要仔细了解病史。其次可能需要免疫组化和／或分子生物学手段。

莱姆病（Lyme disease）是由蜱叮咬而发生的传染病。被叮咬后局部出现皮症，后来可出现肝脾肿大、脑膜脑炎和关节炎等全身症状。皮肤叮咬处出现移行性红斑等。病变呈致密淋巴细胞和其他细胞成分的浸润。

二、下肢淋巴瘤

Vermear 等于 1996 年提出从下肢皮肤发生的 B 细胞淋巴瘤和发生在其他部位的 B 细胞淋巴瘤在临床病理方面有所不同。常常累及老年妇女，其预后比其他皮肤原发性 B 细胞淋巴瘤差。

欧洲癌症研究和治疗中心（European Organization for Research and Treatment of Cancer，EORTC）将下肢原发性皮肤大 B 细胞淋巴瘤单独列出来。它只占皮肤各种原发性淋巴瘤的 1%~3%，占皮肤原发性 B 细胞淋巴瘤的 5%~10%。

临床表现为单发或多发结节，伴有或不伴有溃疡。镜下呈生发中心母细胞和免疫母细胞。通过免疫组化和 Bcl-2、Bcl-6 和 MUM-1 的研究看来这种肿瘤和其他部位的皮肤原发性 B 细胞淋巴瘤没有区别。所以这种淋巴瘤是否是一种疾病实体还值得研究。

参考文献 ••

1. SWERDLOW SH, CAMPO E, HARRIS NL, et al. WHO Classification of Tumours of Haematopoietic and Lymphoid Tissues. 4th ed. IARC, Lyon, 2017: 385-401.
2. HODAK D, PHENIG E, AMICHAI B, et al. Unilesional mycosis fungoides: a study of seven cases [J]. Dermatology, 2000, 201: 300-306.
3. FAIRBEE SI, MORGAN MB, TANNENBAUM MT, et al. Fibromucinous T-cell lymphoma: a new clinicopathologic variant of mycosis fungoides [J]. Am J Dermatopathol, 2000, 22: 515-518.
4. SALHANY KE, MACON WR, CHOI JK, et al. Subcutaneous panniculitis-like T-cell lymphoma: clinicopatholigic, immunophenotypic, and genotypic analysis of alpha/beta and gamma/delta subtypes [J]. Am J Surg Pathol, 1998, 2: 881-893.
5. ARNULF B, COPIE-BERGMAN, DELFAU-LARUE M, et al. Nonhepatosplenic T-cell lymphoma: a subset of cytotoxic lymphomas with mucosal or skin localization [J]. Blood, 1998, 91: 1723-1731.
6. MACALAY WL. Lymphomatoid papulosis: A continuing self-healing eruption, clinically benign-histologically malignant [J]. Arch Dermatol, 1968, 97: 23-30.

7. WILLEMZE R, MEIJER CJLM, VAN VLOTEN WA, et al. The clinical and histological spectrum of lympho-matoid papulosis [J]. Br J Dermatol, 1982, 107: 131-144.

8. SCARISBRICK JJ, CALONJE E, CHILD FJ, et al. Pseudocarcimatous change in lymphomatoid papulosis and primary cutaneous CD30 lymphoma: A clinicopathologic and immunohistochemical study of 6 patients [J]. J Am Acad Dermatol, 2001, 44 (2): 239-247.

9. BELJAARDS RC, WILLEMZE R. The prognosis of patients with lymphomatoid papulosis associated with malignant lymphomas [J]. Br J Dermatol, 1992, 126: 596-602.

10. LI S, GRIFFIN CA, MANN RB, et al. Primary cutaneous T-cell rich B-cell lymphoma: clinically distinct from its nodal counterpart [J]. Mod Pathol, 2001, 4: 10-13.

11. SANDER CA, MEDEIROS LJ, ABRUZZO LV, et al. Lymphoblastic lymphoma presenting in cutaneous sites: A clinical pathologic analysis of six cases [J]. J Am Acad Dermatol, 1991, 25: 1023-1031.

12. TANI M, ISHII N, KUMAGAI M, et al. Malignant Langerhans cell tumour [J]. Br J Dermatol, 1992, 126: 398-403.

13. VERMEER MH, GEELEN FAMJ, VAN HASELE N, et al. Primary cutaneous large B-cell lymphoma of the leg: A distinct type of cutaneous B-cell lymphoma with an intermediate prognosis [J]. Arch Dermatol, 1996, 132: 1304-1308.

14. PAULLI M, VIGLIO A, VIVENZA D, et al. Primary cutaneuos large B-cell lymphoma of the leg: histoge-netic analysis of a controversial clinicopathologic entity [J]. Hum Pathol, 2002, 33: 937.

第十五章

脾淋巴瘤

　　脾与淋巴结不同,它是介于动脉系统和静脉系统之间的一个免疫器官。成人脾重150g,大小为 12cm×7cm×3cm。在切片上观察白髓(又称脾结节,Malpighian 小体)约占面积的 1/5 弱,其余为红髓。白髓是淋巴细胞集中的区域。动脉从门部伸入,在结缔组织小梁中走行,逐渐分支变细。在离开小梁后小动脉周围被以淋巴细胞套,如同人臂与衣袖,称为动脉周围淋巴细胞鞘(periarterial lymphatic sheath,PALS),主要为 T 细胞,还有少数指突网状细胞(IRC)。鞘的外层杂有少数 B 细胞。相距一定间隔,PALS 的一侧淋巴组织扩展,形成滤泡,这是 B 细胞集中所在。其细胞成分和构造与淋巴结的淋巴滤泡相同,但往往边缘带甚为显著(一般除肠系膜淋巴结以外,其他淋巴结都不明显)。此带中淋巴细胞(大多为 T 细胞)和边缘带细胞约为 4:6,后者较多,故低倍下此边缘带比较浅染。边缘带处于红髓与白髓交界,从动脉分支的毛细血管开口于此,然后再进入红髓,所以它与抗原接触密切,可能有特殊的病理意义。脾边缘带淋巴瘤即由此发生。

　　血液流经白髓后经笔毛动脉注入红髓。可直接进入脾窦或先流入脾索,在脾索内缓慢通过,然后进入脾窦,最终汇集而成静脉。流经脾窦的流速快,占绝大部分血流。脾窦相当于毛细血管的扩张部分,腔宽 12~14μm,形态不规则,互连成网。壁上的内皮细胞萘酚酯酶阳性而与一般血管内皮细胞不同。内皮细胞纵向排列。内皮外有 PAS+ 的网状纤维与之垂直,以一定的间隔(2~3μm)环行围绕在窦壁上,如同"桶箍"(图 15-1)。内皮细胞与纤维交叉而形成直径 2~4μm 的小孔,可容红细胞通过,从脾索进入脾窦。

　　脾索是由巨噬细胞(来自骨髓,属单核 - 巨噬细胞系统)、淋巴细胞(其中 80% 为 T 细胞)、脾索网状细胞(来自间叶,无吞噬功能)和网状纤维构成。网状细胞的突起互相连接形

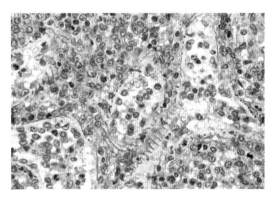

图 15-1　脾红髓

脾窦内皮外可见间隔等距的 PAS 阳性网织纤维所围绕,状如"桶箍"。HE 染色不能显示。

成海绵样构造。具有可塑性的正常红细胞、白细胞、血小板等可经其中狭窄的迷路缓慢地通过,血细胞与巨噬细胞密切地接触。生理性老化的红细胞,异常和病态的红细胞(如镰刀细

胞贫血)和白细胞以及其他颗粒(细菌,细胞碎屑,异常代谢大分子产物等)都可被吞噬,所以脾索是一具有筛选功能的过滤装置。

脾的其他功能还有:①参与免疫反应。②髓外造血。正常状态下出生后脾只产生淋巴细胞和巨噬细胞,但在某些疾病时脾的造血功能又重新活化,形成包括红细胞、粒细胞和血小板三系的髓外造血岛,但这些细胞并不能分化成熟,"无效造血"。③储血。正常脾可储血高达 800ml 和全身血小板的 30%~40%,当脾肿大时储量大增。

临床上因外伤、手术并发意外事故、疾病所致脾功能亢进等而需行脾切除后对机体的影响是人们长期关注的问题。除可能引起对感染的易感性稍微有所增高外其他方面的影响不大。

在各种淋巴结的淋巴瘤和白血病的病程中都常常累及脾脏。淋巴结的淋巴瘤即使在就诊时脾的累及就高达 20%。脾"原发性"淋巴瘤的诊断要求就诊时只有脾大和脾门淋巴结肿大,而其他部位的淋巴结都不肿大。骨髓受侵,肝浸润及白血病存在与否均不影响诊断。脾原发性淋巴瘤占淋巴瘤总数的 0.3%~2%。临床上表现为左上腹不适与饱胀感,白细胞缺乏症和不同程度的脾肿大。

第一节　B 细胞淋巴瘤

一、低度恶性 B 细胞白血病 / 淋巴瘤(B-CLL)

B 细胞慢性淋巴细胞性白血病(B-CLL)约 1/2 在发病时脾肿大。外周血淋巴细胞数大于 10×10^9/L。发病年龄高峰在 70 多岁。男女性别比为 1.5∶1。脾窦弥漫浸润,动脉周围鞘(PALS)和滤泡也被进行性取代,以至滤泡消失,在动脉周围只剩薄层小淋巴细胞。同时出现由前淋巴细胞和副免疫母细胞构成的"增生中心"。瘤细胞往往 CD20 弱阳性。CD23 常常阳性,而有别于其他低度恶性的 B 细胞淋巴瘤。分子遗传学在 1/3 病例第 12 对染色体呈现三体型,并 13q14 区易位(与视网膜母细胞瘤的抗瘤基因位点相同)。

二、B 前淋巴细胞白血病 / 淋巴瘤(B-PLL)

B 前淋巴细胞白血病(B-PLL)以白细胞计数极高($>100 \times 10^9$/L)和巨脾为特征。发病平均年龄为 72 岁。男女性别比为 1.6∶1。55% 以上的末梢血白细胞为前淋巴细胞(>2 个红细胞直径,单个明显的核仁)。脾病变表现为弥漫性单形性浸润,看不到 B-CLL 的增生中心。瘤细胞比上述 B-CLL 大,具有丰富的微嗜碱性胞质。核染色质粗颗粒状,单个核仁。表面 Ig(SIg)强阳性,CD5 阳性。部分病例显示 bcl-1 位点的 t(11∶14)易位。

三、毛细胞白血病

临床表现为巨脾,切面呈均匀一致的暗红色,白髓(马氏小体)不明显。脾弥漫浸润。血窦被进行性破坏,窦壁内皮为毛细胞取代,形成窦壁为毛细胞被覆的"血湖"为特征。小梁静脉的内皮下浸润往往很明显。毛细胞呈形态均一,良性表现。胞质丰富,浅染。毛发状的突起见于血涂片,但在组织切片中是看不到的。核卵圆或肾形,染色质细,核仁不显著。免疫组化呈 B 细胞表型,L-26 阳性,但 CD5,CD10,CD23 阴性,此外,CD25(IL-2 受体)以及单核细胞相关抗原(CD68,CD11c)强阳性。石蜡切片上 L-26 呈膜阳性,并可见毛细胞的毛状轮廓。HML-1 和 DBA44 对"毛白"具有相对特异性。

四、毛细胞变异型白血病

循环血中的瘤细胞形态介于毛细胞和前淋巴细胞之间的一种很少见的疾病。其胞质比典型的毛细胞更丰富,表面也有纤细的突起。核染色质中度浓集,核仁显著因此更相似于前淋巴细胞。白细胞数 $> 50 \times 10^9/L$。脾特征性地浸润红髓而与"毛白"相似,但"血湖"不如经典的毛细胞白血病常见。瘤细胞表型更相似于前淋巴细胞,CD11c 和 CD25 阴性。

五、滤泡性淋巴瘤

原发于脾者不多,按照 Isaacson 分析五百多例滤泡性淋巴瘤的经验,文献中累及脾白髓 B 细胞区的"原发性"脾滤泡性淋巴瘤很可能是脾的边缘带细胞淋巴瘤。

淋巴结的滤泡性淋巴瘤在发展过程中常常累及脾脏。早期表现为只有少量细胞成分单一(多数中心细胞,夹杂散在的中心母细胞)的肿瘤性滤泡。还保留着外套层,甚至边缘带。此后滤泡增大并形态不规则,压挤红髓。

六、脾边缘带细胞淋巴瘤

本瘤自 1992 年方被认识和报道。过去的"脾淋巴浆细胞样淋巴瘤""脾中间淋巴细胞淋巴瘤"等可能属于此种肿瘤。发病中位年龄为 60 岁(39~84 岁)。女性稍多。巨脾,可达 3 600g。临床上可出现白细胞缺乏,单克隆球蛋白病,Coomb's 溶血性贫血。约 1/5 病例出现外周血轻度非典型的淋巴细胞增多,导致诊断为 B 淋巴细胞白血病。

脾巨检可见全脾弥漫分布的小结节(0.1~0.5cm)。镜下:B 细胞结节因边缘带大大增宽而显得十分明显。滤泡边缘带肿瘤浸润而显著增宽。红髓不同程度受浸润。生发中心可见 PAS 阳性细胞外物质沉着。随着疾病的进展生发中心和外套层均被肿瘤取代(相当见于其他部位黏膜淋巴瘤的滤泡克隆化),瘤结节互相融合。结节周围较小的瘤细胞侵入红髓。瘤细胞比小淋巴细胞稍大,染色质较细,核轮廓稍不规则,固定不佳的标本看来与小淋巴细胞无法区别。浆样分化不明显。瘤结节的周围可有程度不等的浆细胞浸润,有时出现上皮样细胞肉芽肿,甚至把淋巴瘤的病变掩盖。

当转移到肠系膜淋巴结、骨髓、软组织、肝等处时瘤结节的中心常常还保留着反应性生发中心。在骨髓看到如此病变须注意不要误为"良性淋巴组织增生"。

以边缘带病变为主伴有不同程度的红髓浸润的病变特征并非脾边缘淋巴瘤所独有,其他小 B 细胞淋巴瘤累及脾时也可呈现"边缘带形式"。如滤泡性淋巴瘤(Bcl-2+),套细胞淋巴瘤(细胞更单形性,几乎看不到脾边缘带淋巴瘤时存在的有核仁的母细胞)和 CLL 等。

免疫组化呈正常脾边缘带的表型——总 B 细胞标志阳性,但 CD5、1011c、23、43 阴性,并呈轻链限制性。1990 年报告了两种可以区分外套层和边缘带细胞的单克隆抗体——UCL4D12 和 UCL3D3。前者在本瘤阳性，呈现典型的边缘带淋巴细胞的特点。

当瘤细胞进入血液循环则可诊断为脾边缘带淋巴瘤伴有绒毛状淋巴细胞(splenic marginal zone lymphoma with villous lymphocytes,SLVL)，所以 SLVL 实际上就是该肿瘤的白血病相。末梢血中异常淋巴细胞可高达 51%~98%，其中 30% 的细胞表面有不均匀分布的细短绒毛，12% 的细胞呈现浆细胞样分化。

脾边缘带细胞淋巴瘤的临床行为低度恶性，五年生存可达 80%。

七、高度恶性 B 细胞淋巴瘤

约 1/3 的脾淋巴瘤为高度恶性，其中 70%~80% 为 B 细胞性。大多数为脾内单发肿块，少数为多发结节，个别呈弥漫性增大。脾增大的程度一般不如低度恶性的脾淋巴瘤那么大。

（一）病理形态

镜下由中心母细胞至免疫母细胞以至大的 R-S 样的怪形细胞和多形性母细胞构成。常伴有广泛坏死和纤维化，有些结节中有大量反应性 T 细胞和组织细胞。

（二）鉴别诊断

这种高度恶性淋巴瘤如果没有充分的免疫组化染色，区别高度恶性 B 细胞淋巴瘤、T 细胞淋巴瘤、急性白血病，甚至一些良性病变如传染性单核细胞增多症等病程中因脾破裂而作脾切除者都不容易作出确切的诊断：①个别主要病变表现为窦内浸润的病例需要与嗜血管大细胞淋巴瘤相鉴别。②细胞多形性显著者须与 T 细胞淋巴瘤鉴别。③噬血细胞现象显著者会与恶网相混。实际上噬血细胞现象可见于不少 T 细胞和 B 细胞淋巴瘤。④传染性单核细胞增生症和系统性单纯疱疹感染以及其他诸如内脏利什曼原虫病等红髓反应性母细胞增生时发生的脾破裂而切除的脾。⑤炎性假瘤和浆细胞肉芽肿。

八、嗜血管 B 细胞淋巴瘤

本瘤不形成肉眼的肿瘤结节为其重要特点，详见第十章。

第二节　T 细胞淋巴瘤

一、低度恶性 T 细胞淋巴瘤 / 白血病(T-CLL)

末梢血白细胞计数 >5 × 10^9/L，并超过 6 个月。一般不会大于 20 × 10^9/L。白细胞胞质中可见嗜天青颗粒。脾红髓弥漫性浸润，滤泡常常仍保存，可呈反应性增生。瘤细胞小至中等大，轻度多形性。核卵圆，核仁不明显。胞质浅染丰富与毛细胞有些相似。在切片上胞质中的颗粒一般都看不到，除非采用 Giemsa 染色。免疫组化：瘤细胞 CD2、CD3、CD8 等阳性。属 NK 细胞者 CD16、CD56、CD57 阳性。

红髓内弥漫浸润，而滤泡常常保留。胞质比较丰富的细胞和毛细胞有点相似。至于胞质里的颗粒在组织切片中是看不到的,只有采用 Giemsa 染色油镜下才能看到。分子遗传学可以看到克隆性 T 细胞受体基因重排。

二、脾 γδT 细胞淋巴瘤

这种少见的脾 T 细胞淋巴瘤是 1990 年正式报告的,与以前 1981 年 Kadin 所描述的"噬红细胞 Tγ 淋巴瘤"是同一种疾病。一部分大颗粒 T 细胞白血病可能也属此肿瘤。

临床上本病见于 40~60 余岁。肝脾骨髓受侵,但淋巴结常不受累。循环血中都可见肿瘤细胞。脾肿大的程度不等。红髓弥漫浸润。瘤细胞的胞质不明显,核卵圆或有切迹,染色质致密,核仁不明显,核分裂稀少。与其他脾 T 细胞淋巴瘤不同,反应性成分常不明显,个别可见噬红细胞现象。免疫组化:CD3$^+$。CD4 和 CD8 常丢失,其他如 CD7、CD5 常阴性。约半数病例表达 CD56。

三、T 前淋巴细胞淋巴瘤 / 白血病(T-PLL)

T 前淋巴细胞淋巴瘤 / 白血病约占前淋巴细胞淋巴瘤 / 白血病的 1/5。白细胞计数极高,常达 100×10^9/L 以上。除脾大外,1/2 患者淋巴结肿大。皮肤浸润达 1/3。白血细胞与 B-PLL 相比稍小,核仁不明显,所以可能诊断为 T-CLL。脾病变呈完全弥漫浸润,看不到 B-PLL 时呈现的结节。免疫组化呈现 CD4 阳性。有时呈现 CD4 和 CD8 双阴性,或 CD4 阴性而 CD8 阳性。

四、高度恶性 T 细胞淋巴瘤

高度恶性 T 细胞淋巴瘤占脾原发性淋巴瘤的 20%~30%。常常不形成孤立的大结节,而是多发不规则结节或弥漫性浸润。发病年龄范围比 B 细胞淋巴瘤宽。两性无差别。红髓内散在浸润。

肿瘤常常位于动脉周围淋巴细胞鞘 PALS,即正常 T 细胞集中的部位,将正常的 PALS 取代。B 细胞区常常不累及。瘤细胞与淋巴结的高度恶性 T 细胞淋巴瘤相比差异较大,多为多形性的中至大细胞。一些反应性成分常常存在,如上皮样组织细胞、吞噬的组织细胞及髓外造血灶等。不仅组织细胞而且瘤细胞本身都可有吞噬现象。导致和所谓"组织细胞性髓性网状细胞增生症"(histiocytic medullary reticulosis)相混淆。免疫组化呈现总 T 细胞抗原丢失,CD4 阳性较多。CD8 阳性较少。

第三节　霍奇金淋巴瘤

在 20 世纪 80 年代普遍施行剖腹切脾病理分期的年代,发现 39% 的霍奇金淋巴瘤病例都有脾累及,这个数字与已知霍奇金病尸体解剖中的发病率相同。巨检时可见单个或多发、孤立或融合的白色质硬的结节不规则地分布于脾切面。但是,大小正常,巨检无所发现的脾未必就没有累及,因为直径 1~3mm 的小粟粒很容易被忽略。对这种巨检"正常"脾首先要切成厚 4mm 的薄片仔细肉眼检查,并要求至少取 4 块组织作切片才不至于遗漏。

附一:局灶性结节状增生

这是一种脾的良性病变,在诊断脾淋巴瘤时须与之鉴别。它累及脾的某局限区域。滤泡显著增大,形态不规则,个别可互相融合。在外套层中以及血管周围可见散在大的非典型细胞。病因不明,有线索表明它与 CMV、HHV-6 和 EBV 等可能有关。

附二:浆细胞肉芽肿或炎性假瘤

它是炎症后炎症细胞和纤维组织增生而形成的肿块。分为两型:①淋巴瘤患者治疗后发生的大而孤立的局限性肿块。本型较常见。由急 / 慢性炎症细胞,多克隆性浆细胞,泡沫细胞,增生血管和纤维母细胞构成。它可能是治疗造成大片坏死后的修复性过程。②无明显前置因素的小而多发性结节。结节一般小于 2cm。其特点是血管周围的葱皮样增生。

附三:脾紫癜(又称蓝黑症,Peliosis)

脾切面上可见直径 1~25mm 的血腔,主要位于滤泡周围。病变边缘为断裂溶解的网状纤维,尚有多量多形核白细胞和单核 - 巨噬细胞,没有内皮被覆。在它的基础上可能发生脾破裂。其病因曾有先天或后天性血管异常、静脉受阻、毒素、激素等药物以及免疫复合物作用等考虑。

类似病变还可见于肝,极少数可见于淋巴结、骨髓、肺、胃肠、肾、肾上腺等。

参考文献 •••

1. MELO JV, HEGDE U, PARREIRA A, et al. Splenic B cell lymphoma with circulating villous lympho-cytes: differential diagnosis of B cell leukemias with large spleens [J]. J Clin Pathol, 1987, 40: 642-651.
2. SCHMID C, KIRKHAM N, DISS T, et al. Splenic marginal cell lymphoma [J]. Am J Surg Pathol, 1992, 16: 455-466.
3. PIRIS MA, MOLLEJO M, CAMPO E, et al. A marginal zone pattern may be found in different varieties of NHL: the morphology and immunohistology of splenic involvement by B-cell lymphomas simulating splenic marginal zone lymphoma [J]. Histopatholgy, 1998, 33: 230-239.
4. KOBRICH U, FALK S, KARHOFF M, et al. Primary large cell lymphoma of the splenic sinuses: A variant of angiotropic B-cell lymphoma (neoplastic angioendotheliomatosis)[J]. Hum Pathol, 1992, 23: 1184-1187.
5. FARCET JP, GAULARD P, MARROLLEAU JP, et al. Hepatosplenic T-cell lymphoma: sinusal/sinosoidal localization of malignant cells expressing the T-cell receptor GD [J]. Blood, 1990, 75: 2213-2219.
6. FALINI B, PILERI S, DE SOLAS I, et al. Peripheral T-cell lymphoma associated with hemophagocytic syndrome [J]. Blood, 1990, 75: 434-444.
7. ZELLERS RA, THIBODEAU SN, BANKS PM. Primary splenic lymphcyte depletion Hodgkin's disease [J]. Am J Clin Pathol, 1990, 94: 453-457.
8. GUGGER M, GEBBERS JO. Peliosis of the spleen: an immune-complex disease? [J]. Histology, 1998, 33: 387-389.

第十六章

胸腺淋巴瘤

胸腺虽然是一个大的淋巴器官,然而最常见的胸腺肿瘤是上皮性来源。各种类型淋巴瘤都可能继发地累及胸腺,其中最为常见者为从纵隔淋巴结淋巴瘤直接浸润而来。

胸腺是一个由上皮和淋巴组织混合构成的器官。上皮细胞构成的网络从被膜下区延伸到皮质,进入髓质。在髓质里上皮细胞构成 Hassall 小体。这些鳞状上皮的卷窝合成 IgA 和分泌成分(secretory component,SC),与见于胃肠道的情况相似。

胸腺的主要功能和 T 细胞分化相关。皮质里充满着增生的 T 细胞。免疫表型的研究显示从外皮质向髓质 T 细胞逐渐成熟。髓质的 T 细胞分化为 $CD4^+$ 或 $CD8^+$ 成熟 T 细胞。同时,和皮质相比较“增生部分”要低得多。

直到 1987 年,Isaacson 等发现在正常胸腺皮质具有相当数量的 B 细胞。它们分布在 Hassall 小体的周围并向髓质放射。胸腺 B 细胞不同于常见于某些正常人和重症肌无力患者的反应性滤泡里的 B 细胞,后者见于血管周围。胸腺 B 细胞(CD19+,CD20+)是活跃增生的细胞群,“增生部分”约为 10%,它们不伴随滤泡齿突细胞。

第一节　霍奇金淋巴瘤

原发于结外的霍奇金淋巴瘤是极其罕见的,然而胸腺却是唯一的例外。几乎所有病例都是结节硬化型,其次为少数混合细胞型,结节性淋巴细胞为主型未见报道。多数为年轻女性,以纵隔增宽为特征。病理组织学一般没有特殊之处,唯常可见广泛坏死(呈地图状,伴有大量中性或嗜酸性粒细胞浸润)及胸腺上皮之片块和囊肿,后者可能导致误认为胸腺瘤。光镜下胸腺瘤的纤维间隔不像霍奇金淋巴瘤那样呈纤维带圆形包绕病变结节。CD30、CD15显示 R-S 细胞当然十分有用。病变中单核的和典型的 R-S 细胞数量多并成片,而且淋巴细胞等背景成分稀少时,这种结节硬化型霍奇金淋巴瘤恶性比较高(二级)。

第二节   T 淋巴母细胞淋巴瘤

　　T 急性淋巴母细胞性淋巴瘤多见于青年男性,可以以胸腺肿大为突出表现,但只有当末梢血没有累及时才诊断为胸腺 T 淋巴母细胞淋巴瘤;所以胸腺 T 淋巴母细胞淋巴瘤并不多见。然而临床上确有因纵隔肿块而不恰当地施行活检和手术切除的记录。

第三节   低度恶性 B 细胞黏膜相关淋巴瘤

　　和发生在胃等其他部位的黏膜相关淋巴瘤相同。CCL 细胞浸润胸腺囊肿和 Hassall 小体的上皮而形成"淋巴上皮病变"。肿瘤中可见反应性滤泡及多数浆细胞浸润。当累及淋巴结时以滤泡间的 CLL 细胞浸润为特征。预后比较良好。

第四节   纵隔大 B 细胞淋巴瘤

　　1980 年认识到纵隔的硬化性高度恶性淋巴瘤是一种独立的临床病理单元。1986 年明确它是胸腺来源的 B 细胞淋巴瘤。因为它具有显著的临床病理特征,1994 年 REAL 分类中把它列为弥漫性大 B 细胞淋巴瘤的一个亚型。

　　(一)临床表现

　　本瘤好发于年轻女性,60% 患者为女性,70% 患者低于 35 岁。它和胸腺的霍奇金淋巴瘤不同,肿瘤常常侵犯周围结构,导致上腔静脉综合征。相当部分的病例在诊断时已经扩散,累及肾、肝、肾上腺、脑等器官。侵犯腹腔淋巴结者比颈淋巴结多见。骨髓少有累及。本瘤生长迅速,常形成巨大肿块。预后比较差。

　　(二)病理形态

　　肿瘤由大细胞构成,往往伴有不同程度的硬化。细股的硬化束把瘤细胞包裹起来(图16-1),容易被误认为胸腺瘤。罕见病例酷似粘液癌(16-2)。瘤细胞常高度多形性,染色质颗粒粗。多核者可与 R-S 细胞相似,尤其伴随有多数小淋巴细胞浸润时,可以导致误诊为霍奇金淋巴瘤(图 16-3,图 16-4)。胸腺残余,如 Hassall 小体,胸腺上皮性囊肿等常可找到,应用抗角蛋白免疫组化便于显示。Ki-67 标记显示增生部分的比例相当高。瘤细胞表达 CD20(图 16-5)。

　　(三)鉴别诊断

　　1. 霍奇金淋巴瘤   硬化、背景多数 T 细胞、多核 R-S 样细胞等都是本瘤和霍奇金淋巴瘤共有的特点。尤其个别纵隔大 B 细胞淋巴瘤可以表达 CD15 及 CD30 更易混淆。如果大片肿瘤细胞表达 B 细胞抗原及 CD45 则无疑属纵隔大 B 细胞淋巴瘤。文献中确有上述两瘤合并的"复合性淋巴瘤"。

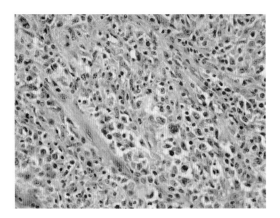

图 16-1 纵隔大 B 细胞淋巴瘤(周小鸽提供)

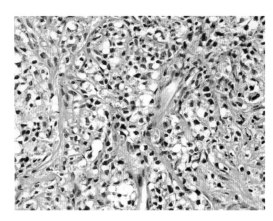

图 16-2 纵隔大 B 细胞淋巴瘤。本例单纯从形态角度酷似黏液癌。(周小鸽提供)

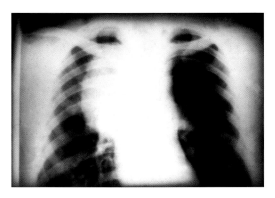

图 16-3 纵隔大 B 细胞淋巴瘤
X 线胸片。纵隔内巨大肿块。边缘光滑,向右侧突出。

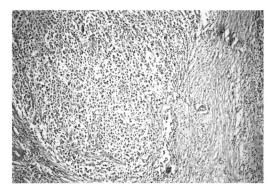

图 16-4 纵隔大 B 细胞淋巴瘤
由纤维间隔所包绕。肿瘤细胞相当均匀一致的大细胞构成。成分单一。

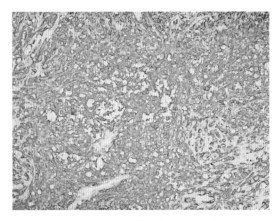

图 16-5 纵隔大 B 细胞淋巴瘤。CD20 染色。呈典型的膜阳性证实系 B 细胞来源。(周小鸽提供)

2. **T 细胞淋巴瘤** 虽然胸腺是 T 细胞分化的场所,但外周 T 细胞淋巴瘤却很少发生。在胸腺淋巴瘤、霍奇金淋巴瘤以及本瘤中都可以有很多 T 细胞,所以应逐一除外,特别在小活检组织尤其需要注意。

3. **胸腺癌和胸腺瘤**　应用 CD45,CD20 及角蛋白可以区别。特别需要注意的是一些胸腺瘤的上皮细胞可同时表达 CD20 及角蛋白。

4. **胸腺生殖细胞瘤**　可依靠 LCA 及 B 细胞抗原免疫组化相鉴别。

5. **硬化性纵隔炎**　本病表现为慢性炎性浸润和硬化,炎细胞呈多元性,也看不到大 B 细胞的团块。

参考文献 •

1. ISSACSON PG, NORTON AJ, ADDIS BJ. The human thymus contains a novel population of B lympho-cytes [J]. Lencet, 1987, 1488-1491.
2. ADDIS BJ, ISSACSON PG. Large cell lymphoma of the mediastinum: a B-cell tumor of probable thymic origin [J]. Histopathology, 1986, 10: 379-390.
3. CHILOSI M, CASTELLI P, MARTIGUONI G, et al. Neoplastic epithelial cells in a subset of human thymomas express the B-cell associated CD20 antigen [J]. Am J Surg Pathol, 1992, 16: 988-995.

第十七章

唾液腺淋巴瘤

　　唾液腺淋巴瘤约占唾液腺肿瘤总数的 1.7%，唾液腺所有恶性肿瘤的 10%，主要见于腮腺。唾液腺淋巴瘤长期以来概念混乱，首先因为腮腺区域淋巴结实质内可以有异位的腮腺组织存在，同时腮腺内又可埋藏有淋巴结，所以从它既可以发生唾液腺的淋巴瘤，又可发生淋巴结的淋巴瘤。此外人们被"良性淋巴上皮病变""肌上皮涎腺炎""米库利兹病""米库利兹综合征"等名词搞得不知所措，同时又对黏膜淋巴瘤的形态诊断标准掌握不稳。

　　唾液腺中本来没有像小肠集合淋巴结（Payer 斑）那样有构造的淋巴组织，在某些条件下可出现"获得性淋巴组织"。伴随于唾液腺结石的慢性炎时扩张的导管周围可出现许多滤泡，导管内可有化脓性渗出物。口眼干燥综合征（Sjogren 综合征）时伴随的慢性炎与此不同，早期时导管扩张，周围出现许多淋巴滤泡，而且中心细胞样的 B 细胞（比外套层小淋巴细胞稍大）侵入导管上皮，后来导管管腔逐渐闭塞，形成"肌上皮 - 上皮岛"（导管上皮聚集成团，其中有数量不等的 B 细胞，同时腺泡萎缩，几乎完全为淋巴组织所取代）。

　　肌上皮 - 上皮岛的出现与 Sjogren 综合征并不完全一致，即相似的病变除 Sjogren 综合征外还可见于其他自身免疫性疾病及没有疾病相伴随的情况。因此，现在不再将这种病变称为 Sjogren 综合征，而称为"良性淋巴上皮病变"或"肌上皮涎腺炎（myo-epithelial sialadenitis，MESA）"。MESA 中有一特殊的临床病理类别，称为"淋巴 - 上皮性囊肿"，它是并发于人免疫缺陷病毒阳性病例的一种病变，多见于青年男性。它以唾液腺导管扩张成囊（上皮有时鳞化）以及囊壁滤泡增生，导管上皮内明显的 B 细胞浸润为特征。

　　MESA 是多发性常常相互融合的淋巴细胞聚集，伴有完整的滤泡形成。腺泡和导管常被破坏，出现数量不等的上皮 - 肌上皮岛。1971 年 Azzopardi 等和 Anderson 等均注意到了 MESA 与后来发生的淋巴瘤存在着密切关系。不仅如此，后来还发现它和淋巴结的淋巴瘤之间也有关。在 MESA 和 Sjogren 综合征病例中发生淋巴瘤的危险性较一般人群高 43.8 倍，虽大多数病例并不发生在唾液腺。MESA 是一种进行性疾病，人们假设 Sjogren 综合征时辅助性 T 细胞活性过度，持续地对 B 细胞慢性刺激，最后出现克隆性 B 细胞，逐渐演变为淋巴瘤。其间隔的时间长短不等，从数月至 29 年［实际上可能要比此短，因为低度恶性黏膜淋巴瘤（MALToma）可长期限于腺内而不扩散］。

第一节　低度恶性黏膜 B 细胞淋巴瘤

绝大多数原发性唾液腺淋巴瘤属于此类型。

（一）临床表现

与 Sjogren 综合征相似多为老年女性。最多见于腮腺，常常双侧累及，也有从小唾液腺发生和多腺体（小腺体 / 大腺体）累及的。大多数具有 Sjogren 综合征或长期腺体肿大的历史。患者有时伴有类风湿关节炎、系统性红斑狼疮及乔本氏甲状腺炎等。如果腺体突然迅速增大则是高度恶性淋巴瘤的征兆。

（二）病理形态

常常可见自良性 MESA 至明显的淋巴瘤之间的移行状态。淋巴瘤性浸润在唾液腺内有两种方式：①肿瘤弥漫浸润于唾液腺，将腺组织取代，但仍保留腺小叶的构造。②肿瘤以多灶性浸润分布，其余的腺体基本正常。腺体导管有时扩张而呈多囊性改变。瘤细胞与其他各处的黏膜淋巴瘤相同，中心细胞样细胞（CCL 细胞）表现为自小淋巴细胞，中心细胞直至单核样 B 细胞等各种形态，它们混合存在或以某一种形态为主，其间常散在少数母细胞及浆细胞。

（三）鉴别诊断

挑战性的难题是在唾液腺中出现大量淋巴组织时鉴别 MESA 和淋巴瘤。当在淋巴组织中围绕在腺泡或导管周围在低倍下出现由边缘带细胞（核中位，胞质宽广，浅染）构成的浅染带是早期黏膜相关淋巴的特征，亦是划分 MESA 和早期黏膜相关淋巴的界线。随着疾病进展，CCL 细胞占据的范围逐渐扩大，并互相融合。滤泡减少。增生的 CCL 细胞将肌上皮 - 上皮岛的上皮破坏，有时上皮只剩围绕于 CCL 细胞团周围薄层细胞。

"滤泡克隆化"（滤泡被 CCL 细胞取代并增大，形成由 CCL 细胞构成的结节状构造）在唾液腺要比消化道和甲状腺的黏膜相关淋巴瘤少得多。它需要和滤泡性淋巴瘤相鉴别。偶肿瘤中出现大量组织细胞团和硬化。

唾液腺淋巴瘤往往多年以后才扩散，累及颈淋巴结，腮腺淋巴瘤尚可累及腺内的淋巴结。瘤细胞围绕滤泡分布，一方面向滤泡内侵蚀（滤泡克隆化），另一方面瘤组织在滤泡间融合成片。后者形态上与淋巴结的单核样 B 细胞淋巴瘤不能区别。因此，当在外周淋巴结看到单核样 B 细胞淋巴瘤时应该考虑是否有某部位（如唾液腺）原发性黏膜相关淋巴瘤存在。总体而言，本肿瘤预后良好，局部治疗可以奏效。除扩散到颈淋巴结外还可扩散到肺、纵隔及胃等结外器官。

如果肿瘤主要为大细胞时则提示向高度恶性转化。作此诊断时必须在以转化的大细胞为瘤组织的主要构成时病变中可找到典型的低度恶性黏膜相关淋巴瘤区域。如果找不到时则很难作此高度恶性黏膜相关淋巴的诊断。除非肿瘤严格地限于唾液腺，而且具有确切的 Sjogren 综合征既往史，或过去患有 MESA 的证据。在高度恶性的黏膜相关淋巴瘤中淋巴上皮病变和滤泡一般不复存在或极少出现。

(四) 免疫组化

显示瘤细胞的免疫球蛋白轻链限制性表达是区别 MESA 和唾液腺低度恶性黏膜淋巴瘤的重要标志。肿瘤中浆细胞的胞质免疫球蛋白(CIg)单克隆性是极有帮助的诊断标准。肿瘤中大量 T 细胞浸润是不少的,不要因此动摇黏膜相关淋巴瘤的诊断。

(五) 分子生物学

与其他部位的 B 细胞淋巴瘤一样,PCR 等显示 IgH,基因重排在诊断唾液腺淋巴瘤、鉴别 MESA 和淋巴瘤之中都具有举足轻重的意义。在即使病变长期局限而不扩散的 MESA 中发现单克隆的 B 细胞群不应再认为是一良性过程,而应视为淋巴瘤的证据。

第二节　其他原发性唾液腺淋巴瘤

唾液腺淋巴瘤除了绝大多数为黏膜淋巴瘤外,还曾有过 T 细胞淋巴瘤、始发于腺淋巴瘤中淋巴组织成分的淋巴瘤、血管中心性免疫增生性病变等个案报道。唾液腺原发性霍奇金病的报道是极少的,实际上大多数是颈淋巴结的霍奇金病累及腮腺。

其他部位淋巴结的淋巴瘤播散时,腮腺内淋巴结常常受累,这往往被误诊为原发性唾液腺淋巴瘤。如果肿瘤局限于腮腺内淋巴结的被膜以内,则不容易混淆。肿瘤侵及到了淋巴结被膜以外进入了腮腺组织则区分就会发生困难。如果肿瘤不体现黏膜相关淋巴瘤的特点而且腺组织内没有 MESA 病变,都提示肿瘤来自腮腺内淋巴结。

附: 米库利兹病(Mikulicz's disease) 和米库利兹综合征(Mikulicz syndrome)

这是以波兰外科医生 Mikulicz(1850-1905)命名的泪腺及唾液腺的炎症性疾病。泪腺及唾液腺的正常腺体组织被淋巴组织取代所致的良性肿胀。当时称为"米库利兹病",后来"米库利兹病"被"米库利兹综合征"的名称所取代。后者指不论何种原因引起的泪腺及唾液腺肿大。除 Sjogren 综合征外,还有类肉瘤、白血病、淋巴瘤及其他肿瘤。近年此两名称已经很少使用。

参考文献 ••

1. MEDEIROS LJ, RIZZI R, LARDELLI P, et al. Malignant lymphoma involving a Wartin's tumor: a case with immunophenotypic and gene rearrangement analysis [J]. Hum Pathol, 1990, 21: 974-977.
2. SWERDLOW SH, CAMPO E, HARRIS NL, et al. WHO Classification of Tumours of Haematopoietic and Lymphoid Tissues. 4th ed [M]. IARC, Lyon, 2017: 259-262.

第十八章

结外淋巴瘤罕见部位淋巴瘤

第一节 女性生殖系统淋巴瘤

女性生殖系统正常情况下很少存在淋巴组织,只有在子宫内膜有一些大颗粒 T 淋巴细胞。宫颈有少量浆细胞和淋巴细胞。

(一) 临床表现

在女性生殖道系统生恶性淋巴瘤是很少见的,仅占女性结外淋巴瘤的 2%。发生于宫颈者明显多于宫体者。两者主要表现为阴道出血,其次为盆腔 / 腹部疼痛,背痛和会阴部不适。发生于宫体者发病年龄为 46~78 岁(平均年龄 63 岁),发生于宫颈者年龄较轻,30~71 岁(平均年龄 53 岁)。宫颈表现为弥漫性肿大,或伴有糜烂或息肉样肿块。宫体淋巴瘤常表现为息肉状。阴道淋巴瘤呈一肿块。有尿频、出血等症状。卵巢淋巴瘤呈现卵巢表面光滑体积增大。一般均通过活检获得诊断。

病理分类在所报道的病例均为 B 细胞来源,而且几乎都是大细胞。预后不良,一般死于1 年之内。曾有极少报道女性生殖系统发生原发性 T 细胞淋巴瘤和原发性浆细胞淋巴瘤,后者都发展为多发性骨髓瘤。

(二) 鉴别诊断

宫颈、子宫、卵巢的小细胞癌、未分化癌,尤其宫颈的淋巴上皮癌(和鼻咽癌相似);其中淋巴细胞很多时,可能与淋巴瘤相混淆。应用 LCA 和角蛋白染色很容易区分。卵巢淋巴瘤需要与卵巢粒层细胞瘤、粒细胞肉瘤及无性细胞瘤鉴别。

宫颈淋巴瘤时其血管内皮细胞 HLA-DR 强表达,这在宫颈癌和肌瘤等均不出现,其意义不明。

第二节 男性生殖系统淋巴瘤

绝大多数男性生殖系统的原发性淋巴瘤发生在睾丸,但要注意急性白血病时常常也累及这里。所以睾丸的淋巴瘤，以及曾报道过极少发生在其他部位，如前列腺、附睾等处的淋巴瘤等，都需要谨慎地除外继发性，而不是原发性。

睾丸原发性淋巴瘤发生在老年。表现为睾丸单侧无痛性肿大。大约 1/5 病例主要定位于附睾。前列腺淋巴瘤表现为典型的前列腺肥大的症状。

需要鉴别的有睾丸的精原细胞瘤及粒细胞白血病（表 18-1）。分别应用胎盘碱性磷酸酶和氯乙酸脂酶就可以区分。

表 18-1　睾丸淋巴瘤和精原细胞瘤的鉴别

睾丸淋巴瘤	精原细胞瘤
多数大于 50 岁	多数 35~45 岁，超过 50 岁者少
就诊时双侧约 10%	双侧 2%~5%
常累及附睾和精索	精索和附睾累及少
扩散至中枢神经系统、骨、皮肤	极少扩散至此
瘤细胞较多形性	瘤细胞成巢
胞质少，无糖原（PAS–）	胞质丰富，浅染，含糖原（PAS+）
边缘向曲精细管浸润	肿瘤边缘呈"推进性"
常侵犯血管	少见
常浸润白膜	少见
免疫组化呈 B 细胞标记 +	B 细胞标记 –，胎盘碱性磷酸酶 +

精原细胞瘤中的"精细胞性精原细胞瘤"（spermatocytic seminoma）也常发生在 50 岁以上，并常双侧。但是大体上常常水肿、黏液变、并可囊肿形成，不同于淋巴瘤。PAS 亦阴性，故无助于区别淋巴瘤。此肿瘤临床行为良性。

其他需要鉴别的还有胚胎癌（形成片块、乳头、腺腔等均不见于淋巴瘤）和睾丸炎。

从有限的资料来看前列腺淋巴瘤预后不良，大多 6 个月之内播散而死亡。睾丸的淋巴瘤预后较好。病变中存在硬化者是预后比较好的因素。

第三节　乳腺淋巴瘤

乳腺原发性淋巴瘤占所有乳腺恶性肿瘤的 0.04%~0.5%，占所有结外淋巴瘤的 2.2%。主要发生于老年妇女。

正常乳腺是否存在淋巴组织是一个值得研究的问题。人们考虑它和甲状腺和唾液腺可能一样，看来正常时没有什么淋巴组织，但是却在一些疾病时淋巴细胞浸润成为非常突出的特点,如甲状腺的桥本病和淋巴细胞性甲状腺炎、唾液腺的肌上皮性唾液腺炎(米库利奇病)。乳腺可以发生"淋巴细胞性乳腺病(lymphocytic mastopathy)"及"硬化性淋巴细胞性小叶炎(lymphocytic lobulitis)"(图 18-1)。后者是一种自身免疫性疾病,也可出现小淋巴细胞浸入腺上皮内(淋巴上皮病变)。甚至还有并发乳腺淋巴瘤的报道。

临床上绝大多数表现为单侧乳房肿块,双侧约占 5%。组织学大多为高度恶性 B 细胞淋巴瘤。其他类型比较少。

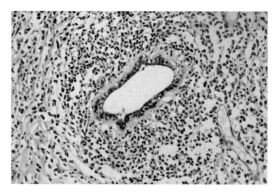

图 18-1　乳腺淋巴瘤

导管周围可见大量瘤细胞浸润。导管上皮层内亦可见瘤细胞浸入,即"淋巴上皮病变"。

第四节　肺的淋巴瘤

肺的淋巴瘤都预后良好,既往曾用过不同的名称,如淋巴细胞淋巴瘤、淋巴 - 浆细胞淋巴瘤等。随着黏膜相关淋巴瘤的认识和免疫组化及分子生物学技术的应用,现在认识到肺的淋巴瘤绝大多数都是黏膜相关淋巴瘤,其他类别如血管中心 T 细胞淋巴瘤、原发性霍奇金淋巴瘤等都很少见。肺脏是否先天性黏膜相关淋巴组织?结论是否定的。只是在新生儿 /婴儿存在感染时才小支气管周围有些淋巴组织。至于在成人,伴随着 Sjogren 综合征等自身免疫性疾病时出现像小肠 Peyer 斑的淋巴组织,如同胃及唾液腺的获得性黏膜相关淋巴组织。

肺黏膜相关淋巴瘤临床上都是老年,男女发病率相同。多为单发结节,常在常规体检中发现。也许伴有咳嗽、胸痛、呼吸困难。少数有 B 症状(发热、体重减轻和盗汗)。

如果过去曾经患有 Sjogren 综合征,需要除外是否肺的淋巴瘤是继发于唾液腺的黏膜相关淋巴瘤。

鉴别诊断:"肺假淋巴瘤"的诊断已不能再使用,已如前述。如果是活检针刺小标本看到淋巴滤泡容易混淆,就不要轻易下结论。需要考虑鉴别的有:①淋巴样间质性肺炎(lymphoid interstitial pneumonia,LIP)。它是弥漫性间质淋巴细胞 / 浆细胞浸润。有学者认为这种 LIP 具有转化为淋巴瘤的倾向。更有甚者认为 LIP 是淋巴瘤的"开始"。②获得性免疫缺陷综合征(AIDS)。这种病人如儿童 EB 病毒感染等可以发生 LIP 和融合的淋巴细胞浸润,与淋巴瘤相似。然而这种浸润是"多形性"的,而且没有 MALT 淋巴瘤的特征变化,如淋巴上皮病变等。③滤泡性细支气管炎。伴发于 Sjogren 等自身免疫性疾病。针刺活检中的确与淋巴瘤很相似,在细支气管 / 小支气管周围形成淋巴组织。但滤泡外看不到 CLL 细胞浸润。④其他。如浆细胞肉芽肿、Castleman 病、肺脏实质内的淋巴结、肺玻璃样变肉芽肿等。都应该除外。

本瘤预后良好即使复发,并转化为高度恶性,其生存时间与一般人群相同。

第五节　眼的淋巴瘤

眼本身的淋巴瘤很少,都是原发性中枢神经系统淋巴瘤或其他部位淋巴瘤扩散而来。但眼睑、结合膜、泪腺和眼眶可以发生淋巴瘤。这些眼附件的淋巴瘤临床行为很相似,组织学上根本无法区别,所以可以将其一并考虑。

正常眼附件没有黏膜相关淋巴组织,只是在结合膜有少量上皮内 CD8 阳性细胞,在泪腺少量存在 CD4 T 细胞、B 细胞和浆细胞。至于出现 B 细胞滤泡应该认为是获得性反应性的。

结合膜和泪腺的淋巴瘤绝大多数是黏膜相关淋巴。眼眶组织没有上皮成分,自然不会出现淋巴上皮病变,但实际上其本质和其他眼附件的淋巴瘤相同。预后良好。

主要发生在老年,女性多于男性。组织学所见如同其他部位的黏膜相关淋巴。在反应性滤泡周围 CLL 细胞浸润。进一步滤泡被 CLL 细胞克隆化而变成模糊的结节构造。其中散在转化的大细胞和浆细胞。浆细胞有时很多而被误诊为髓外浆细胞瘤。当扩散到淋巴结时,呈滤泡间浸润。眼眶的病变除没有淋巴上皮病变以外其他都相同。免疫组化显示 CD20、CD22 阳性。最常见的重链限制性为 IgM。应用抗角蛋白染色容易看到淋巴上皮病变,CD21 阳性滤泡齿突细胞染色可以勾画出模糊的滤泡构造。

鉴别诊断:①炎性假瘤。表现为纤维性间质中慢性多成分炎症性浸润,偶尔出现 B 细胞滤泡。②淋巴结淋巴瘤累及眼附件。

第六节　其他极其少见的结外淋巴瘤

一、软组织

根据 Mayo Clinic 中心 10 年中统计的 7 000 例淋巴瘤中只有 8 例累及软组织。淋巴瘤组织主要浸润于肌纤维之间的间质内。需要和转移癌和其他肉瘤鉴别时应用 LCA 免疫组化很容易解决。

二、肝

大多数都是高度恶性淋巴瘤。和肝原来的慢性疾病如肝炎等也无明确的关系。

三、肾

1988 年 Kandel 从文献中收集到 22 例原发性肾淋巴瘤,其中各种淋巴瘤都有。

四、心

1989 年 Curstsinger 总共 15 例心脏淋巴瘤。大多数为高度恶性 B 细胞淋巴瘤。

五、肾上腺

　　1989 年 Harris 报道了 1 例肾上腺的高度恶性淋巴瘤。他检索了 40 年的文献,总共只有 6 个类似的病例。

　　总之,务必强调诊断为"原发性"结外淋巴瘤时,必须在诊断时通过细致的临床检查,肿瘤只限于一个部位。如果它最近的部属淋巴结受侵犯,和 / 或该肿瘤紧邻的组织结构受侵犯,还可以认为它是"原发性"。至于外周血和骨髓受侵犯是否还算"原发性"? 现在人们认为该肿瘤达到相当体积而骨髓仅仅只有极少受侵犯还应该认为它是"原发性"(图 18-2)。

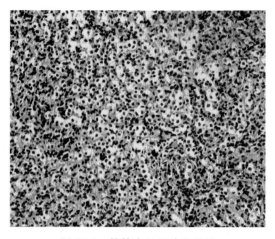

图 18-2　椎管内 T 细胞淋巴瘤

瘤细胞核形比较规则,均有宽广的透明胞质为其显著的特点。

参考文献

1. FERRY JA, HARRIS NL, SCULLY RE. Uterine leiomyomas with lymphoid infiltration simulating lymphoma: A report of seven cases [J]. Int J Gynecol Pathol, 1989, 8: 263-270.

2. MHAWECH P, MEDEIROS LJ, BUESA-RAMOS C, et al. Natural killer-cell lymphoma involving the gynecologic tract [J]. Arch Pathol Lab Med, 2000, 124: 1510-1513.

3. AOZASA K, SAEKI K, OHSAWA M, et al. Malignant lymphoma of the uterus: Report of seven cases with immunohistochemical study [J]. Cancer, 1993, 72: 1959-1964.

4. COOK HT, BOYLSTON AW. Plasmacytoma of the ovary [J]. Gynecol Oncol, 1988, 29: 378-381.

5. FERRY JA, HARRISON NL, YOUNG RH, et al. Malignant lymphoma of the testis, epididymis and spermatic cord: A clinicopathological study of 69 cases with immunophenotypic analysis [J]. Am J Surg Pathol, 1994, 18: 376-390.

6. RADIN AI. Primary pulmonary Hodgkin's disease [J]. Cancer, 1990, 65: 550-563.

7. LIEBOW AA, CARRINGTON CB. Diffuse pulmonary lymphoreticular infiltrations associated with dysproteinemia [J]. Med Clin North Am, 1973, 57: 809-843.

8. ADDIS BJ, HYJEK E, ISAACSON PG. Primary lymphoma: a re-appraisal of its histogenesis and its relationship topseudolymphoma and lymphoid interstitial pneumonia [J]. Histopathology, 1988, 13: 1-17.

9. FREEMAN C, BERG JW, CULTER SJ. Occurrence and prognosis of extranodal lymphomas [J]. Cancer, 1972, 29: 252-260.

10. TRAVIS WD, BANKS PM, REIMAN HM. Primary extranodal soft tissue lymphoma of the extremities [J]. Am J Surg Pathol, 1987, 11: 359-366.

11. ANTHONY PP, SARSFIELD P, CLARKE T. Primary lymphoma of the liver: clinical and pathological features of 10 parents [J]. J Clin Pathol, 1990, 43: 1007-1013.

12. KANDEL LB, MC CULLOUGH DL, HARRISON LH, et al. Primary renal lymphoma: Does it exist [J] ? Cancer, 1987, 60: 386-391.

13. CURSTSINGER CR, WILSON MJ, YONEDA K. Primary cardiac lymphoma [J]. Cancer, 1989, 64: 521-525.

14. HARRIS GJ, TIO FO, VON HOFFMAN DD. Primary adrenal lymphoma [J]. Cancer, 1989, 63: 799-803.

第十九章

组织细胞的增生和肿瘤

组织细胞的肿瘤诊断必须非常谨慎，首先因为它非常少见，而且很容易和其他肿瘤相混淆，尤其对一些在病变中可以出现大量反应性组织细胞的非霍奇金淋巴瘤类型不熟悉时。富于 T 细胞的 B 细胞淋巴瘤和淋巴上皮样细胞淋巴瘤（Lennert 淋巴瘤）是其中的典型代表，淋巴细胞为主型霍奇金淋巴瘤中也可存在大量反应性组织细胞。对于文献中有关报道，需要以今天对非霍奇金淋巴瘤的认识来重新审视。

第一节　组织细胞肉瘤和恶性组织细胞增生症

20 世纪 70 年代认识到"淋巴细胞转化"以后，现知以前所谓的网状细胞肉瘤、组织细胞性淋巴瘤等中的大部分皆系淋巴细胞来源，而不是来自单核 - 巨噬细胞系统。它们实际上是免疫母细胞或大无裂生发中心细胞淋巴瘤等。真正从组织细胞发生的肿瘤是极其少见的，当初在 Lukes 等 1 800 例淋巴瘤的分析统计中只有 12 例，占 0.7%。现在看来其发病率仍然是很低的，尤其与淋巴瘤比较只是凤毛麟角。

恶性组织细胞增生症和组织细胞肉瘤（真性组织细胞淋巴瘤）都是单核 - 巨噬细胞系统的恶性肿瘤，在临床和病理方面有所重叠故一并进行论述。恶性组织细胞增生症，简称"恶组"，指组织细胞自发病起就系统性地恶性肿瘤性增生，而组织细胞肉瘤是一种局限性肿瘤，虽然至后期也可能发展为播散性疾病。过去文献中曾用"真性组织细胞淋巴瘤"的名称，实则它并非组织细胞来源，故称为"组织细胞淋巴瘤"是不确当的。

在第九章"成熟 T 细胞及 NK 细胞非霍奇金淋巴瘤的常见类型"中所述的"间变性大细胞淋巴瘤"里提到的"恶网"与恶性组织细胞增生症"恶组"之间什么关系，是否同一种疾病，还需要进一步研究。在第九章里所述经过 Ki-1 抗体的发现，"恶网"被认为是一种 Ki-1 阳性间变性大细胞淋巴瘤，是否其中还有形成瘤块不明显的病例。后者可能与此处所述的恶性组织细胞增生症为同一种疾病。

瘤细胞体现了吞噬细胞性组织细胞的特点，而且具有明确的恶性特征。因此，它不同于吞噬功能不活跃的几种网状细胞肉瘤（如指突网状细胞肉瘤、齿突网状细胞肉瘤、朗格汉斯细胞肉瘤），也不是伴随于病毒等感染的噬血细胞综合征，后者的组织细胞是反应性的，因此细胞学形态是良性的。

瘤细胞体积属于"大细胞"，直径可达 50μm。胞质丰富。核常分叶或多核，空泡状，染色质细网状，具有显著的核仁。吞噬红细胞是常规染色切片中最容易注意到的现象，但在其他肿瘤(如曲核细胞淋巴瘤、T 细胞淋巴瘤、甚至上皮性肿瘤)也可出现，甚至可见于众多的反应性病变，如伴随于病毒、细菌、结核等感染，因此它("吞噬红细胞"现象)单独不能成为确立单核 - 巨噬细胞来源的根据。

诊断的确立还有赖于细胞化学。受氟化物(fluoride)抑制的非特异酯酶阳性、粒细胞抗氟化物(fluoride)酯酶阳性、酒石酸敏感性酸性磷酸酶阳性、β- 葡萄糖甘酸酶(glucuronidase)阳性等，均表现为胞质弥漫性阳性。T 细胞淋巴瘤也阳性，但表现为胞质内穿凿状阳性或核周阳性而与它不同。碱性磷酸酶阴性、氯乙酸酯酶阴性、过氧化酶阴性或弱阳性。过去曾认为一些酶标志，如溶菌酶(lysozyme)、抗胰蛋白酶(α-AT)、抗糜胰蛋白酶(α-ACT)等对组织细胞具有特征性。通过 20 世纪 80 年代前期的工作证明淋巴细胞经激活后这些标志也能出现。溶菌酶亦存在于非吞噬性组织细胞，此外还从存在于粒细胞、潘氏细胞(Paneth cell)、唾液腺和气管腺体的浆液细胞、肺泡上皮细胞、肾近端曲管等及其肿瘤。α 抗胰蛋白酶结合于溶酶体，因此上述这些细胞都也阳性。

电镜下胞质内可见初级溶酶体、吞噬溶酶体和残余体等，这些均有助于诊断。

免疫组化：单核巨噬细胞对许多单克隆抗体呈阳性反应，如 CD4、CD11c、CD13、CD25、CD68(Kp1)等，但其中只有 CD68 比较具有特异性。众所周知，辅助 T 细胞 CD4 阳性，CD11c 在毛细胞白血病阳性，CD13 在粒细胞阳性，CD25 在 B/T 细胞皆可阳性，即使 CD68 在毛细胞白血病也阳性。因此，诊断时必须首先严格地除外 T、B 细胞淋巴瘤。

一、组织细胞肉瘤

形态上和大细胞淋巴瘤无法区别。常累及皮肤和胃肠道。标志显示 T、B 淋巴细胞阴性，CD68 阳性，有个别病例 CD30 也阳性。基因研究表明免疫球蛋白轻链 / 重链基因和 T 细胞受体基因都呈胚系状态。

二、恶性组织细胞增生症

(一) 临床表现

可发生于各年龄组。临床上症状严重，持续"干烧"(无汗高热)不退，体征无特殊，血象白细胞不高，其他实验室检查亦无特殊异常。常常经过内科鉴别诊断除外感染和传染病，并密切随诊观察后，发现肿大淋巴结而作活检或作骨髓检查从而获得诊断。预后极差。

(二) 病理形态

累及器官以淋巴结为首，其他依次为肝窦、脾红髓、皮肤、骨髓、软组织、消化道等。淋巴结病变往往起始于淋巴窦，淋巴窦内充满瘤细胞而高度扩张，随后淋巴结结构逐渐破坏消失。骨病变形成局部或广泛的溶骨性破坏。骨髓累及严重的话可导致白血病，它与急性单核细胞白血病难于区别。皮肤病变表现为单发或多发结节，更广泛的话可表现为丘疹 / 结节性皮疹。镜下在真皮和皮下脂肪内非粘附性细胞浸润。一般在真皮浅层有一豁免带，不侵犯表皮(如受侵犯则 T 细胞淋巴瘤可能性较大)。胃肠道的病变常常是疾病系统化的一部分。可发生于小肠或大肠,单发或多发。黏膜因肿瘤浸润而增厚至瘤块形成。可伴有梗阻及出血,与肠病伴随 T 细胞淋巴瘤相似。

（三）鉴别诊断

1. **急性单核细胞白血病**　它相当于骨髓的单核母细胞的肿瘤,而恶性组织细胞增生症和组织细胞肉瘤("真性组织细胞淋巴瘤")则偏向于组织细胞分化。前者(急单白)主要累及骨髓和末梢血。恶性组织细胞增生症的瘤细胞仍保留了一定程度的循环能力,故往往在淋巴网状组织中广泛播散。组织细胞肉瘤则相当于组织里的固定组织细胞,因而形成局限性肿瘤。从形态和组化等方面看瘤细胞有其相似之处,但单核细胞白血病血清溶菌酶升高,这不见于恶性组织细胞增生症。骨髓和末梢血中一般也见不到噬血细胞现象,贫血和血小板缺乏症亦较常见。

2. **伴随于感染和肿瘤的"噬血细胞综合征"**　噬血细胞综合征时组织细胞数可以达到很高的程度。淋巴窦可高度扩张。脾增大,可达 1 000g。骨髓、肝窦都显示明显的组织细胞增生。所以很容易诊断为恶性组织细胞增生症。鉴别的要点在于这些组织细胞缺乏恶性的特征。

3. **累及淋巴窦的淋巴瘤**　如间变性大细胞淋巴瘤和 S-100 蛋白阳性窦内大细胞淋巴瘤。累及淋巴窦是它们的特点。

4. **组织细胞的良性疾病**　①窦组织细胞增生伴有大块淋巴结肿大。淋巴窦显著扩张但淋巴结结构是完整的。而且,本病组织细胞是良性的,还具有特征性的"细胞穿入"现象(emperipolesis),组织细胞吞噬正常的淋巴细胞。文献中曾有过极个别"恶性窦组织细胞增生伴有大块淋巴结肿大"的报道。间变的组织细胞核呈多形性,伴有多数核分裂,"细胞穿入"仍是这些细胞的特征,并且除累及窦外还浸润淋巴结的实质。②组织细胞性坏死性淋巴结炎。③Whipple 病。④关节假体:做髋关节置换术时在盆腔淋巴结可见窦组织细胞增生。仔细观察在淋巴细胞胞质中可见钛和钴微粒。

第二节　朗格汉斯细胞组织细胞增生症

朗格汉斯细胞组织细胞增生症(Langerhans cell histiocytosis,LCH)主要发生在儿童和青年,一般是局部过程,预后良好,详见第四章。

恶性组织细胞增生症可发生在儿童,亦有老年患者的报道。瘤细胞胞质丰富,无吞噬现象。电镜下很容易找到 Birbeck 颗粒。在皮肤和内脏形成结节,并可发展成白血相。

第三节　朗格汉斯细胞肉瘤

如果以瘤细胞胞质内有无 Birbeck 颗粒为标准,文献中确定无疑的朗格汉斯细胞肉瘤只有一例。如果诊断标准不如此严格,只基于 CD1a 阳性、S-100 阳性、HLA-DR 阳性和 ATPase 阳性则曾有数例报道,但毕竟还是极少见的而且与上述组织细胞肉瘤可能有所重叠。从散在的病例来看,此瘤可发生在成年,亦可见于儿童。病程经过不一,良恶均有。

第四节　齿突网状细胞肉瘤

齿突网状细胞肉瘤(dendritic reticulum cell sarcoma)以前称为"齿突网状细胞"(dendritic reticulum cell)。其肿瘤极为少见,仅有十余例报道。结内/外(如软/硬腭、扁桃体、脾和胰旁软组织)都能发生。

瘤细胞呈卵圆形和梭形,成片或卷窝状排列而与脑膜瘤及胸腺瘤有些相似。细胞境界不清楚,胞质浅染。核卵圆形,核膜极薄,核浆空,染色质细,核仁小(中位)。少数出现双核及多核细胞。瘤组织中散在一些小淋巴细胞,还可出现"假血管腔隙"。免疫组化:CD21、CD35 阳性,R4/23(Ki-M4)阳性,S-100 的结果不恒定。CD68、CD14、CD11a、LCA 皆阴性。上皮性标记阴性。Vim 阴性。电镜下可见长而复杂的细胞突起,互相交织,并总能找到桥粒(单独具有桥粒还没有诊断价值,因为淋巴瘤也有具有桥粒者)。免疫球蛋白轻/重链和 TCR 基因均呈胚系状态。

肿瘤与周围正常淋巴组织常常分界清楚,而且带有巢的倾向,故易误认为转移癌。在巨大淋巴结增生的焚毁滤泡生发中心内,齿突网状细胞有时增生活跃,核仁明显,与齿突网状细胞肉瘤可很相像,但组织结构有所区别。

本瘤属惰性经过,多局部复发,远处转移少。

第五节　指突网状细胞肉瘤

指突网状细胞肉瘤(interdigitating reticulum cell sarcoma)比齿突网状细胞肉瘤更为少见。它有两种形态:一种与齿突网状细胞肉瘤相似,瘤细胞呈梭形;另一种瘤细胞大,圆形或卵圆形,或多边形连接成片。胞质丰富,核膜薄,核仁小或不明显,染色质分散。核有深切迹。肿瘤内大量淋巴细胞浸润,多数为 T 细胞,少数为 B 细胞,多围绕在血管周围形成套袖。免疫组化 S-100 阴性,EMA 强阳性,某些组织细胞标志也阳性。电镜下可见大量交指状突起,伸向周围的淋巴细胞和其他指突网状细胞,看不到 Birbeck 颗粒和桥粒。本瘤恶性度高,常在一年内死亡。

第六节　滤泡齿突细胞肉瘤

滤泡齿突细胞肉瘤(dendritic cell sarcoma)无特异。

　　凡不符合上述各种组织细胞肉瘤形态特点及免疫表型者归此诊断,所以这是一个"除外诊断"。文献中都是些"个案报告"。如某瘤 CD1a、S-100 阳性,但未见 Birbeck 颗粒,就曾报道为"未定型肿瘤,来自朗格汉斯细胞和指突网状细胞之间的移行型"。近年来应用电镜和多数免疫标志研究后,再没有类似报道。

参考文献

1. ALBORES-SAAVEDRA J, VUITCH F, DELGADO R, et al. Sinus histiocytosis of pulvic lymph nodes after preplacement: A histiocytic proliferation induced by cobalt-chromium and titanium [J]. Am J Surg Pathol, 1994, 18: 83-90.
2. DANIEL SE, SCARAVILLI F, HAWARD R, et al. Primary intracranial histiocytic lymphoma with Langerhans' granules [J]. Cancer, 1985, 56: 2816-2822.
3. YAMAKAWA M, MATSUDA M, IMAI Y, et al. Lymph node interdigitating reticululm cell sarcoma: A case report [J]. Am J Clin Pathol, 1992, 97: 139-146.
4. MONDA L, WARNKE R, ROSAI J. A primary lymph node malignancy with features suggestive of dendritic reticulum cell differentiation: A report of 4 cases [J]. Am J Pathol, 1986, 122: 562-572.
5. PEREZ-ORDONEZ B, ERLANDSON RA, ROSAI J. Follicular dendritic cell tumor: Report of 13 additional cases of a distinctive entity [J]. Am J Surg Pathol, 1996, 20: 944-955.
6. DAUM GS, LIEPMAN M, WODA BA. Dendritic cell phenotype in localized malignant histiocytosis of small intestine [J]. Arch Pathol Lab Med, 1985, 109: 647-651.

第二十章

肥大细胞疾病

肥大细胞增生可以见于独立的各种"肥大细胞增生症",也可以"伴随改变"的形式出现,后者可见于某些淋巴增生性疾病及再生不良性贫血等。

肥大细胞疾病(肥大细胞增生症)是一组疾病。它们的共同特征是以肥大细胞异常增生及累积在一个或多个脏器为特征。这个疾病谱系自可以自发消退的皮肤病变直至多系统累及并存活短的高度侵袭性肿瘤。自 2000 年 9 月的维也纳会议,肥大细胞疾病有了统一的分类(表 20-1)。

表 20-1　肥大细胞增生症分类

皮肤肥大细胞增生症(cutaneous mastocytosis,CM)
系统性肥大细胞增生症(systemic mastocytosis,SM)
惰性系统性肥大细胞增生症(indolent systemic mastocytosis,ISM)
系统性肥大细胞增生症伴随克隆性非肥大细胞血液病(systemic mastocytosis with associated clonal, haematological non-mast-cell lineage disease,SM-AHNMD)
侵袭性系统性肥大细胞增生症(aggressive systemic mastocytosis,ASM)
肥大细胞白血病(mast cell leukemia,MCL)
肥大细胞肉瘤(mast cell sarcoma,MCS)
皮肤外肥大细胞瘤

肥大细胞疾病虽然总的发病率不高,但种类繁多,从实用角度可以分为良、恶性两组(表 20-2)。

表 20-2　肥大细胞疾病分组

良性组	恶性组
皮肤肥大细胞增生症	系统性肥大细胞增生症
色素性荨麻疹肥大细胞增生症	惰性系统性肥大细胞增生症
弥漫性肥大细胞增生症	系统性伴克隆性血液病非肥大细胞疾病
皮肤孤立性肥大细胞瘤	侵袭性系统性肥大细胞增生症
	肥大细胞白血病
	肥大细胞肉瘤
	皮肤外肥大细胞肉瘤

约 80% 的肥大细胞增生症只累及皮肤。其余的 10%~20% 属系统性肥大细胞增生症，它们的诊断往往从骨髓活检中获得，末梢血中很少可见肥大细胞。其他常常累及的器官为脾、淋巴结、肝及消化道。实际上各种组织都可以见到异常的肥大细胞浸润。

肥大细胞增生症的预后和发病年龄相关。发生于儿童者一般预后较好，在性成熟前往往自发退化。成人的皮肤肥大细胞增生就很少退化，并且常伴有系统性肥大细胞增生症。系统性患者中约 1/2 或以上具有皮肤病变，具有皮肤病变者常呈惰性经过。反之没有皮肤病变者常常呈侵袭性经过。惰性系统性肥大细胞增生症一般对生存无影响，而肥大细胞白血病和肉瘤则是一种高度恶性的疾病，病程短促，只有几周至几个月。

临床上肥大细胞增生可以出现骨质疏松和骨质硬化，导致非特异的深部骨疼痛。因组胺释放导致胃酸过多而发生的胃溃疡、瘙痒、潮红、心动过速、疲乏、晕厥、个性改变等症状。这些可能系肥大细胞脱颗粒所致。应用抗组胺药物，如甲氰咪胍等治疗有效。

肥大细胞以其胞质内具有丰富卵圆形直径约 1μm 的嗜碱性颗粒为特征。颗粒中含有肝素（硫酸黏多糖和碱性蛋白的复合物）、组胺和血清素。在涂片作瑞氏（Wright）或吉姆萨（Giemsa）染色可见胞质中粗大颗粒。在制作精良的 HE 染色切片中亦容易观察。应用奥辛蓝（Alcian blue）- 藏红花红（Saffranine）染色法、中性红染色法以及甲苯胺蓝变色反应（蓝色的甲苯胺蓝染料将颗粒染成红色，因为颗粒含有硫酸黏多糖）肥大细胞更容易显示。正常肥大细胞粒细胞过氧化酶（myeloperoxidase，MPO）阴性、萘酚 ASD 氯乙酸酯酶氧性。CD45、CD33、CD68 和 CD117 都阳性。CD14、CD15、CD16 以及 T/B 细胞相关抗原都阴性。类胰蛋白酶氧性。肿瘤性肥大细胞则除了上述正常肥大细胞的特点以外还有报告 CD2 及 CD25 阳性，而萘酚 ASD 氯乙酸酯酶阴性。电子显微镜下肥大细胞呈圆形或卵圆形。胞质内充满着极度致密的或具有结晶构造的膜限大颗粒。其他少量细胞器都被挤在空间有限的胞质内（图 20-1）。

肥大细胞增生症存在 KIT 点突变。KIT 是编码酪氨酸激酶受体的原癌基因。大多数成人的系统性肥大细胞增生存在 D816V 点突变，而儿童典型的皮肤肥大细胞增生症病例缺乏这种突变。

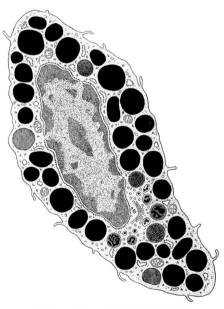

图 20-1 肥大细胞电镜下模式图
胞质内多数规则圆形高电子密度的颗粒。

第一节 皮肤肥大细胞增生症

皮肤肥大细胞增生症应该无系统累及的证据，如血清总类胰蛋白酶水平升高和肝、脾肿大。它有三个类型：色素性荨麻疹 / 斑丘疹皮肤肥大细胞增生症（urticaria pigmentosa UP/maculopapular cutaneous mastocytosis，MPCM）、弥漫性皮肤肥大细胞增生症（diffuse cutaneous mastocytosis)、皮肤孤立性肥大细胞增生症(solitary mastocytosis of skin)。

一、色素性荨麻疹(UP)/斑丘疹性皮肤肥大细胞增生症(MPCM)

此型最为常见。发生于儿童者常在 20 岁以前自发消退,成年后再发生者就很少自发消退。表现为小而多发色素增多的丘疹,多数分布于躯干,手掌、脚掌和黏膜常常很少累及。热水浴后往往抓痒。

在儿童 UP 常呈丘疹。长形或梭形的肥大细胞聚集在真皮乳头中,并沿血管扩展到真皮网状层。发生在成人者常呈色素性斑疹,有时伴有毛细血管扩张。还有一个亚型——"非色素性斑块形成",主要见于婴儿。病变里肥大细胞较少,有些病变可能少到与正常皮肤或炎症皮肤相似。此时需要作多处活检,寻找肥大细胞堆集的病变而作诊断。

二、弥漫性肥大细胞增生症

本型比 UP 少,几乎仅见于儿童。临床上可能看不到典型的斑丘疹,而仅表现为光滑的皮肤或红皮或增厚的皮肤(颗粒状皮革样)。镜下:浸润不显著的病变呈肥大细胞带状浸润于真皮乳头及网状层上部。重度浸润的斑块和结节的镜下改变和孤立性肥大细胞瘤相同。

三、孤立性肥大细胞瘤

常发生于婴儿。好发在躯干和腕部。具有丰富胞质的肥大细胞充满在真皮乳头及网状层,形成片块,并扩展到真皮深层。细胞不间变。

第二节 系统性肥大细胞增生症

系统性肥大细胞增生症(SM)主要见于成人。临床表现为贫血、淋巴结肿大、肝脾肿大及骨骼疼痛。随着疾病进展,末梢血出现肥大细胞增多,及广泛骨硬化和溶骨性病变。预后不良,大多一年内死亡。在 Wright 染色或 Giemsa 染色的涂片或组织印片上肥大细胞不难看到,但是在 HE 染色石蜡组织切片比较不容易确认,两者应互相补充。

诊断为 SM 需要具备下列标准:

1. **主要标准** 在骨髓和 / 或其他皮肤外器官可见多灶肥大细胞致密浸润(每团有 15 或 15 个以上细胞),并经类胰蛋白酶免疫组化或特殊染色证实。

2. **次要标准**

(1)在骨髓或皮肤外器官活检切片里,浸润中 25% 以上的肥大细胞为梭形或具有不典型的形态。在骨髓涂片中未成熟或非典型的肥大细胞占 25% 以上。

(2)在骨髓、末梢血或其他皮肤外器官检测到 *KIT* 基因 D816V 点突变。

(3)在骨髓、末梢血或其他皮肤外器官 CD117 及 CD2 和 / 或 CD25 共表达。

(4)血清总类胰蛋白酶大于 20ng/ml(假若伴有克隆性粒细胞疾病则此指标不可靠)。

满足一个"主要标准"及一个"次要标准"者,或同时满足三个"次要标准"者可以确立诊断。

一、骨髓

在骨髓活检中可见多灶境界清楚的肥大细胞,常常位于骨小梁或血管的周围,或紊乱分布。病灶由不同比例的肥大细胞、淋巴细胞、嗜酸性粒细胞及纤维母细胞构成,曾称为"骨髓嗜酸性粒细胞纤维组织细胞病变(eosinophilic fibro-histiocytic lesion of bone marrow)"。常表现为中心为淋巴细胞,周围为肥大细胞,病灶边缘为反应性嗜酸性粒细胞。一些病例病变比较单形性,由梭形肥大细胞沿着骨小梁分布。邻近骨组织明显纤维化及骨质增生。有时髓腔弥漫地被肥大细胞取代,这些肥大细胞形态细长酷似纤维细胞,并且伴有网织纤维增生,纤维化和胶原化。

观察骨髓时除对肥大细胞重视外,还要注意"骨髓富于细胞性"的具体细胞成分。有些为嗜中性粒细胞及嗜酸性粒细胞增生。一些则可能伴有造血组织的肿瘤,如急性粒细胞白血病,慢粒细胞增生或增生不良综合征。然而必须注意,即使还不足诊断为伴随的造血组织肿瘤,"骨髓富于细胞"或"粒细胞成熟异常"的预后都比较差。骨髓涂片也有助于诊断,但是可能由于纤维化而不容易抽吸出来,而且不能正确地估计肥大细胞在病变里的数量,故应该和活检切片对照来看。

二、淋巴结

异常肥大细胞可弥漫浸润而将淋巴结结构完全破坏,或者肥大细胞局灶性浸润,后者主要累及副皮质区。伴随于肥大细胞浸润者常常生发中心增生,毛细血管亦增生,嗜酸性粒细胞及浆细胞浸润及纤维化。

三、脾

肥大细胞可以在小梁周围或淋巴滤泡周围形成局灶病变,或者弥漫浸润于红髓。病变内常伴有嗜酸性粒细胞和浆细胞浸润及纤维化。个别病例可见伴随的血液病。

四、肝

肝窦内和/或汇管区非典型肥大细胞浸润,有时伴有纤维化,但是很少发展成为肝硬化。

五、骨

肥大细胞浸润时最常表现为骨质增生硬化,也有表现为溶骨性改变,有时两者并存。

第三节　肥大细胞白血病

肥大细胞白血病时骨髓腔内弥漫浸润非典型的肥大细胞。这些细胞常颗粒稀少,核不规则分叶或双叶，有时核仁明显。在吸取涂片中肥大细胞高于20%则应怀疑白血病。确诊需要结合系统性肥大细胞增生症的诊断标准和骨髓及末梢血所见，末梢血中肥大细胞要高于白细胞数的10%。如果骨髓活检和吸取涂片都符合白血病而末梢血中肥大细胞少于10%，则诊断为"非白血性肥大细胞白血病"。

<h2 style="text-align:center">第四节　肥大细胞肉瘤</h2>

本瘤极其少见。它以高度非典型不成熟的肥大细胞构成一个局限性破坏性肿瘤为特征。细胞可与肥大细胞白血病的细胞相似（白血病相）。

<h2 style="text-align:center">第五节　皮肤外肥大细胞增生症</h2>

本瘤也极其少见。主要发生在肺。由分化良好的肥大细胞构成，细胞无间变而与肥大细胞肉瘤相异。

参考文献

1. RYWLIN AM, HOFFMAN EP, ORTEGA RS. Eosinophilic fibrohistiocytic lesion of bone marrow: A distinct new morphologic finding, probably related to drug hypersensitivity [J]. Blood, 1972, 40: 464-472.
2. UDOJI WC, RAZAVI A. Mast cells and myelofibrosis [J]. Am J Clin Pathol, 1975, 63: 203-209.

第二十一章
淋巴结的非淋巴瘤性肿瘤

———— 第一节 转移性肿瘤 ————

　　癌转移到淋巴结已为人们所熟知。黑色素瘤、神经母细胞瘤、软组织肉瘤、生殖细胞瘤等都可转移到淋巴结,不过较癌少见而已。瘤细胞从输入淋巴管进入淋巴结,所以在早期瘤细胞只见于边缘窦,随后在淋巴结实质的淋巴窦内才出现(图21-1~图21-3)。瘤细胞数量很少时免疫组化如角蛋白,EMA,S-100等显示它们有很大帮助。

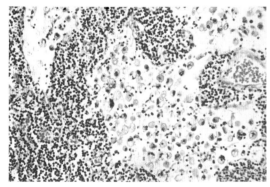

图 21-1　淋巴结肠腺癌转移
淋巴窦内出现单个散在黏液癌细胞提示癌转移。如果出现的癌细胞极少则可以作 PAS 染色,将黏液着色。

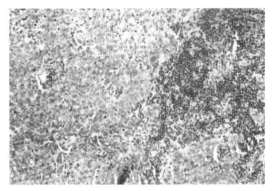

图 21-2　淋巴结内肺小细胞癌转移
大片淋巴组织已经被癌组织取代。

　　早期存在于淋巴窦的转移需要与一些累及淋巴窦的病变相鉴别,其中包括间变性大细胞淋巴瘤,S-100 蛋白阳性窦内大细胞淋巴瘤和恶性组织细胞增生症等,晚期的转移瘤淋巴结原结构被破坏而被肿瘤组织所取代。

　　有些转移癌须与大细胞淋巴瘤鉴别。可从下列方面进行考虑:首先找明显的分化现象,如腺体(腺癌)、角化珠和细胞间桥(鳞癌);再看淋巴结的累及形式,肿瘤组织被正常的淋巴组织分隔成岛屿或肿瘤周边呈推进性变缘往往为癌转移;三看细胞互相之间是否有形成巢的倾向(网织纤维染色显示更佳)。巢内看不到"天星现象"也偏向于癌转移。最后,免疫组化起重大作用。

传统认为脑的恶性肿瘤极少转移到颅外的淋巴结。其理由有：①脑内没有淋巴管。②蜘蛛膜和血管及淋巴管之间没有直接通路。③血脑屏障。④脑的恶性肿瘤寿命很短，病程短促，因此还来不及发生脑外转移。但2016年 Wassati 等报道1例脑的多形性胶质母细胞瘤发生颈淋巴结转移，而且是双侧。这给传统的病理学、神经外科学等提出了重要的挑战。

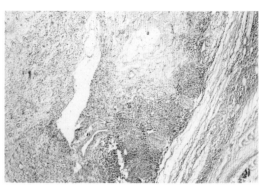

图 21-3   淋巴结内神经纤维肉瘤转移
肉瘤多数发生血行转移，转移到淋巴结十分罕见。

各种恶性肿瘤限于原位还是已经累及淋巴结对患者的治疗和预后都有极其重要的意义。为了提高治愈率常采用肿瘤根治术。根治术的创伤很大，并有一定的死亡率。术后对肿瘤根治切除标本详细地检查部属淋巴结对治疗十分重要，因此必须谨慎地作病理学检查。

附：前哨淋巴结

近年来提出"前哨淋巴结"（sentinal lymph node）的概念。术前或术中在瘤体周围注射色素（isosulfan blue）或放射性物质（radionuclide colloid），随之摘出显示的淋巴结进行检查。这个"前哨淋巴结"可充分反映引流淋巴结的状态。这样可以减少根治术的实施和降低伴随于它的合并症与死亡率。

第二节   淋巴结血管瘤和淋巴管瘤

血管瘤可为毛细血管或海绵状血管瘤。淋巴结结构不破坏。分叶状。细胞无非典型性，看不到核分裂。良性经过。可伴有肾的原发性血管瘤，此为多中心发生，不是转移。

应与下列肿瘤相鉴别：①血管瘤性淋巴样错构瘤（angiomatous lymphoid harmatoma）。本瘤表现为正常和不正常的滤泡和滤泡间质内大量的血管及淋巴细胞为特征。②卡波西肉瘤（Kaposi sarcoma）。淋巴结结构部分地或完全地被破坏，病变富于细胞。核分裂象多，细胞间变，红细胞溢出到血管外等方面与淋巴结血管瘤不同。淋巴管瘤主要见于腋下和颈淋巴结。

第三节   淋巴结血管瘤病

淋巴结血管瘤病（nodal angiomatosis），别名淋巴窦血管化或血管性转化（vascularization or vascular transformation of lymph node sinuses）。淋巴窦结构保存，但部分实质的淋巴窦为毛细血管样的间隙所取代，表现为互相沟通的裂隙或实性细胞性区域，其中为红细胞。其发生机制可能因为淋巴结周围的静脉因肿瘤等压迫受阻而血液流入窦内。如：①肾静脉因压迫或血栓，静脉血回流到肾周淋巴结。②下腔静脉受阻时，血液流入腹腔淋巴结。③乳腺根治术后锁骨下静脉血栓,血液逆流到腋下淋巴结。④股动静脉瘘时,血液流入腘窝淋巴结。血液注入窦内时间久后,窦壁纤维化,形成覆有内皮的海绵状结构,这就是"淋巴窦血管化"或"淋巴窦血管性转化"。

它以没有明显的梭形细胞成分、不累及包膜、没有血管外红细胞,而与卡波西肉瘤相区别。

附：血淋巴结

血淋巴结(haemal nodes,haemolymph nodes)一词原指在羊体内有一种淋巴结没有输入及输出淋巴管,其他组织和普通淋巴结一样。血管直接开口于窦,所以淋巴窦内充满红细胞。除羊以外,还可见于牛、大鼠、及一些灵长类。在猪体内则有一种介于血淋巴结和普通淋巴结之间的淋巴结,输入/出淋巴管存在但与血管通连。血淋巴结肉眼呈红色,常位于颈、腰椎椎体的前面。血淋巴结不同于淋巴结本身因手术等损伤,结内或输入淋巴管附近的血管破裂,或引流区组织内出血所导致的淋巴窦内出现血液。这些情况下不存在与窦直接通连的血管。

—— 第四节　卡波西肉瘤 ——

淋巴结的原发性软组织肉瘤是极少的,文献中曾有过包膜下玻璃样变纤维瘤的报告。此外,自 AIDS 病受到重视以来认识到淋巴结可发生原发性卡波西肉瘤。它通常以小灶形式存在于被膜内或被膜下,如不熟悉,很容易漏诊或误诊为局灶性纤维化。细胞内/外磷钨酸苏木精染色(PTAH)或 PAS 阳性小球(可能为消化后的红细胞)对诊断有助,虽并非特移,因为它不见于纤维化和肉芽组织。

—— 第五节　细菌性(上皮样)血管瘤病 ——

细菌性(上皮样)血管瘤病［bacillary(epitheliod)angiomatosis］发生在免疫抑制的基础上,主要累及皮肤和淋巴结。其病因为一种立克次体样的微生物。淋巴结病变表现为融合性的血管增生灶。灶内为大量丰满的内皮细胞、中性粒细胞和无定形间质。应用 Wartin-Starry 染色在无定形物质内可见大量杆菌样微生物。抗生素治疗可以挽救生命。

需要与卡波西肉瘤和淋巴窦血管性转化相鉴别。

—— 第六节　其他极其少见的淋巴结非淋巴瘤性肿瘤 ——

一、血管肌脂肪瘤

好发于腹腔淋巴结。它由平滑肌束,厚壁血管和脂肪构成。

二、出血性梭形细胞伴有 amianthoid 纤维

出血性梭形细胞伴有 amianthoid 纤维（栅栏状肌纤维母细胞瘤 Palisaded myofibrobla-stoma）迄今仅见于腹股沟淋巴结。

三、淋巴结炎性假瘤

淋巴结炎性假瘤详见第四章第十二节。

四、淋巴结原发性胃泌素

它位于腹腔"胃泌素三角区"的淋巴结。长期以来对这里的淋巴结中看到的胃泌素瘤组织究竟是不是转移存在着争论。近年来免疫组化研究发现此区的淋巴结与全身其他各处淋巴结不同，在正常状态下就可有少数单个散在的胃泌素阳性细胞和 SYN+ 细胞存在，这可能是胚胎发育过程中残留的结果，因此推论由此原发胃泌素瘤是可能的，当然其发生率很低。在因 Zollinger-Ellison 综合征而做手术的病例中约 1/5 可发现淋巴结原发性胃泌素瘤。

参考文献 ••

1. WASSATI H, LOO SW, LOW HL. Lymphatic metastasis due to glioblastoma [J]. Neuro Sci, 1971, 21: 168-169.

2. FAYEMI AO, TOPKER C. Nodal angiomatosis [J]. Arch Pathol, 1975, 99: 170-172.

3. HAFERKAMP O, ROSENAU W, LENNERT K. Vascular transformation of lymph node sinuses due to venous obstruction [J]. Arch Pathol, 1971, 92: 81-83.

4. CHAN JK, FRIZZARA G, FLETCHER CD, et al. Primary vascular tumors of lymph nodes other than Kaposi's sarcoma: Analysis of 39 cases and delineation of two new entities [J]. Am J Surg Pathol, 1992, 16: 335-350.

5. COCKERELL CJ, LEBOIT PE. Bacillary angiomatosis: A newly characterized, pseudoneoplastic, infectious, cutaneous vascular disorder [J]. J Am Acad Dermatol, 1990, 22: 501-512.

6. CHAN JKC, LEWIN KJ, LOMBARD CM, et al. The histopathology of bacillary angiomatosis of lymph node [J]. Am J Surg Pathol, 1991, 15: 430-437.

7. SUSTER S, ROSAI J. Intranodal hemorrhagic spindle cell tumor with amianthoid fibers [J]. Am J Surg Pathol, 1989, 13: 347-355.

8. WEISS SW, GNEPP DR, BRATTHAUER GL. Palisaded myofibroblastoma: A benign mesenchymal tumor of lymph node [J]. Am J Surg Pathol, 1989, 13: 341-346.

9. DAVIS RE, WARNKE RA, DORFMAN RF. Inflammatory pseudotumor of lymph nodes: Additional observation and evidence for an inflammatory etiology [J]. Am J Surg Pathol, 1991, 15: 744-756.

10. ARNOLD WS, FRAKER DI, ALEXANDER R, et al. Apperant lymph node primary gastrinomas [J]. Surgery, 1994, 116: 1123-1129.

11. HERRMANN ME, CIEOLA MC, CHEJFEE G, et al. Primary nodal gastrinoma: An immunohistochemical study in support of a theory [J]. Arch Pathol Lab Med, 2000, 124: 832-835.

第二十二章

需与淋巴瘤相鉴别的病变

在诊断恶性淋巴瘤时首先必须全面而谨慎地鉴别诊断,这是不犯或少犯误诊的必要步骤。就淋巴结而言,训练有素的病理工作者绝不是立刻把注意力集中到用高倍镜去观察细胞。第一步应该在低倍下细致观察淋巴结的结构。具体就是努力地去寻找滤泡和淋巴窦是否存在,如果可以看到的话,两者发生了何种变化? 一般地说,"淋巴瘤时淋巴结的结构是消失的"。但是实际情况比较复杂。若干淋巴瘤病变中往往可以找到反应性滤泡。浆样淋巴细胞淋巴瘤、T区淋巴瘤、血管免疫母细胞性淋巴瘤和霍奇金淋巴瘤等在肿瘤边缘的残存淋巴组织中,甚或肿瘤组织内(如滤泡间霍奇金淋巴瘤)都常常可见反应性的滤泡(增生的或退化/焚毁的滤泡)存在。至于外套层细胞淋巴瘤则在"肿瘤性团块中保留生发中心"则是它的特点之一。淋巴窦在瘤组织中一般都是不再能够看到了,但是位于被膜下的边缘窦在不少肿瘤都是开放的。被膜纤维组织层中和被膜外脂肪结缔组织里有无浸润也是鉴别良恶的观察重点。出现浸润一般见于淋巴瘤,特别淋巴母细胞性淋巴瘤,瘤细胞广泛渗透在包膜和周围的结缔组织中。然而一些淋巴结炎也存在浸润现象。组织细胞性坏死性淋巴结炎等都可以看到。

对淋巴结病变在光镜下区别良恶性没有一项改变是特异的,或者是绝对的。免疫组织化学观察是否单克隆性,是否存在特殊的标记,是否出现特殊异常的表型在相当程度上能够解决问题。但是有时并非如所想象的那样简单。有实际经验的病理工作者都明白B细胞淋巴瘤中可以看到散在的反应性T细胞。反之T细胞淋巴瘤里总有一些残存的或反应性的B细胞,它们常常聚在一起而不像B细胞淋巴瘤中"洒"在瘤组织中的T细胞。注意上述反应性细胞分布的特点甚为重要,因为反应性成分的数量孰多孰少不是判定是否反应性的标准。典型的例子为"富于T细胞的B细胞淋巴瘤",病变中反应性的T细胞可以多达总细胞数的95%,而瘤细胞(大B细胞)只占5%。相同的情况还见于"富于组织细胞的B细胞淋巴瘤"。霍奇金淋巴瘤则是T/B细胞混杂存在的典型。

第一节 淋巴结炎和反应性病变

与淋巴结炎和反应性病变的鉴别:各种滤泡反应性增生(如类风湿关节炎、梅毒、药物

223

反应和其他感染等)都需要与滤泡性淋巴瘤鉴别。此时滤泡可以大小不一,可以融合,可以外套层丢失。此时对滤泡细致的观察至为重要。滤泡内的核裂细胞和无裂细胞是否正常比例,是否散在有吞噬细胞碎片的吞噬细胞存在。如果滤泡存在"极性"则是反应性无疑(详见第三章)。众多结外淋巴瘤皆需要与相应的病变相鉴别。如肺、唾液腺、甲状腺的淋巴瘤与这些器官的"假淋巴瘤"鉴别等。

第二节　肿瘤性病变

一、淋巴结的非淋巴瘤性肿瘤

与淋巴结的非淋巴瘤性肿瘤的鉴别详见第二十一章。

二、其他与淋巴瘤相似的肿瘤

1. **骨外尤因肉瘤**　发生在软组织尤因肉瘤为小圆细胞肿瘤,组织学上容易与淋巴瘤混淆,但 PAS 和神经内分泌标记物阳性,可除外淋巴瘤。

2. **Askin 瘤**　该肿瘤为原发于肺部和纵隔的非淋巴性恶性小圆细胞肿瘤,主要发生在儿童,肿瘤细胞核型规则,圆形或卵圆形,核膜清晰,染色质细腻,不同于淋巴瘤。免疫表型分析有助于两者鉴别。

3. 原始神经外胚叶肿瘤(primitive neuroectodermal tumors,PNET)。

上述三种肿瘤现在认为属于同一种来源——神经外胚叶。它们具有共同的分子遗传学特征—t(11∶22)(q24∶q12)。呈 NSE、触突素(synaptophysin)阳性。

4. **其他的小细胞肿瘤**　众多小细胞肿瘤都和淋巴瘤具有相似的形态特点,所以在诊断淋巴瘤时需要一一排除,其中包括小细胞性骨肉瘤、间叶性软骨肉瘤、滑膜肉瘤、血管外皮瘤、横纹肌肉瘤、恶性间皮瘤、神经母细胞瘤、髓母细胞瘤、小细胞癌、Merkel 细胞癌、明显淋巴细胞浸润的低恶骨内骨肉瘤、明显淋巴细胞浸润的子宫平滑肌瘤等。

第三节　非肿瘤性病变

一、髓外造血

胚胎时期相当部分的造血组织存在于骨髓以外,如肝、脾、淋巴结、胸腺、肾门等处的结缔组织内。婴儿时其造血功能尚保留一段时期,以后逐渐消失。日后在某些疾病对造血的要求增高时(如慢性溶血性贫血),这些部位的造血功能会重新活跃起来,称为髓外造血(extramedullary hematopoiesis,EMH)。造血组织中可见红系、粒系和巨核细胞。在骨髓增生症时巨核细胞可有一定的异型性。淋巴结的髓外造血通常都以小灶形式出现,偶尔全身淋巴结肿大,并且达到相当的程度。

二、肥大细胞增生症

色素性荨麻疹偶尔伴有其他器官的病变,系统性肥大细胞增生症(有时并无皮肤病变)时淋巴结可以累及。发生肥大细胞增生,并常伴有嗜酸性粒细胞、浆细胞浸润以及纤维化。肥大细胞的核呈卵圆至肾形,具有丰富透明或有些甲苯胺蓝(toluidine)阳性颗粒的胞质。由于淋巴结的正常结构破坏,而且其细胞学也与淋巴细胞有相似之处,所以不少被误诊为淋巴瘤。关键在于鉴别诊断时考虑到此病。印片作 Wright 或 Giemsa 染色显示肥大细胞很重要。恶性肥大细胞增生症常无皮肤病变。肥大细胞间变,伴有幼稚粒细胞浸润。预后不良(详见第二十章)。

三、淋巴瘤样肉芽肿

淋巴瘤样肉芽肿(lymphomatoid granulomatosis,LYG)是 EB 病毒驱动的 B 细胞增生,伴有显著的 T 细胞浸润。它以血管中心性和血管破坏性浸润为特征,常常伴有广泛坏死。最常累及的部位是肺、皮肤、脑和肾。LYG 对干扰素 2b 免疫调节治疗有效,因此它不是真性肿瘤,但是可能进展为弥漫性大 B 细胞淋巴瘤。本病在 Wiskott-Aldrich 综合征比较常见。这是一种 T 细胞、B 细胞、中性粒细胞及巨噬细胞都功能异常的复杂的免疫病。

参考文献 ••

1. LUKES RJ, COLLINS RD. Tumors of the hematopoitic system (Atlas of Tumor Pathology: Second Series Fascicle 28). AFIP Press, Washington, 1992: 341-402.

2. OSTROWSKI ML, JOHNSON ME, SMITH PD, et al. Low-grade intraosseous osteosarcoma with prominent lymphoid infiltration [J]. Arch Pathol Lab Med, 2000, 124: 868-871.

3. WILLIAMS ME, INNES DJ, HUTCHISON WT, et al. Extramedullary hematopoiesis: A cause of severe generalized lymphadenopathy in agnogenic myeloid metaplasia [J]. Arch Intern Med, 1985, 145: 1308-1309.

4. HORNY HP, KAISERLING E, PARWARESCH MR, et al. Lymph node findings in general mastocytosis [J]. Histopathology, 1992, 21: 439-446.

第二十三章

与淋巴瘤病变有关的白血病

白血病是造血组织的原发性肿瘤性增生,主要病变在骨髓。在此同时肿瘤性白血细胞浸润全身各器官,其中以肝、脾、淋巴结、脑及生殖腺等尤为明显。淋巴结被累及时需要和淋巴瘤相鉴别。

按白血细胞的属性,白血病可分为非淋巴性(包括粒细胞白血病、单核细胞白血病、红白血病、巨核细胞白血病)和淋巴性两大类,其他还有少数罕见类型(毛细胞白血病、浆细胞白血病、肥大细胞白血病、组织细胞白血病、着色小体组织细胞白血病等)。又根据白血病细胞中原始细胞的多少及发病的缓急分为急性及慢性白血病(原始细胞多于 30%,未经治疗病程少于 6 个月者为急性。原始细胞少于 20% 自然病程在一年以上者为慢性)。现将白血病中部分与淋巴瘤关系比较密切的种类叙述如下。

第一节　淋巴细胞性白血病

无论急性或慢性淋巴性白血病都可累及淋巴结。全身淋巴结,包括浅表淋巴结和胸、腹腔淋巴结都普遍增大,大小比较一致,一般红枣至鸽卵大小,各个分离。镜下与小淋巴细胞淋巴瘤相似。两者的区别要根据临床病史、血象和骨髓所见。有时肿块达到相当程度,曾有"白血肉瘤"(leukosarcoma, Sternberg, 1914)之称。它好发于纵隔,易导致上腔静脉综合征。究其发生方式式有:①急性淋巴细胞性白血病发生在前,后来出现全身淋巴结肿大。在某处淋巴结肿大特别显著,形成巨大瘤块——"白血肉瘤"。②淋巴结肿大在前,某处巨大瘤块存在,随病程进展瘤细胞侵入血液,白细胞总数和异常淋巴细胞数急剧上升[笔者曾遇 1 例白细胞总数高达 $(400\sim600)\times10^9/L$],发生急性白血病,既往称为"淋巴肉瘤细胞性白血病"。这种情况最常见于 T 淋巴母细胞性淋巴瘤。

第二节　粒细胞性白血病和粒细胞肉瘤(绿色瘤)

各型粒细胞白血病都可累及淋巴结,但其增大的程度一般不如淋巴细胞性白血病。粒细胞的肿瘤性增生除白血病外，少数表现为单发或多发的局限性瘤块，称为"粒细胞肉瘤"。它由原始粒细胞所构成(图23-1)，其中一部分肿块在巨检时切面呈很短暂的一过性浅绿色，故又俗称"绿色瘤"，此"一过性"因瘤细胞含有大量过氧化物酶之结果。发生于淋巴结和全身各处(颅骨骨膜下、脊柱、肋骨及软组织等)，单发或多发(笔者曾遇1例尸解全身各处都可见绿色瘤块，包括心外膜、上颌窦等)。粒细胞肉瘤不仅临床上而且HE形态方面都和小无裂生发中心细胞淋巴瘤十分相似，但粒细胞过氧化物酶、氯乙酸酯酶(CAE)、CD15、CD68在粒细胞都呈阳性，可资鉴别。尤其在考虑粒细胞肉瘤而骨髓没有发现白血病时，这些特殊细胞化学及免疫组化检查非常重要。

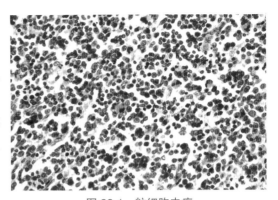

图23-1　粒细胞肉瘤
瘤组织中夹杂不少单个核的嗜酸性粒细胞。中间可见一个巨核细胞。

　　临床上平均年龄48岁(2~80岁)。大约50%病例伴有慢性粒细胞白血病、骨髓增殖性综合征、真性红细胞增多症等。20%在发生粒细胞肉瘤时就有急性髓性白血病。30%的病例在诊断粒细胞肉瘤时却没有这些疾病，但是其中90%的病例在1~49个月(平均10个月)后发生急性白血病。最常见于颅骨、胸骨、肋骨和长骨的近端。其他发生于淋巴结、皮肤、胃肠道和生殖道。其预后和其基础的急性髓性白血病相同。

　　在慢性粒细胞白血病发展过程中一旦出现粒细胞肉瘤提示"慢粒急变"，病程迅速恶化。

第三节　其他白血病

　　单核细胞白血病(M5)、红白血病(M6)、巨核细胞白血病(M7)、毛细胞白血病、肥大细胞白血病等都可累及淋巴结和脾。其病变可以归纳为白细胞浸润(淋巴结内浸润，主要累及副皮质区或弥漫性浸润)及髓外造血。

第四节　骨髓纤维化

　　它是多种原因作用于骨髓的结果。真性红细胞增多症、特发性血小板增多症的晚期都可以引起骨髓纤维化。此外放射线、药物、肿瘤转移、胶原病等也可以成为继发性骨髓纤维化的原因，另一部分则原因不明。骨髓纤维化时在肝、脾可以发生明显的髓外造血，又称"髓样化生"。偶也可以累及淋巴结，发生类似病变，如果不了解这些可能性，很容易误诊为淋巴瘤。

参考文献 ••

LUKES RJ, COLLINS RD. Tumors of the Hematopoitic System: Atlas of Tumor Pathology (Second Series Fascicle 28). Armed Forces Institute of Pathology, Washington, 1992: 332-401.

第二十四章

伴随于免疫缺陷的淋巴增生性疾病

下列四种免疫缺陷状态淋巴瘤及其他淋巴增生性疾病的发生率均甚高。这四种免疫缺陷状态的原因、机制都不相同,所伴发的淋巴瘤及淋巴增生性疾病的种类也各异。

第一节　伴随于原发性免疫缺陷的免疫增生性疾病

原发性免疫缺陷是一组性质不同的疾病,所以伴随的免疫增生性疾病也是一个异源族。有些主要是由于免疫监视的缺陷,如 X 性联淋巴增生性疾病。另一些是由于 DNA 修复存在缺陷,如共济失调毛细血管扩张症,还有一些则因为细胞凋亡有缺陷,如自身免疫性淋巴增生综合征。

容易伴发免疫增生性疾病的原发性免疫病有:共济失调毛细血管扩张症(AT)、Wiskott-Aldrich 综合征(WAS),普通易变免疫缺陷(CVID)、严重联合免疫缺陷(SCID)、性联淋巴增生性疾病(XLP,Duncan 综合征)、Nijmegen 阻断综合征(NBS)、高 IgM 综合征及自身免疫淋巴增生综合征(ALPS)。

原发性免疫病基础上所发生的各种肿瘤死亡率之和比一般人群要高 10~200 倍,但是毕竟原发性免疫病是很少见的,所以伴发于它们的淋巴增生性疾病的发病率甚低。这些原发性免疫病,除 CVID 较多见于成人外,其他主要发生于儿童。男性多于女性,因为许多原发性的遗传异常是和性别相关的,如 Duncan 综合征、SCID 和高 IgM 综合征。

各种原发性免疫病好发淋巴增生性疾病的机制不同。大多数和 EB 病毒有关,对 EB 病毒的免疫监视存在缺陷。如致死性传染性单核增生症时可能完全缺乏 T 细胞的控制,而淋巴瘤样肉芽肿病时是部分性缺乏 T 细胞控制。高 IgM 综合征是由于 CD40 配体退变影响 T 细胞及 B 细胞相互作用而导致 B 细胞不能有效地分化为浆细胞。ALPS 存在 FAS 基因退变。FAS 阻断细胞凋亡导致淋巴瘤。在共济失调毛细血管扩张症 ATM 基因引起 DNA 修复机制的异常。这是导致包括淋巴瘤白血病在内多种肿瘤好发的因素。在 NBS 也发现存在 DNA 修复的缺陷。CVID 时慢性抗原刺激导致肺及消化道显著淋巴组织增生,这是淋巴瘤发生的前置因素。

淋巴组织增生是随后发生淋巴瘤的先驱病变。例如 WAS 常常存在血清单克隆丙球蛋白病,部分病例其淋巴结浆细胞大量单克隆性增生。高 IgM 综合征常在消化道、肝、胆囊等结外部位产生 IgM 的浆细胞显著增生。这种病变可能不发展为淋巴瘤即已致死。

伴发于这些疾病的淋巴瘤中最多见者为弥漫性大 B 细胞淋巴瘤。此外还有 Burkitt 淋巴瘤、T 细胞淋巴瘤、霍奇金淋巴瘤及与移植后淋巴增生性疾病相似的多形性淋巴增生。它们的预后取决于原来的免疫病和淋巴瘤的类型。

致死性传染性单核细胞增生症(fatal infecctious monomucleosis,FIM) 主要见于 Duncan 综合征和 SCID。由于缺乏有效的免疫监视导致 EB 病毒阳性 B 细胞的增生。累及淋巴器官及非淋巴器官,尤以回肠末端最常见。增生呈现十分多形性,浆细胞分化及免疫母细胞分化非常明显,还可见 R-S 样细胞增生。本病还常合并噬血细胞综合征,在骨髓最容易看到。它所造成的全血细胞减少及并发感染常常成为致死的原因。EBV 感染的 B 细胞经常导致 B 细胞抗原的下调,故 CD20、CD79a 等可能阴性或仅表达于少数细胞。

伴随于共济失调毛细血管扩张症的淋巴增生疾病中 T 细胞淋巴瘤 / 白血病多于 B 细胞淋巴瘤。但比 T 细胞淋巴瘤更多的是良性 T 细胞增生,这种 T 细胞增生可以非常显著,因此在诊断 T 细胞淋巴瘤时要十分注意。除共济失调毛细血管扩张症以外,CVID 也曾报道过克隆性 T 细胞增生和少数 T 细胞肿瘤。

第二节　伴随于人免疫缺陷病毒感染的免疫增生性疾病

HIV 阳性患者非霍奇金淋巴瘤的发生率比一般患者要高 60~200 倍。在应用高活性的抗后病毒治疗之前原发性中枢神经系统淋巴瘤及伯基特淋巴瘤高于一般人群达 1 000 倍,霍奇金淋巴瘤高 8 倍。这是由于对 EB 病毒、HHV8/KSHV 等致瘤病毒的免疫监视的缺陷,慢性抗原刺激以及免疫调节有缺陷。这种情况下发生淋巴瘤是多因素造成的。

所伴发的淋巴瘤品种有伯基特淋巴瘤、弥漫性大 B 细胞淋巴瘤(常累及中枢神经系统),此外还有少数原发性体腔积液淋巴瘤,口腔浆母细胞淋巴瘤及霍奇金淋巴瘤。特别好发于结外,尤其中枢神经系统、胃肠道、肝及骨髓。还可发生于口腔、颌骨、体腔等不平常的部位。起始时累及淋巴结者仅约 1/3。

第三节　并发于医源性免疫抑制的免疫增生性疾病

器官移植带来的问题是免疫监视缺陷及移植物的慢性抗原刺激。移植后淋巴增生性疾病（post-transplant lymphoproliferative disorder，PTLD）是一个疾病谱系，包括和传染性单核细胞增生症相似的，EBV 驱动的，多克隆增生至 EBV 阳性或阴性的 B 细胞淋巴瘤及少数 T 细胞淋巴瘤。在各种器官移植的病例中，接受肾移植的受体 PTLD 的发生率最低（小于1%），高于一般人群约 20 倍。接受肝及心移植者 PTLD 发生率居中（1%~2%），接受心肺或肝肠联合移植者 PTLD 发生率最高（5%）。

通常骨髓移植受体发生 PTLD 的危险率仅 1%，但是接受 HLA 不合或应用防移植物抗宿主的免疫抑制治疗者处于最高危险度，发生淋巴瘤的概率高达 20%。

骨髓移植后发生的 PTLD 常广泛累及淋巴结和结外（包括肝、脾、胃肠道及肺），多发生在 5 个月之内。器官移植后发生的 PTLD 常侵犯结外，但是具体部位及发生的时间随所用的免疫抑制药物而定。如用硝基咪唑硫嘌呤（azathioprine）为主的治疗方案则常累及移植器官及中枢神经系统，平均发生在移植后 48 个月。如果用环孢素（cyclosporine）或他克莫司（tacrolimus）为主的治疗方案常累及淋巴结和胃肠道，发生在移植后 15 个月。如果移植器官发生 PTLD，活检标本的诊断中存在排异和 PTLD 的鉴别问题。

PTLD 中部分病例 EBV 阳性，其中大部分是宿主的 EBV（+）细胞逃脱了机体的免疫监视机制而发生的。少数属供体来源，随移植物带来的淋巴细胞残存下来并恶性变而演变为肿瘤，这种病例仅占 10%。部分 PTLD 病例 EBV 阴性，EBV 阴性者往往发病较晚（发生于移植后 4~5 年，而 EBV（+）者发生于移植后 6~10 个月），EBV 阴性的 PTLD 是如何发生的尚不清楚。

PTLD 的形态类型：①早期病变：浆细胞增生和传染性单核细胞增生症样 PTLD。前者表现为淋巴组织结构保存，大量浆细胞增生并伴有少数免疫母细胞。后者则呈现为副皮质区扩展，大量免疫母细胞存在于 T 细胞及浆细胞的背景中，和典型的传染性单核细胞增生症相似。关键在于结构仍然保存（淋巴结仍可见淋巴窦和反应性滤泡，扁桃体的仍可见隐窝和反应性滤泡）而不同于后者。早期病变的发病年龄较低。可自发地或减少免疫抑制后消退，或转为多型性或单型性 PTLD。②多型性 PTLD（又称多形性 B 细胞增生及多形性 B 细胞淋巴瘤）：本型以浆细胞，免疫母细胞以及介于自小淋巴细胞直至浆细胞各中间阶段细胞的大量增生，并且结构破坏为特征。它与早期病变的区别在于结构破坏，与淋巴瘤不同者在于增生成分的多样性（看来似为一例"混合性大细胞 / 小细胞淋巴瘤"）。病变中可见坏死，异形的大细胞和较多的核分裂。过去曾根据非典型的免疫母细胞及坏死再分为"多形性 B 细胞增生"和"多形性 B 细胞淋巴瘤"，现在认为既不实际也无必要，因为两者都是单克隆性而且临床上也相似。多形性 PTLD 的发生率各家不一。免疫抑制剂减少后可以消退，也可能进展。

第四节　并发于应用甲氨蝶呤导致医源性免疫抑制的淋巴增生性疾病

甲氨蝶呤常常是用来治疗一些自身免疫性疾病和肿瘤，药物可以导致免疫抑制。同时本来的自身免疫性疾病也是引起高发淋巴瘤的原因。

参考文献 ••

1. SATOU A, TABATA T, MIYOSHI H, et al. Methotrexate-associated lymphoproliferative disorders of T-cell phenotype: Clinicopathologic analysis of 28 cases. Mod Pathol. 2019, 32: 1135-1146.
2. VAN KRIEKEN JH, ONCIU M, ELENITOBA-JOHNSON KSJ, et al. Lymphoproliferative diseases associated with primary immune disorders. In: Swerdlow SH, Campo E, Harris NL, et al. WHO Classification of Tumours of Haematopoietic and Lymphoid Tissues. 4th edition. IARC, Lyon, 2017: 444-464.

第二十五章

淋巴瘤分子病理学诊断

随着分子生物学等新的实验技术的不断涌现,给恶性淋巴瘤的病理学诊断、分型、治疗和预后评估等方面带来了很大帮助。2016年5月公布的《WHO造血和淋巴组织肿瘤分类》(第4版)除按形态学、免疫表型和临床特点来定义每一个类型淋巴瘤外,还更多地采用分子遗传学指标对不同肿瘤亚型进行细化。由此可见,分子技术已经在淋巴瘤的临床实践中起到了不可或缺的作用。本章重点介绍Southern印迹杂交、PCR、染色体荧光原位杂交(FISH)以及基因表达谱分析(gene expression profiling,GEP)等技术在淋巴瘤诊断和鉴别诊断中的应用及其临床病理学意义。

第一节　抗原受体基因重排分析

根据肿瘤细胞克隆性发生学说,应用Southern印迹杂交和PCR技术分析免疫球蛋白和抗原受体基因的克隆性重排,对淋巴细胞增生的性质和来源进行评价,具有重要的诊断、鉴别诊断、预后评估等方面均具有重要价值。但在研究和临床应用中仍存在一些问题,主要是假阴性和假阳性,在实际工作中往往导致错误判断。因此,必须强调在分子分析结果的解释时,必须结合临床、组织形态学和免疫表型改变。

Southern印迹杂交(Southern blot)分析是检测淋巴细胞抗原受体基因克隆性重排的金标准。其原理和基本步骤为:首先提取细胞DNA,然后用一种或多种限制性内切酶消化。对于一个特定的基因,一定的限制性内切酶可将其切割为特征性的、大小和数量一定的片段,这些片段被定义为胚系片段。当基因经过重排后,其碱基序列改变,酶切位点也有所改变,因此同一种限制性内切酶的酶切产物将有别于胚系片段。酶切片段经电泳分离后转膜,然后与已被放射性核素标记的DNA探针进行液相杂交,最后放射自显影显示相应的DNA条带。在正常或多克隆性增生的淋巴细胞,每个细胞的重排后的抗原受体基因都不一样,酶切片段也就大小各异,故其Southern印迹杂交的影像上呈弥散状或涂抹状信号,而无明显条带。当样本中有一定数量的克隆性增生的淋巴细胞存在时(>1%~5%),克隆性的重排基因则会产生一条或数条特定片段大小的特异性条带。

Southern印迹杂交分析有三个关键点。第一是选择最佳的限制性内切酶对相应DNA

233

进行消化（最终片段最好是 2~15kb，且应避免多态限制性位点作为酶切位点）；第二是通过高分辨凝胶电泳分离限制性内切酶切割的 DNA 片段；第三是利用特异性 DNA 探针与 DNA 片段进行杂交，然后利用放射自显影或化学发光显影来定位探针，以确定限制性片段的大小。如果方法使用得当，Southern 印迹杂交可检测出几乎所有的 Ig 和 TCR 基因的克隆性重排。

尽管 Southern 印迹杂交分析具有高度的可靠性，被认为是识别克隆性基因重排的"金标准"，但因其需要新鲜组织、费时（通常需要 1~2 周）、成本高并使用放射性物质等缺点，逐渐被聚合酶链反应（polymerase chain reaction，PCR）技术所取代。

PCR 是一种体外试管内合成 DNA 的反应，这一反应混合物包括样本 DNA（模板）、一对寡核苷酸引物、四种脱氧核苷酸、热稳定 DNA 合成酶及含有 Mg^{2+} 的缓冲液。在热循环仪上，该反应经过变性、退火、延伸三个步骤的多次循环，在几个小时内可将靶标 DNA 的拷贝数增加几百万倍，使得合成的产物有足够的量供进一步分析和使用。通常的 PCR 产物分析可使用琼脂糖凝胶或聚丙烯酰胺凝胶电泳。但琼脂糖凝胶分辨力较差，不宜用于 Ig/TCR 基因重排克隆性分析时 PCR 产物的分析。

20 世纪 90 年代初，万景华教授首先在国内报道了 PCR 技术在淋巴瘤诊断中应用。当时所采用的是两对引物半巢式 PCR 扩增，其结果的敏感性和特异性达不到临床应用的水平。为解决上述困难，人们进行了大量的研究和探索，这里重点介绍欧洲 BIOMED-2 合作研究项目（淋巴瘤克隆性分析的 PCR 引物设计与标准化）及其研究成果。

为了解决常规淋巴增生性病变克隆性诊断的可靠性和易行性，1998 年 6 月荷兰、英国、法国、西班牙、葡萄牙、比利时和德国欧洲 7 国联合发起 BIOMED-2 合作研究计划（BIOMED-2 Concerted Action BMH-CT98-3936）。该计划旨在：①开发和建立用于克隆性分析的免疫球蛋白（Ig）、T 细胞受体（TCR）基因重排以及公认的染色体易位［t(11；14) 和 t(14；18)］检测的 PCR 方法学和引物设计的标准化，其中包括建立对 PCR 扩增结果的解释指南；②评价标准化 PCR 程序和 PCR 引物组对于各种 WHO 确定的淋巴组织恶性肿瘤类型克隆性研究的实用性。来自上述 7 国的 47 个研究所参与该计划，共计 90 名分子生物学、免疫学、血液病学和病理学专家，花费历时四年半时间对 90 例经 Southern 印迹杂交证实的淋巴增生性病变（石蜡标本和冷冻／新鲜标本对照）进行系统研究。为提高对于石蜡包埋组织提取小片段 DNA 的扩增成功率，设计和验证了 107 对不同的 PCR 引物，组成 18 个多种引物 PCR 管，其中 3 管 VH-JH（Ig 重链可变区 - 连接区）、2 管 DH-JH（Ig 重链多变区 - 连接区）、2 管 Igκ 轻链（IGK）、1 管 Igλ 轻链（IGL）、3 管 TCRβ（TCRB）、2 管 TCRγ（TCRG）、1 管 TCRδ（TCRD）、3 管 BCL1-Ig 重链（IGH）和 1 管 BCL2-IGH。采用规范化 PCR 扩增程序和标准参数，DNA 模板量为 100ng。TCR 和 Ig 基因的 PCR 扩增产物（100~300bp）经异源双链分析或 Gene Scanning 分析进行克隆性评价。结果发现，应用 BIOMED-2 PCR 引物系列对于克隆性重排的检出率非常之高是前所未有的。这种高检出率主要是基于不同 BIOMED-2 引物管的互补性。特别是，联合应用 IGH（VH-JH 和 DH-JH）和 IGK 管引物可以检测出几乎所有的克隆性 B 细胞增生，甚至某些伴有高水平体细胞突变的 B 细胞淋巴瘤／白血病。IgL 基因重排对于克隆性检测的影响有限；联合应用 TCRB 和 TCRG 管引物可检出几乎所有克隆性 T 细胞群,而 TCRD 引物只在 TCRγδ⁺T 细胞增生病变有价值。因此,BIOMED-2 多种系列引物可用于淋巴增生病变的克隆性诊断,亦可用于鉴定适合于做微小残余病变检测的 TCR 靶标序列。

第二节　染色体易位及相关癌基因检测

细胞和分子遗传学研究表明,几乎所有造血系统肿瘤均伴有染色体异常。染色体易位所导致的癌基因活化及其产物在人体淋巴系统恶性肿瘤的发生发展过程中具有重要作用。Southern blot 和 PCR 可用于检测某些淋巴瘤相关的染色体易位性重排(表 25-1),例如:t(14 ;18)bcl-2-IgH 基因重排;t(8 ;14)myc-IgH 基因重排;t(9 ;22)abl-bcr 基因重排等。新的重排带的出现代表了一种克隆(恶性)性特异性标志。如同抗原受体基因重排分析一样,当形态学诊断困难时,肿瘤特异性癌基因重排的检测特别有价值(表 25-1)。例如,bcl-2 基因重排有助于滤泡型淋巴瘤与反应性淋巴滤泡增生的鉴别,特别是肿瘤累及部分淋巴结时。

表 25-1　PCR 技术可检测的血液系统恶性肿瘤的染色体易位

疾病	染色体易位	受累基因
慢性粒细胞白血病	t(9 ;22)	abl-bcr
急性淋巴母细胞性白血病	t(9 ;22)	abl-bcr
滤泡型非霍奇金淋巴瘤	t(14 ;18)	IgH-bcl-2
T- 间变型大细胞淋巴瘤	t(2 ;5)	ALK-NPM
弥漫性大 B 细胞淋巴瘤	t(3q27)*	bcl-6
急性非淋巴母细胞性白血病(FAB M2)	t(8 ;21)	eto-aml-1
急性原髓细胞性白血病(FAB M3)	t(15 ;17)	pml-rarα
伴异常嗜酸细胞性急性髓母细胞 - 单核母细胞性白血病(FABM4E)	inv(16)	CBFβ-MYHII
急性混合细胞性白细胞	t(4 ;11)	af4-mll
急性非淋巴母细胞性白血病(嗜碱性粒细胞)	t(6 ;9)	can-dek
前 B 细胞急性淋巴母细胞性白血病	t(1 ;19)	PBXL-E2A
Burkitt 淋巴瘤	t(8 ;14)(q24 ;q32)	c-myc-IgH
	t(2 ;8)(q12 ;q24)	Igκ-myc
	t(11 ;14)(q24 ;q11)	myc-Igλ
急性 T 细胞白血病	t(8 ;14)(q32 ;q21)	c-myc
急性 T 淋巴母细胞白血病(T-ALL)	t(1 ;14)(p32-34 ;q11)	Tal-1
	t(10 ;14)(q24 ;q11)	HOX11
	t(11 ;14)(p13 ;q11)	Rhom2/Ttg2
	t(7 ;19)(q35 ;p13)	lyl-1
	t(1 ;7)(p34 ;q34)	lck
	t(7 ;9)(q34 ;p34.3)	tan-1

续表

疾病	染色体易位	受累基因
套区非霍奇金淋巴瘤(mantle-zone NHL)	t(11;14)(q13;q32)	bcl-1
低度恶性非霍奇金淋巴瘤	t(10;14)(q24;q32)	lyt-10
B 细胞慢性淋巴细胞白血病 / 小淋巴细胞性淋巴瘤	t(11;14)	bcl-1
淋巴 - 浆细胞性淋巴瘤	t(9;14)(p13;q32)	PAX5-IgH
边缘区细胞淋巴瘤	t(11;18)(q21;q21)	#

注:* 与多染色体片段发生互换异位;# 尚未被克隆

癌基因活化与肿瘤病理发生有关,故也可能与肿瘤的生物行为有关。除将其作为肿瘤标志用于诊断外,也应当将携有癌基因活化(点突变、易位或重排)用于淋巴细胞性肿瘤的分类,或是用于在分子水平上对那些目前尚不能区分的肿瘤的再分型。在这一方面,人们已经注意到了某些肿瘤亚型中存有癌基因的异质性。例如,根据 bcr 基因中断点的定位可将 Ph'-ALL 分成两种亚型;再如,ras 基因突变存在于多种肿瘤和某些癌前病变。因此,可根据基因突变的存在与否将肿瘤再分型。我们期望,通过对淋巴系统肿瘤中癌基因活化的分析可最终形成一个对恶性肿瘤生物学行为相关分类系统的基础,因为具有相同基因缺陷的肿瘤可能对于特异性治疗反应方式较一致。

染色体易位所致的融合蛋白表达及其定位可用于判断易位的类型。如在 ALCL 淋巴瘤中 ALK 蛋白的核浆型染色提示 t(2;5),而 ALK 胞质型染色则提示其他染色体易位(表 25-2)。

表 25-2　ALK 融合蛋白定位与 ALCL 染色体易位的关系

易位类型	累及基因	ALK 染色定位	发生率
t(2;5)	NPM	核、核仁 / 胞质	70%~80%
t(1;2)	TPM3	胞质	10%~20%
t(2;3)	TFG	胞质	2%~5%
Inv2	ATIC	胞质	2%~5%
t(2;17)	CLTC	胞质(颗粒状)	2%~5%
t(2;19)等	?	?	1%~2%

朱平等将数百种融合基因的引物置于有大量反应室的芯片内,同时进行实时定量 PCR,以鉴定白血病患者存在何种融合基因。当然,一些结果已经开始从另一途径影响临床检测,典型的例子检测慢性淋巴细胞白血病 / 小淋巴细胞淋巴瘤 ZAP-70 的表达。研究发现,白血病免疫球蛋白重链可变区(IgHv)发生体细胞突变和不发生突变者有显著不同。不发生 IgHv 突变者预后不良,而有 IgHv 突变者病情进展则缓慢得多。检测 IgHv 突变步骤复杂临床不易实施。幸运的是,ZAP-70 是否高表达是突变最好的代表,高表达预示 IgHv 基因未发生突变。用流式细胞仪或者免疫组化染色检测 ZAP-70 蛋白可以直接用于临床。需要指

出的是,从公共网络系统获得的数据并非总能得到相同的结论,肿瘤标本取样不同、不同芯片的差异和缺陷、数据分析方法的差异、芯片检测的系统误差等都使 GEP 容易出错。另一个问题是容易漏掉肿瘤标本中低水平表达而与肿瘤更相关的基因。应用显微切割法辅以的 RNA 扩增,有望解决这个问题。

第三节 基因表达谱分析

基于基因芯片技术的大规模基因表达谱分析(large-scale gene expression profiling)为肿瘤的精确分型带来了希望。肿瘤细胞遗传异质性与细胞分化和恶性程度密切相关,恶性表型的产生是许多基因产物共同作用的结果。因此,可以将成千上万个基因的表达状况即大规模基因表达谱作为其特征性"分子标签(molecular signature)",建立全新的肿瘤分子诊断和分型系统。

美国癌症研究所(NCI)的 Louis Staudt 博士与斯坦福大学的 Ash Alizadeh 博士协作,应用淋巴细胞中选择性表达的基因(12 069 个克隆)和调节淋巴细胞功能的基因(3 186 个)以及在肿瘤的发生中可能起作用的基因(2 338 个)制备淋巴芯片(lymphochip),分析了纯化的正常淋巴细胞亚群和 96 例淋巴细胞恶性肿瘤的基因表达谱,特别是弥漫性大 B 细胞性淋巴瘤(DLBCL)、滤泡型淋巴瘤(FL)和慢性淋巴细胞性白血病(CLL),以期对淋巴瘤进行重新分类。

初步研究结果已经显示,不仅上述三种淋巴瘤具有明确不同的基因表达谱构型,而且还在 DLBCL 中发现了两个亚型,即生发中心 B 细胞样 DLBCL 和活化 B 细胞样 DLBCL,前者预后明显好于后者。两种亚型之间存有数百种不同基因的不同表达,这些差异基因分别与 B 细胞不同的分化和活化阶段有关。这些亚型可能反映了肿瘤细胞增殖率、分化状态和患者对治疗反应的差异,对于揭示此类肿瘤明显不同的预后具有重要意义。两种 DLBCL 亚型分别包含由数百种基因组成的表达模块,其中许多基因与肿瘤的恶性行为有关。因此,Staudt 博士等认为,应用基因表达构型显示的肿瘤分子诊断可有助于发现"一种疾病中多种疾病类型(diseases within a disease)"。此外,在基因组水平上综观肿瘤基因表达谱变化,为开发新的抗癌疗法提供了分子依据。该研究结果还提示,成功的新疗法设计应该针对肿瘤恶性行为相关的基因表达模块上游信号转导分子作为靶的序列,这些分子的异常转录性表达程序的启动可能导致了淋巴瘤的发生与发展。在目前尚不能普遍开展基因表达谱分析的情况下,可用免疫组化检测 CD10、bcl-6 和 MUM-1 将 DLBCL 分为 GCB 样(CD10+、bcl6+/-、MUM-1-)和非 GCB 样(CD10-、bcl6-/+、MUM-1+)两个免疫组化亚群。

Alizadeh 等还发现,三种 B 细胞肿瘤中基因表达谱上最明显的区别是涉及细胞增殖有关基因表达的差异。FLs 和 CLL 的基因表达谱被聚类于靠近休止淋巴细胞,这反映了两种肿瘤生物学行为上的相对惰性和非常低的增殖率。DLBCLs 显示了与增殖相关的基因高表达,其中包括有各种细胞周期控制和监视基因、DNA 合成和复制基因以及 Ki67 基因等。一般说来,DLBCL 瘤细胞增殖越快,上述基因表达越高。然而,不同 DLBCL 病例之间增殖基因表达亦有明显的差异,与以前所描述的 DLBCL 中增殖指数的变异性相一致。

CLL 与 FL 之间最明显的区别来自于生发中心 B 细胞所特有的基因表达谱,该谱系基因有别于休止 B 细胞和体外活化 B 细胞。FL 表现为体细胞免疫球蛋白高突变的基因表达谱,与生发中心 B 细胞完全一致,支持 FL 发生于生发中心分化阶段的 B 细胞。

但是,两组 DLBCL 亚型也并非是单型性的,每一组都存有相当的分子异质性。例如,"良好预后"组中部分患者在两年内死亡,而有些"不良预后"组患者则存活 5 年以上。由此可见,可能仍存在一些"隐蔽分子结构"有待发现。由于基因表达谱分析是定性而不是定量的方法,有些与预后相关的低丰度表达基因可能被遗漏,或有变异基因的存在。这些变异基因所编码的蛋白具有不同活性或稳定性,直接影响肿瘤的演进过程和对治疗的反应。在这方面,检测单核苷酸多态性可能是对基因表达谱筛查的补充方法。此外,大样本病例的检测和高密度或不同 DNA 芯片的应用,有助于解决这些问题。

CLL 患者基因表达谱的研究中发现,一些在免疫球蛋白重链可变区(IgHv)发生突变和未发生突变的白血病细胞中的表达显著不同的基因,高水平的 ZAP-70 表达通常预示 IgHv 基因未发生突变。缺乏 IgHv 基因体细胞突变(somatic mutation)对 CLL 是不利的预后因素,那些带有未突变的 IgHv 区白血病细胞的患者病情呈进行性进展,而带有突变了的 IgHv 区白血病细胞患者的病情进展则缓慢得多。通过基因表达谱分析已经有可能对淋巴瘤进行基因型分类,指导对患者的个体特异性治疗。分析淋巴瘤的基因表达谱仍然存在一定问题,肿瘤标本取样的异质性、不同基因芯片平台制作的差异和缺陷、基因表达谱数据分析方法的不同和偏差,以及基因芯片检测的系统误差等都会造成基因分型的差异。基因表达谱存在的另一个问题是分析时容易漏掉淋巴瘤标本中较低水平,而与淋巴瘤发生发展密切相关的基因。由于基因表达谱得到的是所有细胞表达水平的均值,因此无法鉴别出有时在标本中仅占少数的淋巴瘤细胞的基因特征。

Cyclin D1 阴性套细胞淋巴瘤(MCL)是否存在是有争议的。对免疫组化可疑的 cyclin-D1 阴性病例,首先应做 FISH 检测 t(11;14);如果 FISH 未发现 bcl-1 基因易位时,MCL 的诊断是有问题的。Rosenwald 等从大宗 MCL 病例中筛选出一组该肿瘤特异的基因表达谱(标记基因),对一组 cyclin-D1 阴性病例通过定量实时 PCR 鉴定发现,具有 MCL 标记基因特征。有趣的是,其中 3 例过表达 cyclin D2 或 cyclin D3,提示 D1 相关的 cyclins 过表达可能在 MCL 发病中起着重要作用。应用 MCL 标记基因芯片可以识别那些 cyclin D1 阴性或 FISH 阴性的 MCL 病例,以进一步评价其与经典型 MCL 在生物学上的相关性及其临床病理学意义。

自从 30 多年前发现的 Southern blot 分析 Ig 和 TCR 基因克隆性重排,到目前利用高密度基因芯片检测肿瘤类型特异的染色体易位,淋巴瘤分子诊断技术有了较快的发展。人们逐步认识到,分子诊断技术不仅仅限于肿瘤的诊断和分型,而且还可用于治疗相关的分子靶标或信号通路的检测、监视疾病的进程或对治疗的反应及其肿瘤患者预后的评估。特别是二代测序技术的进步,全基因组范围的研究明显的加速了新的疾病亚型和新的预后因素的发现,临床上肿瘤的基因和生物学通路不断被认识。这些发现为临床诊断和治疗带来了革命性变化。2016 版 WHO 淋巴瘤新分类对分子诊断和分型提出了更多的需求,例如毛细胞白血病（BRAF V600E 突变）、淋巴浆细胞淋巴瘤（MYD88 L265P 突变）、高级别 B 细胞淋巴瘤 [伴有 MYC 和 bcl-2 和 / 或 bcl-6 基因重排的 "双打击" 或 "三打击" 淋巴瘤]、不伴 MYC 重排的 Burkitt 淋巴瘤、EBV⁺ 大 B 细胞淋巴瘤和黏膜皮肤溃疡、儿童滤泡型淋巴瘤（无 bcl-2、bcl-6 及 MYC 基因重排）、伴有 IRF4 重排的大 B 细胞淋巴瘤、伴有 6p25 染色体重排的淋巴瘤样丘疹病、ALK 阴性间变性大细胞性淋巴瘤（6p25 重排）、克隆性 B 淋巴细胞增多症等类型，都离不开分子分析。我们相信未来的分子诊断技术可以给每一肿瘤生物学特征提供特异性资料，包括关键性异常信号通路。基于这些资料，临床上可以设计更有效的、不良反应更小的个体化治疗方案，给肿瘤患者带来福音。

应当指出，目前淋巴瘤基因分析方法尚不能代替形态学为主的诊断技术。因前者存在一定的局限性，有时可能出现假阴性或假阳性，所以在判断结果时必须结合临床资料、形态学改变和免疫表型等指标进行综合分析。

参考文献 ••

1. SWERDLOW SH, CAMPO E, PILERI SA, et al. The 2016 revision of the World Health Organization classification of lymphoid neoplasms [J]. Blood, 2016, 127: 2375-2390.

2. SWERDLOW SH, CAMPO E, HARRIS HL, et al. WHO classification of tumours of Haematopoietic and Lymphoid Tissues (Revised 4th edition). IARC: Lyon, 2017.

3. SWERDLOW SH, CAMPO E, HARRIS NL, et al. WHO Classification of Tumors of Haematopoitic and Lymphoid Tissues. IARC Press, Lyon, 2008.

4. BAGG A. Role of molecular studies in the classification of lymphoma [J]. Expert Rev Mol Diagn, 2004, 4: 83-97.

5. VAN DONGEN JJM, LANGERAK AW, BRUGGEMANN M, et al. Design and standardization of PCR primers and protocols for detection of clonal immunoglobulin and T-cell receptor gene recombination in suspect lymphoproliferations: report of the BIOMED-2 Concerted Action BMH4-CT98-3936 [J]. Leukemia, 2003, 17: 2257-2317.

6. GOLUB TR, SLONIM DK, TAMAYO P, et al. Molecular classification of cancer: class discovery and class prediction by gene expression monitoring [J]. Science 1999, 286: 531-537.

7. STEPHENSION J. Lab-on-a-Chip shows promise in defining and diagnosing cancers [J]. JAMA 1999, 282: 1801-1803.

8. 万景华. 应用多聚酶链反应 (PCR) 快速诊断克隆性 B 淋巴细胞增殖性疾患 [J]. 中华肿瘤学杂志, 1990, 12: 242-244.

9. 张建中, 晏良遂, 白炎, 等. 基因重排分析在淋巴瘤诊断中的应用 [J]. 中华医学杂志, 1993, 73: 465-467.

10. 张建中. DNA 芯片技术在病理学研究中的应用前景 [J]. 临床与实验病理学杂志, 2000, 16: 324-325.

11. 张建中. 基因芯片技术在淋巴瘤或白血病诊断和分型中的应用 [J]. 临床血液学杂志, 2002, 15: 39-41.

12. 张建中. 如何应对分子病理学发展所面临的挑战 [J]. 临床与实验病理学杂志, 2004, 20: 19-22.

13. ALIZADEH AA, ELSEN MB, DAVIS RE, et al. Distinct types of diffuse large B-cell lymphoma identified by gene expression profiling [J]. Nature 2000, 403: 503-511.

14. SHIPP MA, ROSS KN, TAMYO P, et al. Diffuse large B-cell lymphoma outcome prediction by gene expression profiling and supervised machine learning [J]. Nature Med, 2002, 8: 68-74.

15. KURIAN KM, WATSON CJ, WYLLIE AH. DNA chip technology [J]. J Pathol, 1999, 187: 267-271.

16. BROWN PO, BOTSTEIN. Exploring the new world of the genome with DNA microarrays [J]. Nature Genetics, 1999, 21 (suppl): 33-37.

17. EMMERT-BUCK MR, STRAUSBERG RL, KRIZMAN DB, et al. Molecular profiling of clinical tissue specimens: feasibility and applications [J]. Am J Pathol, 2000, 156: 1109-1115.

18. ROSS DT, SCHERF U, EISEN MB, et al. Systematic variation in gene expression patterns in human cancer cell lines [J]. Nature Genetics 2000, 24: 227-234.

19. BERNS A. Gene expression in diagnosis [J]. Nature, 2000, 403: 491-492.

20. ASTER JC, LONGTINE JA. Detection of BCL2 rearrangements in follicular lymphoma [J]. Am J Pathol, 2002, 160: 759-763.

21. ROSENWALD A, WRIGHT G, WISESTNER A, et al. The proliferation gene expression signature is a quantitative integrator of oncogenic events that predicts survival in mantle cell lymphoma [J]. Cancer Cell, 2003, 3: 185-197.

22. MAES B, DE WOLF-PEETERS C. Marginal zone cell lymphoma: an update on recent advances [J]. Histopathology, 2002, 40: 117-126.

23. ROSENWALD A, ALIZADEH AA, WIDHOPF G, et al. Relation of gene expression phenotype to immunoglobulin mutation genotype in B-cell chronic lymocytic leukemia [J]. J Exp Med, 2001, 194: 1639-1647.

24. KLEIN U, TU Y, STOLOVITZKY GA, et al. Gene expression profiling of B-cell chronic lymphocytic leukemia reveals a homogenous phenotype related to memory B-cells [J]. J Exp Med, 2001, 194: 1625-1638.

25. BENCH AJ, ERBER WN, FOLLOWS CA, et al. Molecular genetic analysis of haematological malignancies II: mature lymphoid neoplasms [J]. Int J Lab Hematol, 2007, 29: 229-260.

26. THOMAS RK, RE D, ZANDER T, et al. Epidemiology and etiology of Hodgkin's lymphoma [J]. Ann Oncol, 2002, 12 (Suppl4): 147-152.

27. FERRANDO AA, NEUBERG DS, STAUNTON J, et al. Gene expression signatures define novel oncogenic pathways in T-cell acute lymphoblastic leukemia [J]. Cancer Cell, 2002, 1: 75-87.

28. FALINI B, MASON DY. Proteins encoded by genes involved in lymphoma and leukemia: clinical values of their detection by immunocytochemistry [J]. Blood, 2002, 99: 409-426.

第二十六章

淋巴瘤的病因学

首先要明确恶性淋巴瘤是一组疾病,而不是一种疾病。它们的病因当然是不同的。它的复杂性更进一步说明同一种病因可能引起不同的肿瘤,而同一种肿瘤又可能由于不同的病因。

当前要谈论淋巴瘤的病因尚显得有点"奢侈",因为仅仅是认识到很少数淋巴瘤和某些发病因素有关。看到淋巴瘤和某些致病因素的伴随关系并不能等于两者存在因果关系。

现将比较明确的少数淋巴瘤病因叙述如下。

第一节 免疫缺陷

无论原发性或继发性免疫缺陷的患者 B 细胞淋巴瘤的发病率显著增高。其中尤其是弥漫性大 B 细胞淋巴瘤(DLBCL)和伯基特淋巴瘤。

主要的免疫缺陷包括 HIV 感染、放疗 / 化疗后、为器官移植防止移植排斥或移植物抗宿主反应而应用的医源性免疫抑制和原发性免疫缺陷。

一些自身免疫病患者,如 Sjogren 综合征和桥本甲状腺炎都是发生 B 细胞淋巴瘤的高危人群。

人们认为自身免疫病通过控制淋巴细胞凋亡的基因突变而导致淋巴瘤。如 FAS 的胚系突变会引起发生 B 细胞淋巴瘤和霍奇金淋巴瘤的危险性增高。

第二节 病 毒

一、HTLV-1 病毒

日本成人 T 细胞白血病 / 淋巴瘤(adult T-cell leukemia/lymphoma,ATL)的主要危险因素是 HTLV-1 感染。可以明确地看到 HTLV-1 克隆性整合到转化了的 T 细胞基因组里,因此它是 ATL 的病因无疑。

最主要的传播方式是母婴通过哺乳,其次通过输血的"水平方向"传播。日本西南部 HTLV-1 血清阳性率达 8%~10%。其中血清阳性的男性中 6.9%/ 女性的 2.9% 发生成人 T 细胞白血病 / 淋巴瘤。

二、EB 病毒

EB 病毒(EBV)在人体组织中的存在形式有两种。潜伏状态和复制状态。潜伏状态时病毒基因组成环状。免疫组化表现为 EBNA(EBV 核抗原)和潜伏膜蛋白(latent membrane antigens,LMP)阳性。复制状态病毒基因成线状。被感染的细胞表现为早期抗原(early antigens,EAs)、病毒壳抗原(viral capsid antigens,VCAs)和膜抗原(membrane antigens,MAs)阳性。

EBV 和伯基特淋巴瘤的关系是最经典的病因学研究之一。在后者的流行区几乎 100% 的病例都 EBV 阳性。在散发区则阳性率为 15%~35%。

其他有关的淋巴瘤有 NK 细胞和 T 细胞淋巴瘤,鼻型。主要分布在中国,而在北美和欧洲这种肿瘤是极其少见的。中美、南美及墨西哥土著居民中发病率又高一些,他们的遗传特征和亚洲人相近。也许除 EBV 以外还有遗传因素在起作用。EBV 不仅可以引起淋巴瘤,又在鼻的另一种恶性肿瘤——鼻咽癌在我国广东、广西、福建等省份非常普遍,它也伴随着极高的 EBV 感染。EBV 这种既对淋巴瘤又对癌的双向致病作用是很特殊的。

T 细胞淋巴瘤方面,还曾有报道在慢性活跃的 EBV 感染过程中,从多克隆发展为单克隆性 T 细胞淋巴瘤者。

此外,EBV 还曾经在黏膜淋巴组织的高度恶性 B 细胞淋巴瘤、霍奇金淋巴瘤等都检出过。

三、人疱疹病毒(HHV)

1. HHV-8 病毒　即卡波西肉瘤病毒(Kaposi virus)。是一种新的疱疹(herpes)病毒。它在多种卡波西肉瘤的活检中检出。不仅见于 AIDS 相关的卡波西肉瘤。也见于散发性卡波西肉瘤和经典卡波西肉瘤。

现在发现一些淋巴瘤,如 AIDS 相关的体腔 B 细胞淋巴瘤、弥漫性大 B 细胞淋巴瘤、血管免疫母细胞性淋巴瘤,多中心 Casstleman 病,即使并非肿瘤(如巨大的滤泡生发中心增生和器官移植免疫缺陷等各种增生)都可以检出。说明可能这种病毒感染着一些淋巴细胞,潜伏在这些细胞里,一旦免疫系统发生缺陷就导致这些淋巴细胞增生,形成肿瘤。究竟两者之间是否有因果关系还有待进一步研究。

2. HHV-6 病毒　这种病毒基因组是一线状双股 DNA,约 170kb。不仅可以感染 T4 细胞,也可感染 B 细胞、巨核细胞,以及脑的胶质母细胞等。在淋巴瘤和白血病都被检测到过。但它在病因方面的角色还不清楚,因为抗 HHV-6 的 IgG 抗体在正常人群中高达 80%。

四、丙型肝炎病毒

丙型肝炎病毒在某些淋巴浆细胞淋巴瘤伴随的 II 型隐性球蛋白血症、脾和淋巴结的边缘带淋巴瘤和弥漫性大细胞淋巴瘤等发病中有关。但病毒在引起肿瘤中起着什么作用还不清楚。看来不是直接感染肿瘤性 B 细胞,而是通过 B 细胞免疫反应的活化。

第三节　细　　菌

一、幽门螺杆菌

20 世纪 90 年代发现螺杆菌刺激胃的黏膜相关淋巴组织的淋巴细胞增生，进一步引起淋巴瘤。应用抗生素消除这种细菌以后肿瘤可以退化。1993 年 Wotherspoon 报道 6 例用了抗生素治疗以后，反复摘取活检（有的多达 4 次）都显示肿瘤不再存在，随诊长达 11~38 个月，提示这种肿瘤可以将抗生素治疗作为一线手段取代手术和化疗。这是非常重要的发现，而且富有实用的治疗价值。

后来 Roggero 等发现在 1 例皮肤的边缘带 B 细胞淋巴瘤应用药物消灭了此幽门螺杆菌后，肿瘤也可以退化。

二、其他细菌

Borrelia Burgdorferi 是一种寄生在 Ixodes 蜱的螺旋体，它可引起三种皮肤病：移行性红斑（erythema migrans）、皮肤良性淋巴瘤（lymphadenosis benigna cutis，又名 Borrelia lymphocytoma，一种假淋巴瘤）、慢性萎缩性指趾皮炎（acrodermatitis chronica atrophicans）。欧洲有报道可以引起皮肤黏膜相关淋巴瘤。

在某些地区 Chlamydia psitttaci、C.pneumoniae、C.trachomatis 和眼附属器的黏膜相关淋巴瘤有关。

Campylobacter jejuni 和肠道黏膜相关淋巴瘤有关。Achromobacter xylosoxidans 和肺的黏膜相关淋巴瘤有关。

第四节　环　境　因　素

应用杀虫剂、除草剂和滤泡性淋巴瘤有关。以前的染发剂和弥漫性大 B 细胞淋巴瘤有关。

参考文献 •

1. FRIZZERA G, HARTO DW, GAJL-PECZALSKE K, et al. Polymorphic diffuse B-cell hyperplasisa and lymphomas in renal transplant recepients [J]. Cancer Res, 1981, 41: 4262-4279.
2. KASSAN SS, THOMAS TL, MOUTSOPOULOS HM, et al. Increased risk of lymphoma in sicca syndrome [J]. Ann Inter Med, 1976, 89: 886-892.
3. KATO I, TAJIMA K, SUCHI T, et al. Chronic thyroiditis as a risk factor of B-cell lymphoma in thyroid gland [J]. Jpn J Cancer Res, 1985, 76: 1085-1090.

4. STRAUS SE, JAFFE ES, PUCK JM, et al. The development of lymphomas in families with autoimmune lymphoproliferative syndrome with germline Fas mutations and defective lymphocyte apoptosis [J]. Blood, 2001, 98: 194-200.

5. COOK LB, MELAMED A, NIEDERER H, et al. The role of HTLV-1 clonality, proviral structure, and genomic integration site in adult T-cell leukemia/lymphoma [J]. Blood, 2014, 123: 3925-3931.

6. SWERDLOW SH, CAMPO E, HANCY LH, et al. WHO Classification of Tumours of Haematopoietic and Lymphoid Tissues. IARC, Lyon, 2017: 196-198.

7. QUINTANILLA-MAARTINEZ L, KUMAR S, FEND F, et al. Fulminant EBV (+) T-cell lymphoproliferative disorder following acute/chronic EBV infection: a distinct clinicopathologic syndrome [J]. Blood, 2000, 96: 443-519.

8. KANEGANE H, BHATIA K, GULTIERREZ M, et al. A syndrome of peripheral blood T-cell infection with Epstein-Barr virus (EBV) followed by EBV-positive T-cell lymphoma [J]. Blood, 1998, 91: 2085-2091.

9. TAO JG, KAHS L. EBV associated high grade B-cell lymphoma of MALT in a 9-year-old-boy [J]. Arch Pathol Lab Med, 2000, 124: 1520-1524.

10. 周小鸽, 李佩娟, 纪小龙, 等. 霍奇金氏病组织中 EB 病毒亚型的检测 [J]. 中华病理学杂志, 1998, 27: 255.

11. LUPPI M, BAROZZI P, MAIORANA, et al. Human herpesvirus-8 DNA sequences in human immuno-deficiency virus-negative angioimmunoblastic lymphadenopathy and benign lymphadenopathy with giant germinal center hyperplasia and increased vascularity [J]. Blood, 1996, 87: 3903.

12. TORELLI G, MARASCA R, VASUDEVAN DM, et al. Human herpesvirus-6 in human lymphomas identification of specific sequences in Hodgkins disease by PCR [J]. Blood, 1991, 77: 2251.

13. DE VITA S, SACCO C, SANSONNO D, et al. Characterization of overt B-cell lymphoma in patients with hepatitis C virus infection [J]. Blood, 1997, 90: 776-782.

14. AACOLI V, LO COCO, ARTINI M, et al. Extranodal lymphomas associated with hepatitis C virus infection [J]. Am J Clin Pathol, 1998, 109: 600-609.

15. WOTHERSPOON AC, ORTIZ-HIDALGO C, FALLZON MR, et al. Helicobacter pylori-associated gastritis and primary B-cell gastric lymphoma [J]. Lancet, 1991, 338: 1175-1176.

16. HUSSELL T, ISAACSON PG, CRABTRDD JE, et al. The response of cells from low grade B-cell lymphomas of mucosa-associated lymphoid tissue of Helicobacter pylori [J]. Lancet, 1993, 342: 571-574.

17. WOTHERSPOON AC, DOGLIONI C, DISS TC, et al. Regression of primary low grade B-cell gastric lymphoma of mucosa-associated lymphomoid tissue type after eradication of Helicobacter pylori [J]. Lancet, 1993, 342: 575-577.

18. ROGGERO E, ZUCCA E, MAINETTI C, et al. Eradication of Borrelia Burgdorferi infection in primary marginal zone B-cell lymphoma of the skin [J]. Hum Pathol, 2000, 31: 263-268.

19. CERRONI L, ZOCHLING N, PUTZ B, et al. Infection by Borrelia burgdorferi and cutaneous B-cell lymphoma [J]. J Cutan Pathol, 1997, 24: 457-461.

20. CHAUDEL E, ZHOU Y, BACON CM, et al. Chlamydia psittaci is variably associated with ocular adnexal MALT lymphoma in different regions [J]. J Pathol, 2006, 209: 344-351.

21. RUIZ A, REISCHI U, SWERDLOW SH, et al. Extranodal marginal zone B-cell lymphomas of the ocular adnexa: multiparameter analysis of 34 cases including interphase molecular cytogenetics and PCR for Chlamydia psittaci [J]. Am J Surg Pathol, 2007, 31: 792-802.

22. PRICE SK. Immunoprolifeative small intestinal disease: a study of 13 cases with alpha heavy-chain disease [J]. Histopathology, 1990, 17: 7-17.

23. ADAM P, CZAPIEWSKI P, COLAK S, et al. Prevalence of Achromobacter xyosoxidans in pulmonary mucosa-associated lymphoid tissue lymphoma in different regions of Europe [J]. Br J Haematol, 2014, 164: 804-810.

24. HARTGE P, COLT JS, SEVERSON RK, et al. Residencial herbicide use and risk of non-Hodgkin lymphoma [J]. Cancer Epidermol Biomarkers Prev, 2005, 14: 934-937.

25. ZHANG Y, SANJOSE SD, BRACCI PM, et al. Personal use of hair dye and the risk of certain subtypes of non-Hodgkin lymphoma [J]. Am J Epidermol, 2008, 167: 1321-1331.